근막 피트니스

Fascial Fitness

ROBERT SCHLEIP
With Johanna Bayer

근막 피트니스

스포츠활동과 일상생활에서의 근막훈련방법

MFR KOREA
MYOFASCIAL RELEASE AKADEMY
한국근막이완치료학회

FASCIAL FITNESS

How to be resilient, elegant and dynamic in everyday life and sport

영 문 출 판 사

■ 역자 대표

최종원

한국근막이완치료학회 MFR KOREA 학회장
한국 MFR KOREA Instructor
미국 John F. Barnes 학회 MFR Therapist
독일 DGMR 학회 MFR Therapist
영국 MFR UK 학회 MFR Therapist
이태리 Fascial Manipulation® Level 1, 2, 3 Therapist

■ 역자

김희남

한국 MFR KOREA Instructor
독일 DGMR 학회 MFR Therapist
영국 MFR UK 학회 MFR Therapist
이태리 Fascial Manipulation® Level 1, 2, 3 Therapist

양진성

한국 MFR KOREA Instructor
독일 DGMR 학회 MFR Therapist
영국 MFR UK 학회 MFR Therapist

근막 피트니스-스포츠활동과 일상생활에서의 근막훈련방법-

2019년 1월 21일 초판 인쇄
2019년 1월 28일 초판 발행

지은이 : Robert Schleip & Johanna Bayer
역 자 : 한국근막이완치료학회
발행인 : 박 병 조
발행처 : 도서출판 영문출판사
등 록 : 1987년 12월 21일 제2-419호
주 소 : 서울시 강남구 삼성동 69-1
전 화 : (02) 514-5590, 776-5590
팩 스 : (02) 756-8943
E-mail : yeongmunsa@empal.com
홈페이지 : www.ymsbook.net
정 가 : 25,000원
ISBN 978-89-7224-447-9 93510

※ 파본은 교환해 드립니다.

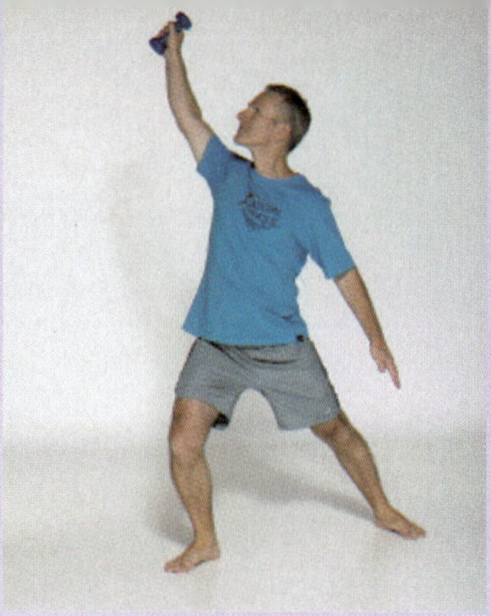

차 례

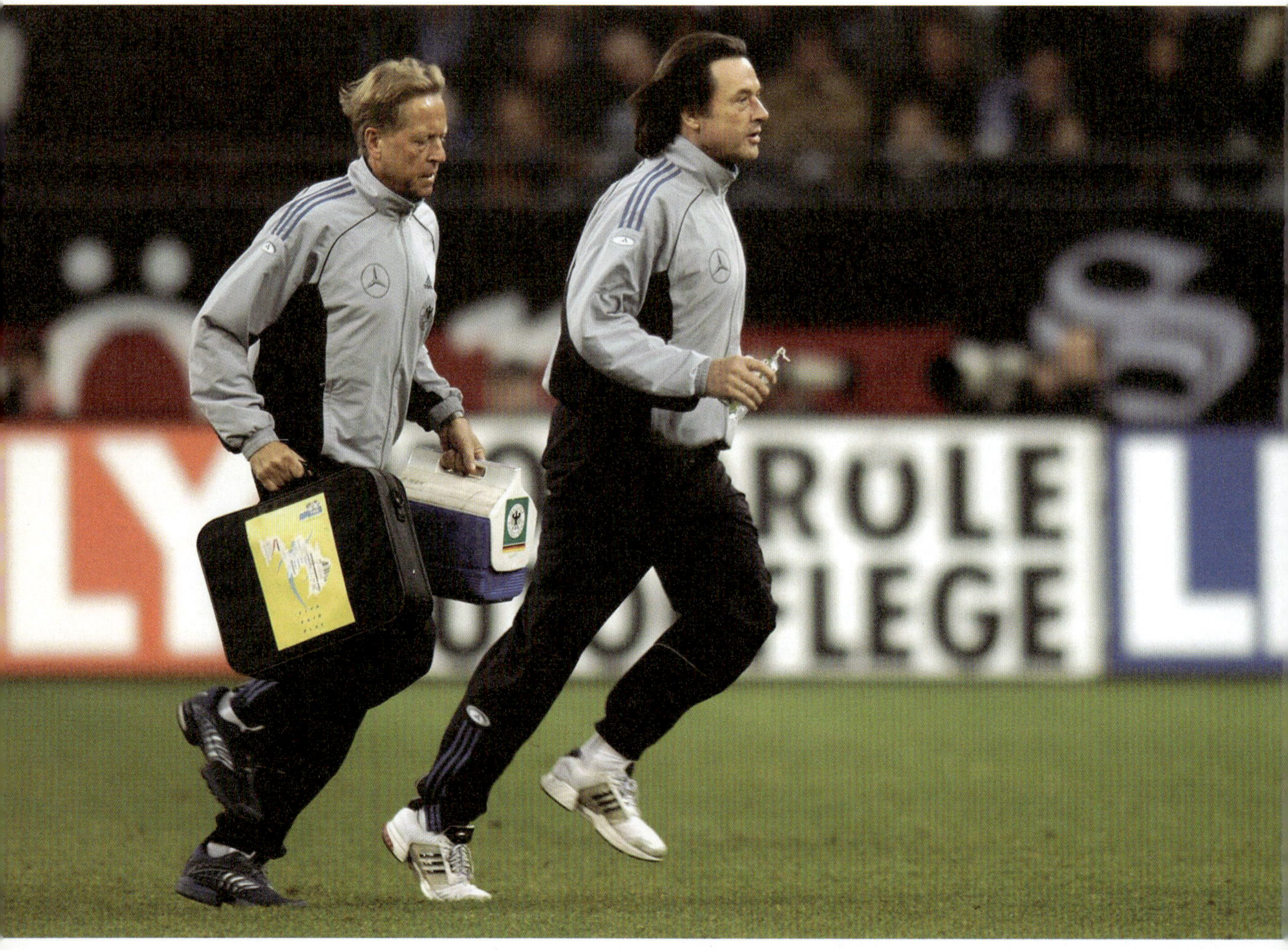

클라우스 에더(왼쪽) 즉각적인 조치를 위한 준비하기.

서 문

By Klaus Eder

내가 가장 좋아하는 주제인 근막에 관한 책에 서문을 써 달라는 부탁은 거절하기 힘든 유혹이었다. 내 동료이자 막역한 친구인 로버트 슐라입(Robert Schleip)박사는 근막을 향한 내 열정과 함께하는 사람이며, 나는 그가 하는 일을 존경한다. 그렇기에 그가 쓴 책을 지지할 수 있는 이 기회를 놓칠 수 없었다.

물리치료 참여를 통한 그의 연구결과는 근막이 과학, 스포츠 물리치료사들 그리고 도수치료 테크닉의 중요한 일부분이 될 수 있도록 하였다. 그가 드디어 이 지식을 쉽게 이해할 수 있는 책으로 더 넓은 범위의 독자들에게 알린다고 하니 기쁨을 감출 수 없다.

물리치료사로서 운동선수들과 함께 일해 온 지 벌써 수십년이 흘렀다. 1988년 이래로 나는 독일 축구국가대표팀과 일해왔으며, 이 일을 통해 7번의 세계 선수권대회 동안 선수들을 치료해 올 수 있었다. 1990년부터 2012년까지 나는 또한 운 좋게도 물리치료사로서 독일 데이비스컵 테니스팀과 일할 수 있었다.

나는 선수들을 진단하고 치료할 때 그저 맨손만을 이용한다. 그렇게 하여 운동선수들의 대부분의 근육과 근막의 밀도를 정밀하게 관찰한다. 마찬가지로, 선수들이 부상이나 과도한 근육 사용으로 잠시, 또는 영원히 은퇴를 해야 할 때 그들이 맞닥뜨리는 그들만의 투쟁을 잘 알고 있다. 나는 근막조직이 항상 연관되어 있다는 걸 확신한다. 대부분 사례에서, 나는 혹독한 통증을 줄이고 운동선수들이 경기에 불참하는 기간을 단축할 수 있다.

이러한 상황들 아래에서 나를 가장 도와주는 것은 근막 구조에 대한 지식과 물리치료사로서 수년간 체득한 경험이다. 그러나, 이 분야에서 나와 다른 치료사들이 해온 방식은 정통한 지식보다는 직관과 경험에 따른 것이었다.

근본적인 변화는 로버트 슐라입 박사의 연구 결과로 찾아왔다. 실험을 통해, 울름 대학의 그와 그의 동료들은 근막을 이해함에 있어서 전체적인 새로운 근간을 만들었다. 그들은 근막이 독자적으로 근육을 뭉치게 할 수 있으며 압박을 받는 부분이 연속적으로 발생될 수 있다는 것 또한 보여주었다.

도수 치료사로서, 나는 운동선수들과 환자들을 진찰할 때 내 손과 손가락으로 이러한 뭉침이 어디에 있는지 알 수 있다. 그러나 나는 이러한 느낌을 설명하기를 자주 망설였는데, 이유는 설명할 것이 없었기 때문이었다.—나는 오직 감각을 따랐을 뿐이었다. 정형외과의사와 보건당국과 이야기를 할 때, 나는 그들이 그런 덩어리의 원인에 대해 나와 다른 의견이 있다는 것과 그 의견이 치료를 하는 나의 직관과 맞지 않다는 것을 금방 알아챘다. 그들과 의견을 나누는 것은 힘들었다.

그렇기에 나는 로버트 슐라입이 그의 실험적인 연구로 2006년 근골격 의학 부분에서 명예로운 블라디미르 얀다 상(Vladimir janda award)을 받았다는 것이, 특히 얀다와 직접 견습을 한 사람으로서 아주 기뻤다. 프라하에서 저명한 과학자이자 신경생리학자인 블라디미르 얀다 교수는 나와 오늘날 스포츠 물리치료 분야의 다른 선구자들에게 있어서, 그리고 건강한 신체 움직임에 있어서 근막이 얼마나 중요한지와 치료에 얼마나 잘 반응하는지에 대해 거의 처음으로 주목한 사람이라 할 수 있다. 이 근막에 대한 접근은 내가 치료하는 프로 운동선수들뿐만 아니라 독일 도나스타우프(Donaustauf)에 있는 에덴 레아(Eden Reha) 치료 센터에서 수년간 진단하고 치료를 받은 아마추어 레벨 선수들에게서도 적용된다.

나는 특히 이 책을 통해 근막 위주의 트레이닝이 프로, 아마추어 선수 상관없이 누구에게나 접근이 용이해지고, 몸속 근막의 기능이 이해할 수 있게 설명된다는 것이 반갑다. 로버트 슐라입과 그의 동료들이 지난 몇 년간 개발해온 이 특별한 근막 운동 트레이닝은 내가 봤을 때 잠재력이 무궁무진하다.

이 책으로 인해 더 많은 사람들이 부상당하지 않고 다른 근막 지식인들에게 도움을 받을 필요 없이 즐겁고 성공적으로 운동할 수 있게 된다면, 나는 아주 행복할 것 같다. 그렇다고 해서 우리 스포츠 물리치료사들이 해고당하는 것은 아니기에, 로버트 슐라입 같은 연구가 덕분에 우리의 업무는 미래에 더 수월해질 것이다.

Klaus Eder
2014년 8월, Donaustauf에서

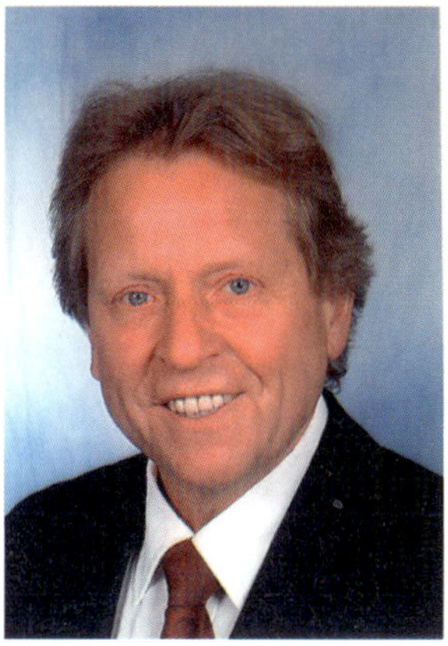

■ 클라우스 에더 Klaus Eder

물리치료사이자, 독일 축구국가대표팀과 독일 데이비스 컵 테니스 팀과 같이 아주 다양한 스포츠 분야의 프로 운동선수와 올림픽 선수들과 수년간 함께 일해왔다. 그는 독일 도나스타우프에서 스포츠와 부상을 위한 재활 클리닉 계열사 에덴 레아(Eden Reha)를 운영하면서, 물리치료와 재활운동을 위해 일하고 있다. 에덴 레아는 또한 의사, 의학 전문가들, 물리치료사들을 위해 스포츠 물리치료와 근막 치료 같은 주제를 다루는 트레이닝을 교육한다.

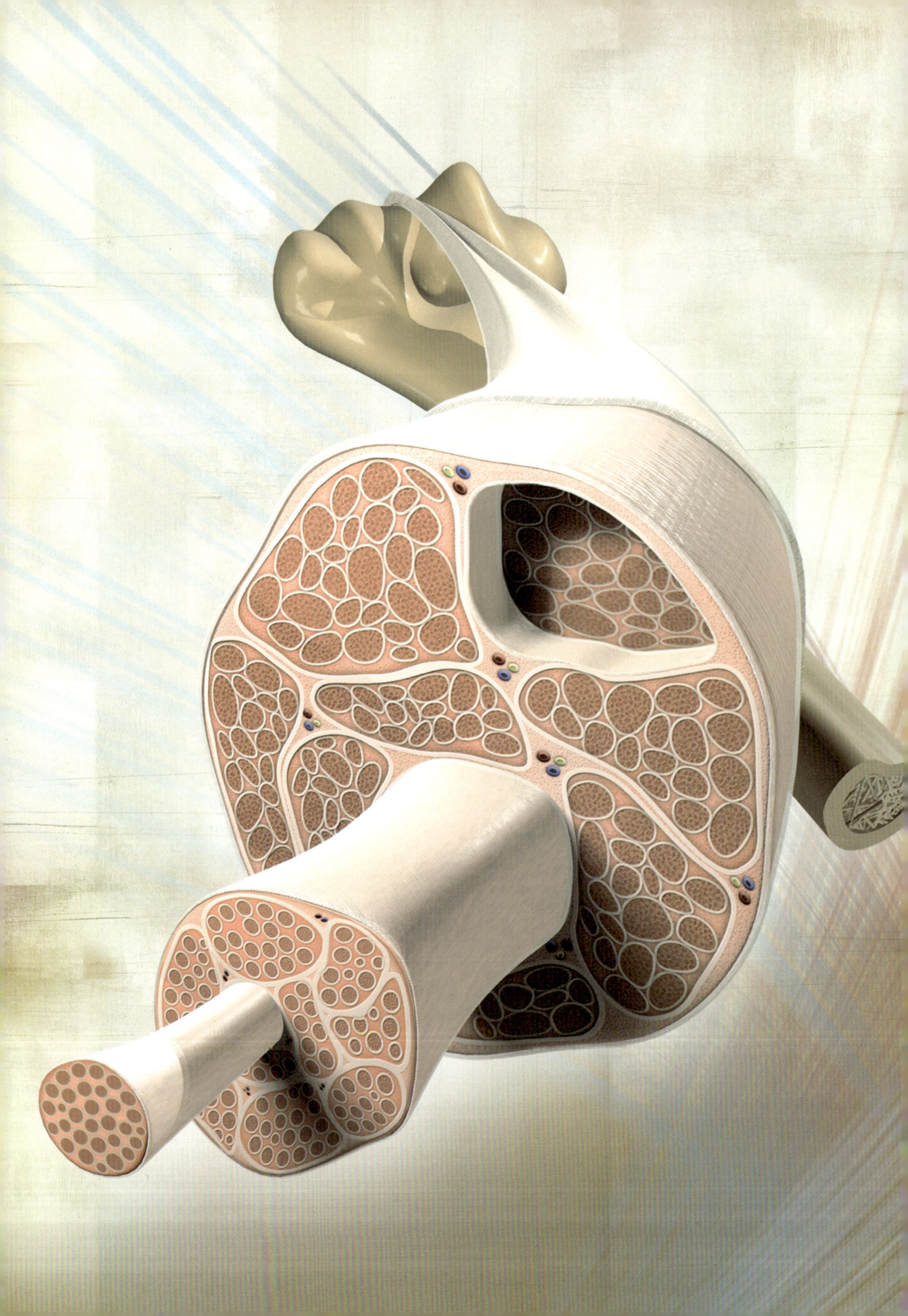

역자 서문

인체의 움직임은 근막의 연속성을 통해 때로는 부드럽게 때로는 역동적으로 나타납니다. 이 책은 일상생활과 스포츠 활동에 있어서 근막의 역할과 기능에 대한 최신 정보를 제공합니다. 스포츠 전문가나 요가, 필라테스, 트레이너들에게 근막의 구조와 특성에 대한 정보와 근막을 통한 트레이닝 이론을 제공하여 연부조직 손상에 대한 이해를 돕고 임상에서 더 발전된 운동 형태를 얻을 수 있도록 만들어 주며, 신체를 치료하는 치료사들에게는 결합조직의 해부생리학적인 이해를 도와 근막을 치료하는 것이 통증과 관절문제에서 왜 중요한지에 대한 단서를 제공합니다. 또한 건강한 근막을 위한 기본적인 정보들은 통증을 가지고 있는 사람들에게 건강을 회복할 수 있도록 돕는 좋은 지침서가 될 것입니다.

이 책이 출판되는데 아낌없는 도움과 지원을 해주신 영문출판사 박병조 사장님과 직원분들에게 감사드립니다.

끝으로 근막에 대한 새로운 시각을 일깨워주고 근막을 열정적으로 탐구할 수 있도록 동기부여 해주고 격려해준 Dr. Robert Schleip에게 감사의 마음을 전하며, 이 책이 근막을 공부하는 다양한 분야의 전문가들에게 최고의 자료가 되기를 바랍니다.

역자 대표 최종원
MFR KOREA Director

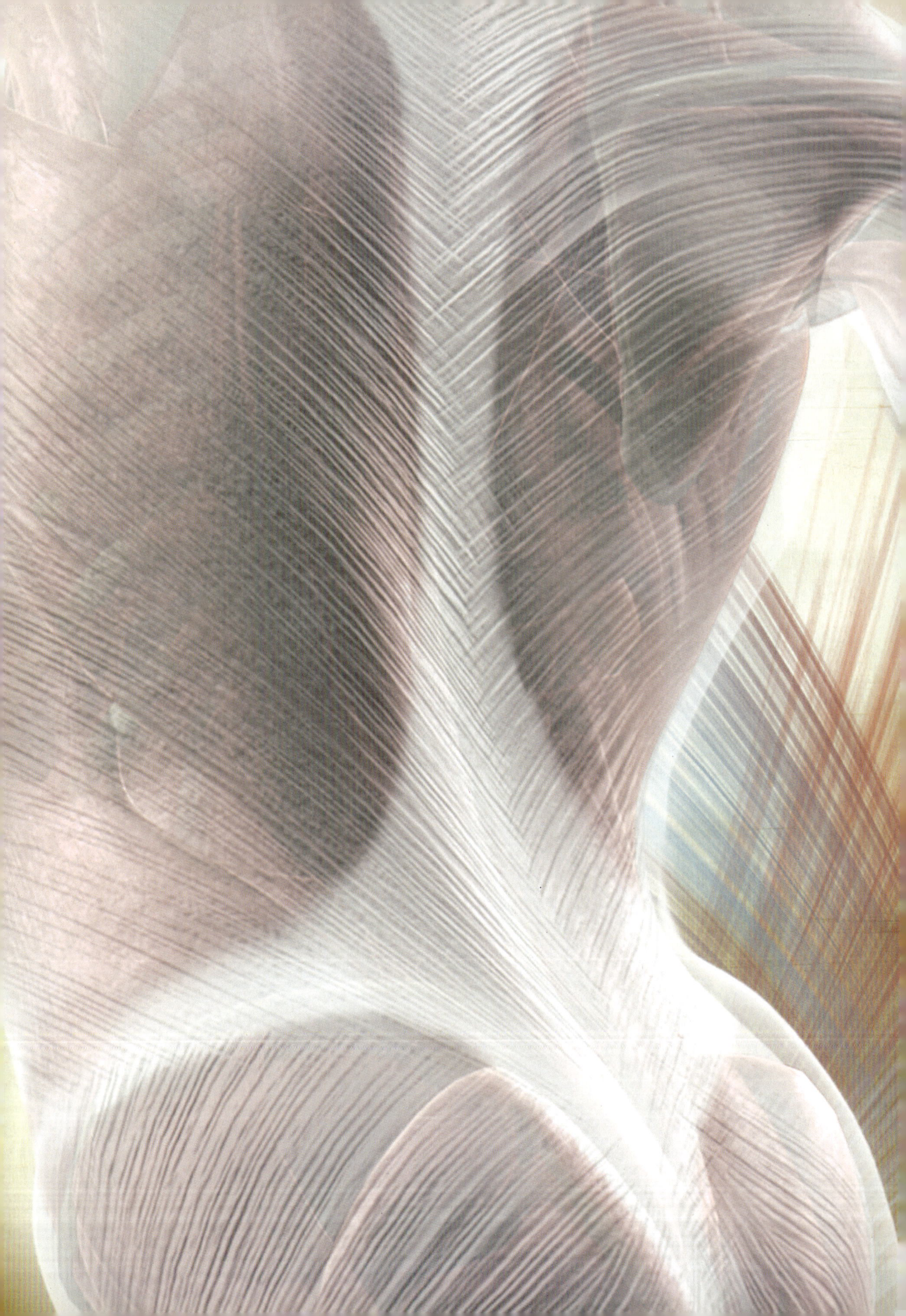

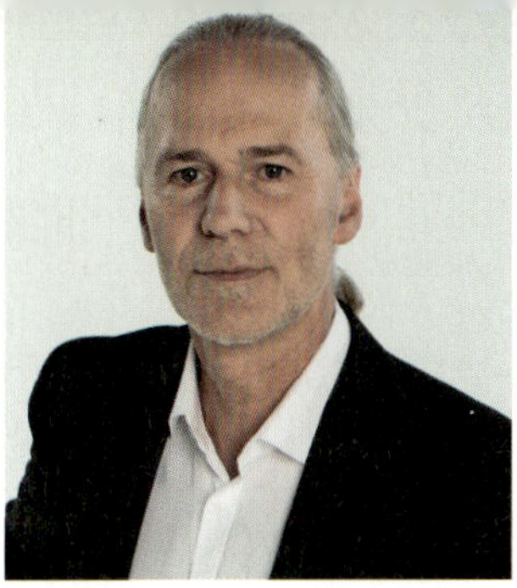

서론 Introduction

왜 근막을 운동해야 하는가?

Why You Need to Exercise Your Fascia

근막(Fascia 발음을 페이시아라고 한다)은 매력적이다. 근막은 덮는 역할과 연결하는 역할을 하는 네트워크로서 온 몸을 덮고있는 결합조직의 일부인 연부조직(soft tissue)이라고 보통 알려져 있다. 근막은 우리 몸의 형태와 구조를 잡아준다. 근막의 물질과 특징들이 너무 흥미로워서, 나는 치료사에서 과학자로 전공을 바꾸게 되었다. 나는 우리가 몸을 움직일 때 근막이 하는 역할과 근막이 우리 몸과 정신에게 주는 영향이 무엇인지 이해하고 싶었다. 근막의 중요성은 아무리 강조해도 지나치지 않을 뿐더러, 근막이 일상생활, 특히 운동에 미치는 영향에 대해 이해한다면 우리 모두 이득을 볼 수 있을 것임을 난 확신했다.

그 의미와 복잡한 특징들이 이 책에서 내가 풀이하고 싶은 이야기다. 근막은 오랜시간 소외되어 왔지만, 의학 전문의들, 운동 코치들, 그리고 물리치료사들은 근막의 존재와 기능에 대해 아마 알고 있을 것이다.

역사적으로, 만성 허리통증은 약물과 수술로 치료되어 왔다. 운동선수들이 부상으로 고전할 때, 물리치료사들은 근육, 신경, 뼈, 조직 그리고 힘과의 관계에만 집중하여 고통과 긴장을 완화시켰을 뿐 근막을 독립적인 원인으로 여기지 않았었다. 지난 몇 년간 근막에 대한 연구는 근막을 과거처럼 단순한 포장 기관(inert packing organ)이 아닌, 근골격계에서 가장 중요한 요소로 인정하는 쪽으로 상당히 바뀌었다.

현존하는 근막에 대한 많은 지식들이 다

시 검토되었고, 근막에 대한 인식은 크게 전환되었다. 예를 들어, 무리한 운동 뒤에 발생하는 지연성 근육통(delayed onset muscle soreness)은 근육조직으로 인한 원인은 오히려 미미하고, 근육을 감싸고 있는 '근막 덮개(fascial envelope)'가 주된 원인이 된다. 허리통증은 주로 척추뼈나 척추 사이의 디스크(vertebral or intervertebral disc) 악화가 아닌 근막으로 인한 결과다. 스포츠 부상이 반드시 근육 상해인 것은 아니며, 오히려 근막 구성에 손상을 입은 것일 가능성이 더 높다. 오늘날 근막은 가장 중요한 감각 기관 중 하나로 여겨진다. 결합조직인 근막은 우리의 뇌—의식의 심장—으로 신호를 보내기도 한다. 모든 몸의 동작들은 근막에 있는 센서들과 함께 작동된다. 만약 이 센서들이 무너지면, 인간의 몸은 동작을 제어하는 능력을 잃게 된다. 이와 같이 근막의 중요성에 대한 새로운 깨달음은 큰 수확이라 할 수 있으며, 거의 매일같이 전 세계적으로 정보가 업데이트 되고 있다.

스포츠 부상은 인대, 관절낭, 힘줄, 그리고 근막 결합조직에서 가장 흔히 생긴다. 바이에른 뮌헨의 28번으로 뛰고 있는 홀거 바트슈투버(Holger Badstuber)는 오른쪽 무릎의 인대가 찢어졌다.

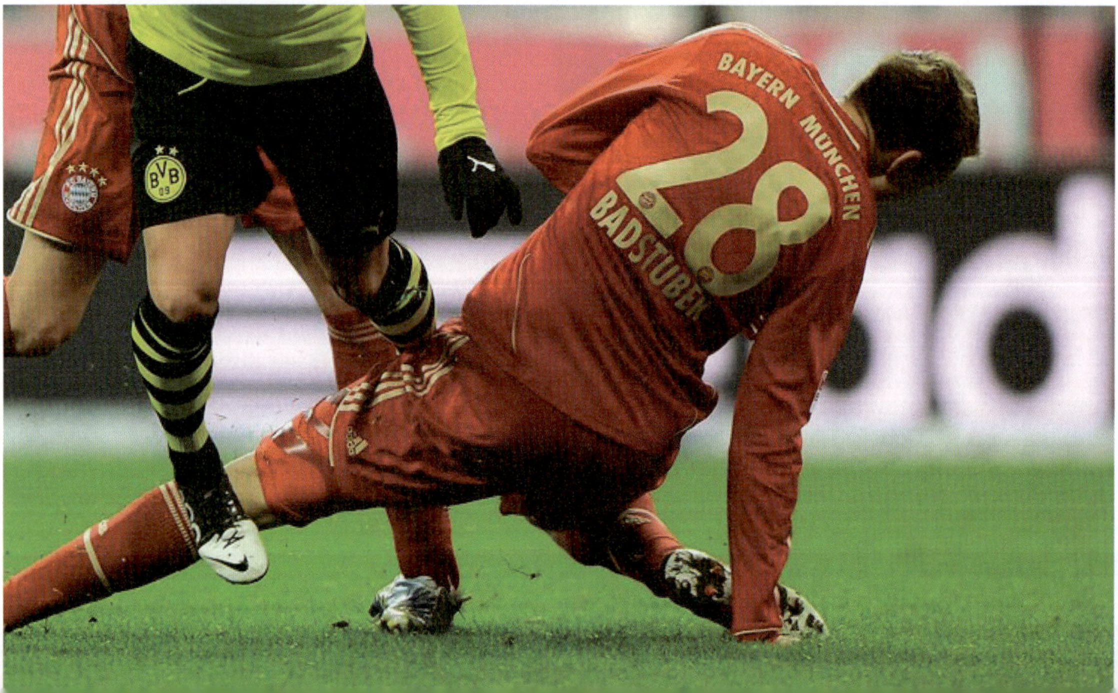

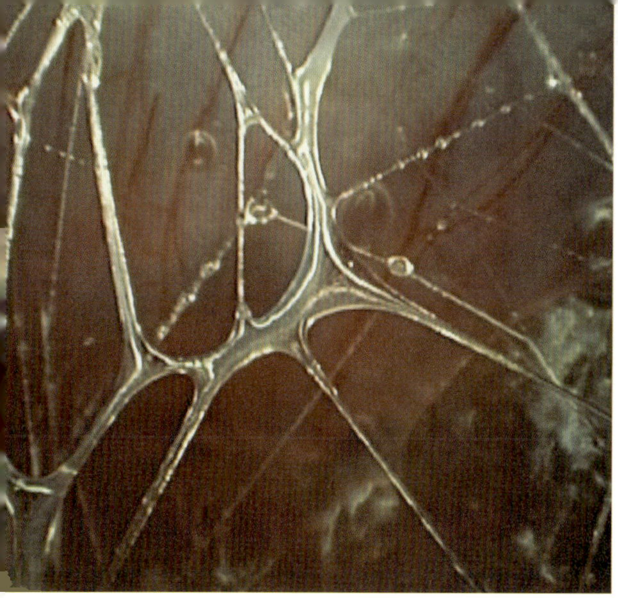

근막은 감춰져 있는 네트워크(The concealed network)라 할 수 있다. 이 현미경으로 찍힌 독특한 이미지는 프랑스 외과의사인 김베르토(J.C. Guimberteau)가 찍었다.

근막에 대한 새로운 정보들은 의학과 생물학 연구, 물리치료사들, 그리고 의사들로부터 보고되고 있다. 이 과학 분야로 입성하기 전 나는 신체와 움직임을 치료하는 치료사로 일했다. 그래서 이론과 임상을 연결시키는 것이 나에겐 아주 중요했다.

2009년, 근막 피트니스 협회(the Fascial Fitness Association)는 근막을 강화하고 자극하고 유지시키는 목적을 가진 트레이닝 프로그램을 위해 근막에서 발견된 많은 자료들을 이미 적용하기 시작했다. 오늘날 이 특정 근막 트레이닝을 사용하고 발전시키는 근막 연구원들, 스포츠 과학자들, 운동 치료사들의 네트워크는 세계적으로 뻗어있다. 이미 많은 책들과 트레이닝 프로그램이 나와 있고, 모두 증가된 힘, 향상된 몸의 근력, 더 커진 내구력, 그리고 더 나은 가동성, 건강, 그리고 질 좋은 삶 등, 그 이상의 것들을 보고하고 있다. 만약 누군가가 "우리는 이미 모든 것을 이행하고 있다"라고 한다면 난 그 의견을 존중할 것이다. 그리고 만약 또 다른 누군가가 "내가 왜 트레이닝 방법을 바꿔야 하죠? 난 내 방식에 만족합니다."라고 한다면 그것 또한 존중할 것이다. 운동하는 사람들이 알아야 하는 중요한 것은 결국 가장 효과적인 방법으로 운동하는 것이기 때문이다.

근막의 경우, 여태까지 알려지지 않았던 몸의 구성요소가 움직이는 것과 다름 없다. 목적을 가진 근막 훈련(Purposful fascia tranining)은 운동을 통해 얻을 수 있는 것들을 최대한 활용할 수 있으며 능률을 높이는 데에 기여할 수 있다. 또한 고통 없는 일상 생활을 누릴 수 있고, 뻣뻣한 몸을 완화한다. 그리고 무엇보다도 다른 운동법에 접목시키기가 쉽다. 즉, 이 근막 훈련은 현재 당신이 하는 운동을 완전히 바꿀 필요 없이 더 보충하는 데에 쓰일 수 있다는 뜻이다. 근막 훈련은 지금까지 놓치고 있었던 부분을 채워 줄 것이다. 수십 년간 스포츠 과학과 트레이닝 훈련은 근력과 내구력과 조정력을 강조해왔는데, 근막을 고려하지 않고 근육, 순환 기능, 신경 제어(neuronal control)에만 신경쓰는 것이 대부분이었다.

많은 훈련 프로그램들은 근막을 다룰 수 있다고 자신하지만, 그건 극히 일부분일 뿐이다. 근막은 특정 자극과 동작들이 요구되기 때문에 기존 프로그램들이 효과적이지 못한 경우가 많다. 흔히 고정되고 정형화된 훈련 프로그램들을 살펴보면, 근막을 자극하는 동작들이 없거나 또는 계획된 횟수없이 우연히 일어난다. 마라톤을 훈련하는 선수들을 비교해서 보면, 그들도 물론 근육을 훈련하지만 단순 근육 훈련만으로는 전문화된 근육 훈련만큼 웨이트 리프팅 수용력을 늘릴 수는 없다. 그러므로 구체적인 훈련만이 최적화 효과를 얻을 수 있는 비결인 것이다. 오늘날 우리는 근육을 움직이고, 최적화된 조절력을 가진 근막이 얼마나 중요한지 알고 있다. 하지만 그러기 위해선 근막은 특별한 자극이 필요하다는 것도 알고 있어야 한다. 이 지식은 트레이닝의 컨셉을 여러번 수정하도록 영향을 끼치기도 했다.

근육을 일일이 훈련하던 과거와 달리, 우리는 이제 근육의 집합과 기능적인 움직임에 더 신경을 쓴다. 오늘날 새로운 방식이 더 많이 떠오르고 있다. 트레이닝을 할 때, 체내의 모든 근막의 네트워크와 그것의 부속품들을 신경써야 한다는 것이다. 근막의 상태는 부상 치유뿐만아니라 훈련과 대회 이후의 회복에도 큰 영향을 끼친다. 그외에도 많은 것에 영향을 끼치는데, 그것은 여러분이 이 책을 통해 배우게 될 내용이다.

근막 훈련은 여러분의 개인 운동 프로그램에 마무리 동작으로 넣을 수 있다. 이 말은 부가적인 운동을 해야 하거나 당신의 훈련 프로그램을 바꿀 필요가 아예 없다는 뜻이다. 제안된 운동들은 쉽게 접목시킬 수 있으며 여러분 체내의 근막네트워크를 매끄럽게 잘 보살피고 유지시키는데 효과적일 것이다.

이 운동들은 결합조직을 자극하고, 재생하며, 활력을 불어넣고 탄력있게 유지시킨다. 그러므로 여러분이 더 효과적으로 근육을 훈련할 수 있고, 동작들은 더 유연하고 우아해질 것이며, 체력도 증진될 것이다. 근막 훈련으로 힘줄과 인대의 수용력이 증가하게 되면, 첫째 엉덩관절과 척추 디스크 사이의 통증성 마찰을 피할 수 있고, 둘째 부상으로부터 근육을 지킬 수 있고, 셋째 몸매를 관리할 수 있다. 왜냐하면 이 훈련은 더 건강하고 탄력적인 신체를 만들기 때문이다. 이러한 면은 특히 일상생활과 노화에 중요하다. 근막 훈련은 전혀 어렵지 않다. 10분씩 일주일에 두 번이면 충분하다. 특별한 옷이나 기구는 필요없다. 전체적인 프로그램도 간단하며 일상 속에서도 활용할 수 있으며 모든 연령대와 어떤 레벨의 훈련에도 적합하다.

스포츠와 일상 생활을 위한 근막 훈련의 장점은 다음과 같다.

- 근육을 더 효과적으로 쓸 수 있다.
- 무리한 운동 후의 회복 시간을 단축시키면

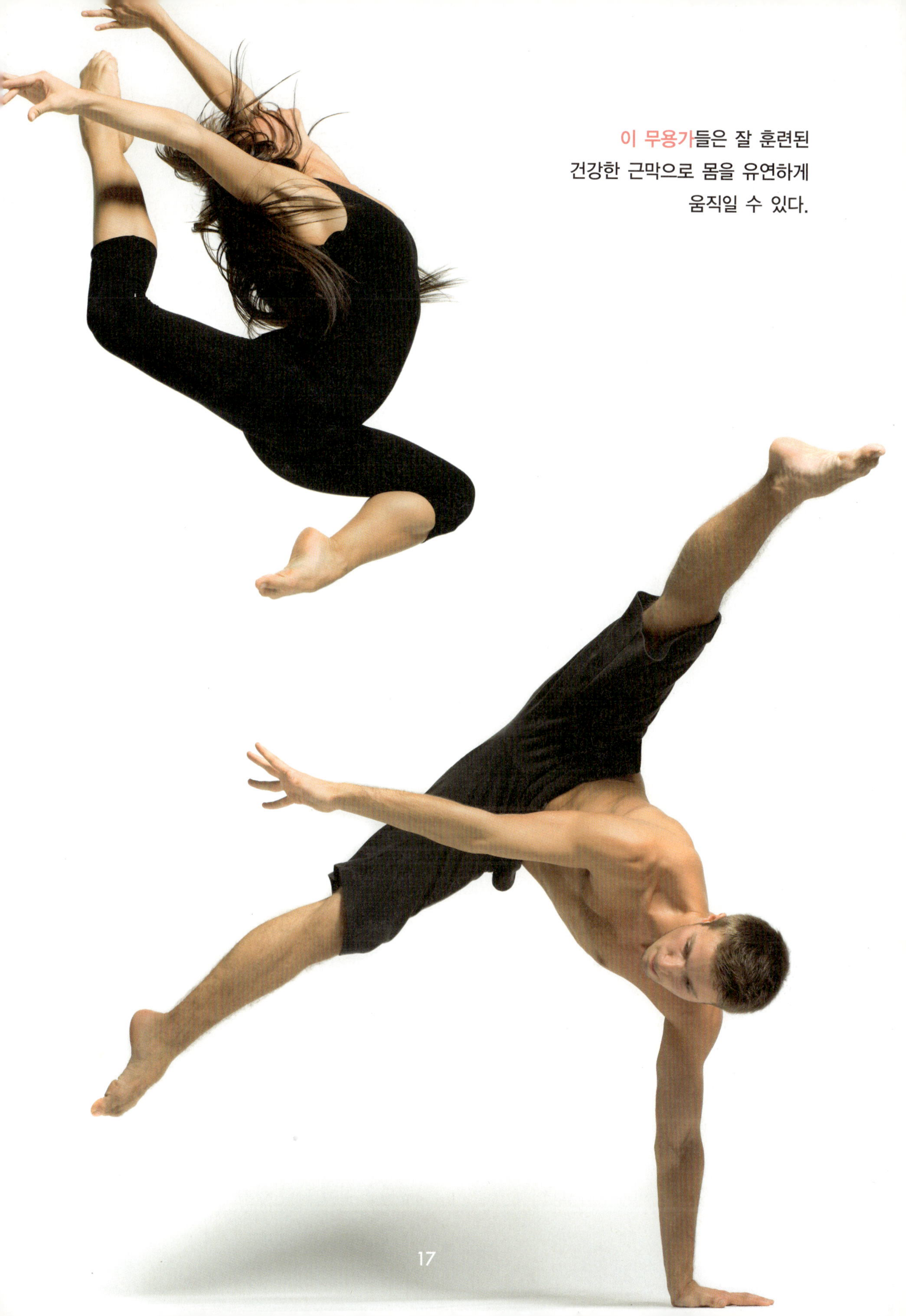

이 무용가들은 잘 훈련된
건강한 근막으로 몸을 유연하게
움직일 수 있다.

서, 다음 운동을 준비하는 시간이 더 짧아진다.

- 효율성이 증가한다.
- 운동 능력이 향상한다.
- 움직임과 조절력이 개선된다.
- 자세와 몸매가 탄력있고 더 젊어보인다.

근막 훈련을 위해 내가 만든 운동법은 다양한 종류의 결합조직에 적합하다. 늙어가는 것이 당연한 우리에게 규칙적인 근막 운동은 일상 생활의 중요한 일부분이 되어야 한다. 건강한 근막은 몸매를 유지시켜 주고, 제대로 된 운동으로 평생 젊고 건강하게 살 수 있을 것이다. 그래서 근막을 주기적으로 운동해야 한다. 일상 생활에서 근막에 무리를 주는 것들이 있다. 많은 사람들이 허리통증, 어깨와 팔꿈치 문제, 목의 긴장, 두통, 발의 문제와 같이 흔한 질병에 익숙하다. 의료 전문의들은 결합조직의 상태가 이러한 질병들에 중요한 역할을 하거나, 결합조직의 장애가 질병들의 원인이 될 수도 있다는 것을 점점 더 인정하고 있는 추세다. 어깨 질환이나 허리하부통증 같은 경우, 주로 근막 관련 치료와 운동 프로그램으로 증상을 줄이거나 완전히 치료될 수 있다.

알려지지 않은 근막의 세계로 떠나는 여행 A journey to the unknown world of Fascia

신체 치료전문가, 연구원, 인체 생물학자이자 선생님으로서 나는 근막과 그것의 중요성을 여러 시각으로 관찰한다. 그 결과물을 의료진, 물리치료사, 외과의, 정골 의사들을 훈련시키고 교육하는 과학 자료로 사용한다. 나는 또한 알맞은 근막이 나와 내 몸에 있어서 무슨 의미인지 이해하려 한다. 아침에 일어났을 때, 또는 쉬거나 스트레칭을 할 때, 또는 힘겨운 하루를 보낸 후에, 나는 가까이에 있는 공원의 정글짐으로 가서 몸을 한계까지 끌어올려 스트레칭을 한다—어린이들과 이웃주민들에게는 나이 60먹은 노인이 놀이터에서 운동하고 있는 모습이 참 재미있을 것이다. 아침에 나는 내 몸을 느끼고 내 몸의 감각들을 바로잡기 위해 맨발로 걷고, 오랫동안 앉아 있어야 하는 업무 시간에는 굳어있는 자세를 풀기 위해 작은 운동을 한다. 연구원, 선생님, 작가로서 바쁜 시간을 보내는 동안, 내 몸을 보살피는 근막 운동을 하지 않는다면 내 생활방식을 능률적으로 유지시키는 건 불가능 할 것이다.

이 책을 통해 나는 여러분이 내가 내 몸에서 얻은 이득을 똑같이 경험하고 느낄 수 있기를 바란다. 우리들에게 혜택을 줄 숨어 있는 근막을 찾아 나와 함께 여행을 떠나보자.

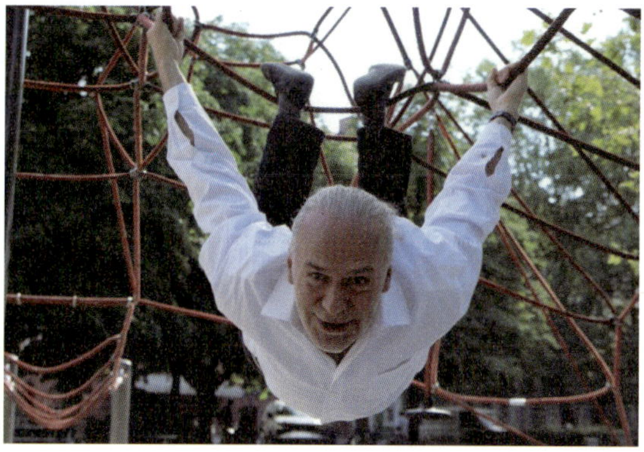

긴 시간 일을 한 후, 뮌헨에 있는 아파트 근처 놀이터에서 원숭이처럼 몸을 흔들고 구르는 것보다 더 원기를 복돋우는 건 없다.

해부학과 물리학적인 내용과 함께 기초적인 설명을 하는 챕터들이 처음에 나올 것이다. 이것은 단순히 기본 근육과 근력 발달 그리고 조직의 구성을 이해하는 것을 돕기 위해서다. 근막의 기능은 운동선수, 트레이너, 강사들의 관심사일 뿐만 아니라, 만족스럽고 건강한 몸과 움직임을 가지고 싶은 독자들에게도 큰 관심사일 것이다. 이 책이 주는 운동법과 지식은 몸의 고통을 호소하는 사람들 또는 의미있고 쉬운 트레이닝을 위한 요법과 정보를 찾는 나이있는 분들에게 특히 알맞을 것이다. 실용적인 팁은 제5장 식이요법과 건강한 생활 방식에 나와 있다.

새로운 근막의 세계로 가는 여행에서, 현재로선 친숙하지 않은 많은 것을 알게 될 것이다. 그렇기에 첫째로, 운동하기에 앞서 근막의 구성과 기능에 대해 개괄적인 설명을 할 것이다. 일상생활을 위한 새로운 지식을 얻고 훈련을 통해 많은 것을 얻게 될 것이다.

그 중에서도 근막 훈련은, 감각적 즐거움을 통한 재미와 운동의 본질이 보장되어야 한다. 이제 조화로운 몸과 동작을 꿈꾸며 우리의 여행을 시작해보자.

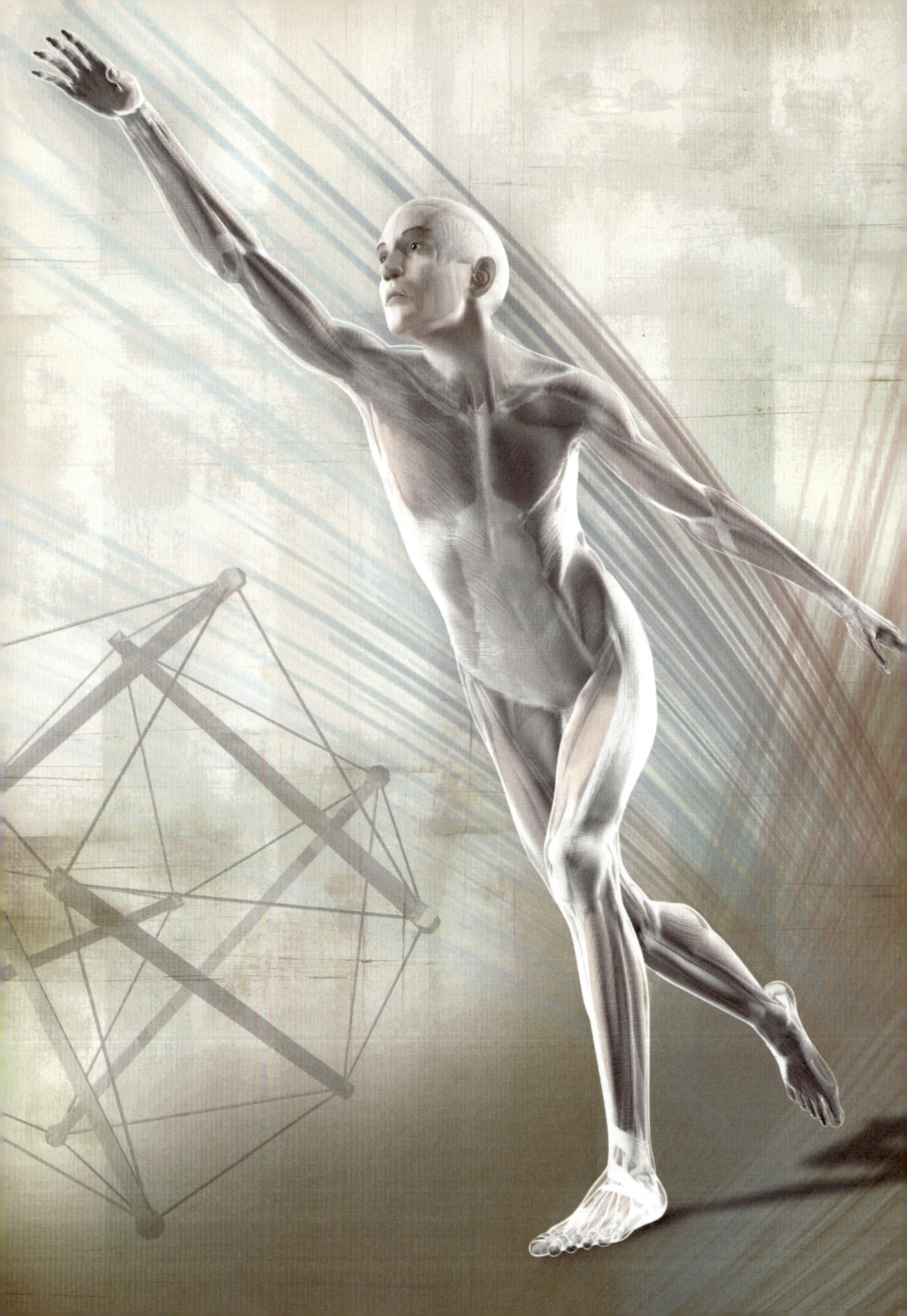

제 1 장

근막과 결합 조직이란 무엇인가?

Fascia and Connective Tissue – What Are They?

운동하기에 앞서, 몸의 근막과 결합조직의 중요성에 대해 알아야 한다. 결합조직은 신기할 만큼 다양하고 몸 전체에 영향을 주는 특징이 있다. 제1장은 다양한 종류의 근막과 특징에 대해 개괄적으로 살펴본다. 결합조직의 기본적인 기능이 근막의 특징과 닮아있다는 것을 알게 될 것이다. 결합조직은 우리 몸 전체를 감싸며 여러 장기들과 연결되어 있다.

이러한 특징들은 나와 동료들이 개발한 트레이닝법과 연관있다. 그 운동법들은 제3장에 소개될 것이다. 결합조직의 속성이나 특징은 통증과 연관되거나, 우리가 나이를 먹을 때 달라지거나 정신 건강에 영향을 줄 수 있는 기능적 한계와 질병에 연관될 때 더 중요해진다. 이러한 목적으로 근막을 또한 관찰하게 될 것이다.

운동을 통해 최대치의 효과를 얻고 싶다면, 다음 문단이 중요하다. 마음이 급해 어서 이 장을 넘어가고 싶은 사람들은 바로 제3장으로 넘어가도 된다. 그러나 운동을 할 때 더 효과를 보고 일상 생활의 움직임에 있어서 통찰력을 얻고 싶다면 이곳으로 돌아와 다시 글을 읽어야 한다.

신선한 근막 Fresh Fascia

많은 사람들이 보통 부엌에서 고깃덩이를 자를 때 근막 조직을 만져봤을 것이다. 동물의 근육을 먹는 걸 좋아한다면, 하얀색 섬세한 마블링의 모습을 한 근막이 고깃덩이 사이로 지나가는 것을 봤을 것이다. 정육점 주인이나 요리사는 보통 이 힘줄과 하얀 부분을 도려낸다. 그러나 어떤 요리를 하고 어느 종류의 고기를 쓰는지에 따라, 맛을 내기 위해 지방과 이 하얀 부분을 남겨놓기도 한다. 예를 들어, 구운 돼지 고기의 바삭한 껍데기를 원한다면 지방이 포함된 복부 근막의 두꺼운 부분을 구이에 올려놓을 것이다. 허릿살 부위의 구운 소고기는 아래 사진처럼—튀기려고 잘라낸—동물의 훌륭한 등의 근막을 볼 수 있다. 여기에 있는 근막은 근육 근막이지만 다른 종류의 근막 조직도 있다.

여러 특징의 1차 물질

PRIMARY SUBSTANCE WITH MANY FEATURES

근막은 근본적으로 단백질과 물과 같은 1차 물질을 많이 품고 있다. 몸의 위치와 기능과 역할에 따라 조직의 질감이 달라진다. 근막의 종류와 많은 기능들은 너무 다양해서 비전문가들에겐 복잡할 수 있다. 심지어 전문가들도 최근까지 근막에 대한 관점을 하나로 모으지 못했다. 그러나 의사, 생리학자, 해부학자들은 넓은 근막 층, 힘줄, 인대, 장기(신장이나 심장같은)를 감싸는 근막 덮개(fascial envelopes), 근육덩이를 감싸는 아주 얇은 층, 관절낭 등 모든 것들이 같은 재질로 만들어져 있다는 것을 알고 있었다. 그들은 또한 피하지방, 느슨한 그물모양 복부조직 그리고 연골과 지방조직 모두가 본질적인 구조와 작용이 공통적인 원리를 가지고 있다는 것에 동의했다.

근막의 구성원

THE COMPONENTS OF FASCIA

사실 모든 결합조직은 몸이라는 건물을 지을 때 필요한 보편적인 재료라고 볼 수 있다. 다른 말로 표현하면, 약간의 물기를 포함하고

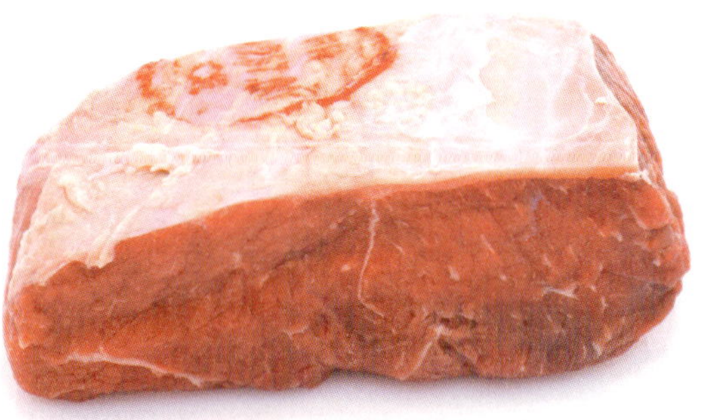

실제 근막: 지방과 결합조직으로 이루워진 섬세한 마블링이 있는 평범한 소고기 구이. 하얀색 층이 커다란 등 근막 위에 자리잡고 있다.

상황에 따라 고정되고 느슨해지는 그물망 섬유라고 할 수 있다. 이 그물망은 늘어날 수도, 꽉 조일 수도 있으며, 늘어지고 찢어지는 것에 저항성도 있으며, 부드럽고 느슨하다. 그러나 같은 성분을 다른 비율로 항상 지니고 있는데, 콜라겐, 엘라스틴 그리고 수분이 있는 젤(gel) 같은 기저물질이다.

2007년 처음으로 이루워진 근막 연구 세계회의(Fascia Research World Congress)에서 나를 포함한 창립자들은 "결합 조직"이라는 용어 위에, 우리가 근막으로 지정한 근골격체계의 결합조직에 몸의 기관을 감싸는 섬유조직이라는 뜻을 얹기로 했다. 우리는 모든 결합조직의 특색들을 명확하게 하기로 했다. 그래서 우리 팀은 의사, 생리학자, 생물학자, 정형외과의사, 해부학자들의 모든 지식을 물리치료사, 마사지치료사, 자연 요법전문가의 지식과 전부 합하기로 했다.-

오늘날, 전 세계에 근막을 연구하는 사람들은 결합 조직을 하나의 특별한—몸 전체에 스며 있고 일반적이면서도 아주 특정적인 임무를 가진—기관으로 보고 있다. 그들은 근막과 결합조직이라는 용어를 거의 동의어처럼 쓰고 있으며, 이 책에서도 같은 의미로 쓰일 것이다. 그러나 모든 해부학자들과 내과의사들이 그렇게 보고 있는 것은 아니다.

학구적인 해부학자나 내과의는 보통 "결합 조직"이라는 표현에 뼈와 연골을 포함시킨다. 그렇기 때문에 그들은 결합조직과 근막을 같은 것으로 보지 않는다. 그러나 이 책은 "근막"이 "결합 조직"이라는 언어가 일상에서 의미하는 것과 아주 밀접하다는 최신 개념을 따르고 있다.

근막의 일부분인 *콜라겐*은 아주 중요한 일을 한다. 그야말로 사람과 모든 척추동물의 몸의 모양을 잡는 섬유질로 빽빽하게 구성되어 있기 때문이다. 그래서 그들은 *스캐폴드 단백질(Scaffold proteins)* 또는 *구조 단백질 (structural proteins)*이라 불린다.

콜라겐은 우리몸에 있어서 30%를 점유하고 있는 가장 흔한 단백질이다. 심지어 뼈도 콜라겐 섬유에서 발달된 만큼 콜라겐은 진정한 1차

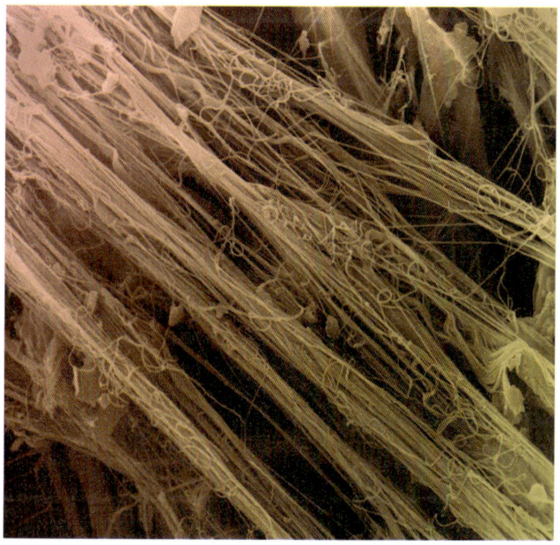

콜라겐: 전자 현미경으로 본 콜라겐 섬유.

물질이라 할 수 있다. 자궁속 배아가 가장 처음 만드는 것이 콜라겐이다. 그 다음에는 칼슘 같은 무기질이 콜라겐으로 된 층들 사이로 흡수된다. 어떻게 단단한 뼈가 연질 섬유질에서 발달되는지 보여주는 사례이다.

28개 종류의 콜라겐이 있는데, 그 중 4개는 아주 흔하다. 콜라겐은 흥미로운 기계적 특징들이 있다. 그들은 쉽게 늘어날 수 있지만 인장강도가 철보다 더 강할 만큼 잘 찢어지지도 않는다.

엘라스틴(Elastin)은 근막 조직에서 찾을 수 있는 두번째로 흔한 구조 단백질이다. 이것의 역할은 엘라스티시티(elasticity: 탄성)에서 유래된 이름에서 찾을 수 있다. 엘라스틴은 콜라겐보다 더 늘어나면서도 원래의 모습으로 돌아가려는 능력이 있다. 장력이 가해지면 원래의 길이보다 150%보다 더 신장될 수 있지만 그 보다 더 많은 부하를 받게 되면 결국 찢어진다. 신장성(extensibility)은 기계적으로 힘을 받거나 모양을 바꿔야 하는 기관들에게 아주 중요한 속성이다. 예를 들면, 번갈아가며 채우고 비워야하는 방광같은 경우이다. 높은 비율의 엘라스틴 덕분에 이와 같은 기관들이 늘어났다가 줄어들 수 있는 것이다. 우리가 움직일 때 자연스럽게 늘어나는 우리의 피부도 엘라스틴을 지니고 있다.

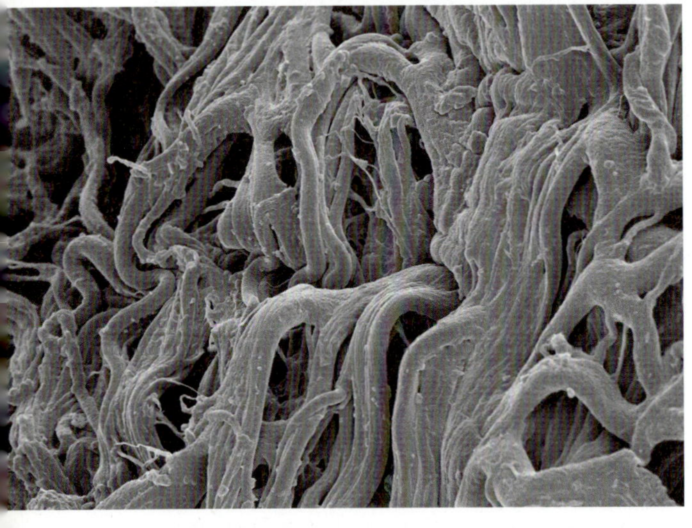

대동맥의 엘라스틴 섬유

결합 조직 세포
CONNECTIVE TISSUE CELLS

섬유 단백질 콜라겐과 엘라스틴 둘다 실질 결합 조직인 근막에 있는 세포에서 만들어진다. 근막의 그물망에 있는 섬유아세포는 상응하는 기관에서 필요로 하는 양만큼의 섬유질을 결합 조직에 생산해낸다.

섬유아세포는 또한 외부의 스트레스에 대해 반응한다. 운동을 많이 하거나 근력을 많이 키웠을 때 섬유아세포는 근육이 자라는 걸 도와주는 섬유질을 더욱 생산한다. 결합 조직 세포는 비록 느리지만 꾸준히 섬유를 교체한다. 1년 이내로 체내의 근막 조직의 반 이상이 교체될 것이다. 결합 조직 세포는 필수 구조 단백질이면서도, 섬유아세포에 반응하는 물질과 효소들을 생산한다. 이러한 매개체들을 이용하여 결합 조직 세포는 면역 체계에 영향을 주게 된다. 이 영역의 전문가들은 림프구(lymphocytes)를 포함한 액체 물질과 면역세포 그리고 각종 다른 물질들을 통틀어 *바탕질(ground substance)*이라고 부른다.

결합 조직 세포와 섬유질은 다른 물질들과 함께 떠다니는 액체에 감싸져 있는데, 이 섬유질과 바탕질이 혼합된 것을 매트릭스(matrix)라고 부른다.

바탕질의 액체 부분은 다양한 물질과 세포들을 묶어주는 당 분자와 수분으로 이루어져 있다. 바탕질은 결합 조직과 그 조직이 속한 기관의 영양 공급에 있어서 절대적인 역할을 한다. 이 부분에 대한 내용은 근막 생리학의 비밀에 대해 과학적인 관점으로 더 깊히 다뤄질 때 다시 나올 것이다.

중요한 사실은, 이러한 각기 다른 종류의 결합조직에서 바탕질이 많은 양의 면역 세포와, 림프구 또는 지방 세포, 신경 말단 그리고 혈관을 관리한다는 것과 바탕질 수분 함량이 변한다는 것이다.

수분은 세포의 신진대사에 매개물질로서 절대적인 역할을 한다. 결과적으로 근막을 치료하기 위한 다양한 테크닉들은 수분함량과 유동체의 교환에 집중하게 된다. 이 부분에 대해선 나중에 다루기로 하겠다.

화학적으로 따지면 당 분자의 고분자라고 할 수 있는 '히알루론산(hyaluronic acid)'은

바탕질: 이것은 소성결합조직의 횡단면이다. 내용은 다음과 같다.

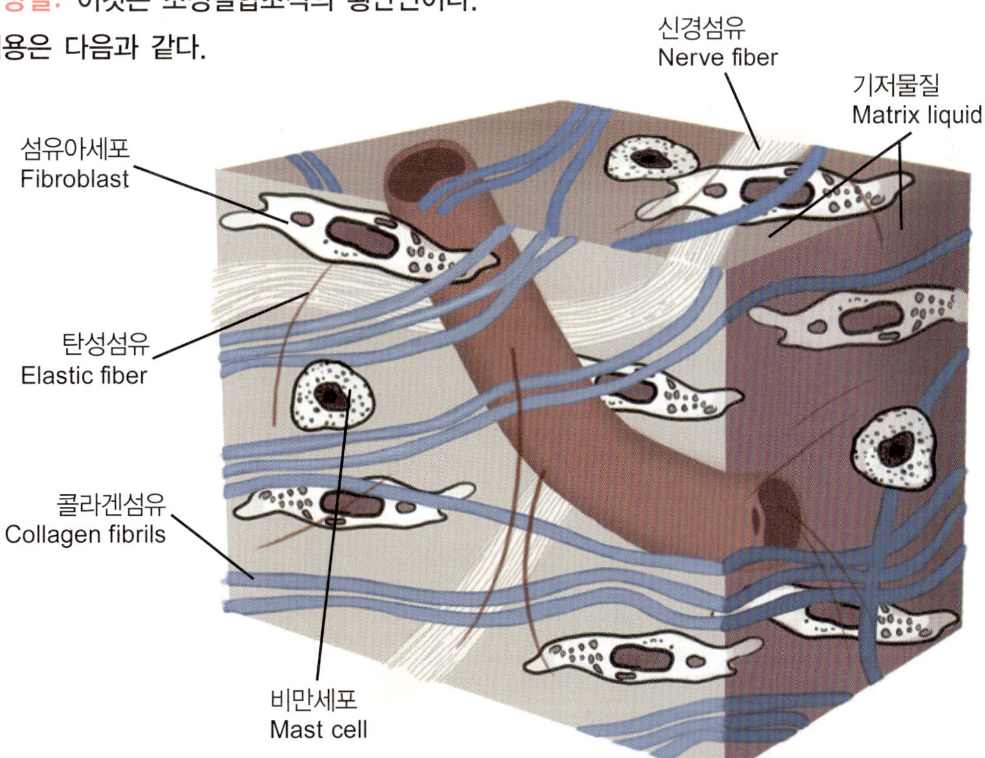

바탕질의 아주 중요한 성분으로써 수분 함량에 대한 연대적 책임을 지닌다. 히알루론산은 결합 조직에 의해 생산된다. 히알루론산은 좋은 유동성물질임에도 점성이 있으며, 무릎과 어깨와 둔부에 관절낭액이라는 윤활액을 형성한다. 수분을 나르기 아주 좋은 성분이기 때문에, 히알루론산은 느슨한 종류의 결합 조직의 액체 함유 부분에 있어서 중요한 역할을 한다. 이러한 물질은 추간판에서 특히 많이 발견된다. 히알루론산은 피부 속 콜라겐과 엘라스틴 섬유 사이에서 충분한 양의 물을 쌓아올리고, 얼굴을 통통하고 주름 없는 안색으로 만든다. 그렇기에 이 성분이 화장품 산업에서 아주 인기가 많은 것이다. 히알루론산은 크림과 화장품 제조용 물질로 많이 사용되고, 미용 외과의들이 입술 필러의 재료로 사용한다.

결합 조직의 종류와 특징들

TYPES AND FEATURES OF CONNECTIVE TISSUE

놀랄 만큼 편재되어 있는 체내의 근막은 각기 다른 종류와 역할을 한다. 조직의 종류는 다음과 같이 구별될 수 있다.

• 느슨한, 섬유성결합조직

Loose, Fibrous Connective Tissue

섬유성결합조직은 꽤 많은 양의 바탕질과 특히 액체뿐만 아니라 콜라겐 엘라스틴 섬유도 많이 갖고 있다. 마치 부드럽고 굵은 그물망처럼 생겼다.

뱃속 장기들을 감싼 그 틈 사이에는 장기들을 지키고 균형을 잡고 쿠션 역할을 하는 소성결합조직(loose connective tissue)으로 가득 차 있다. 결합 조직은 또한 신진대사와 체내 기관의 영양 공급에 있어서 아주 중요한 기능을 한다.

또한 소성결합조직(loose connective tissue)은 하부층에서 우리의 피부를 탱탱하게 만들고 털의 모낭과, 땀샘, 혈관 그리고 압력과 접촉, 움직임과 온도에 반응하는 많은 신경 말단들을 포함하고 있다. 전형적인 소성결합조직은 면역 세포와 림프 세포가 풍부하고, 피부와 신경말단, 감각수용기, 땀샘 등이 많은 곳에서 발견된다. 이러한 종류의 조직이 체내에 높은 비율의 결합조직을 형성하고 있다.

• 탄성결합조직

Elastic Connective Tissue

탄성결합조직은 높은 비율의 엘라스틴을 지니고 있다. 이러한 종류의 조직은 방광과 쓸개, 대동맥 그리고 호흡기계 같이 탄성이 필요한 기관에서 주로 찾을 수 있다.

평행하고, 빽빽한 섬유성 결합 조직 Parallel, Dense, Fibrous Connective Tissue

*평행결합조직(Parallel Connective Tissue)*은 높은 비율의 콜라겐으로 근육을 감싸는 모든 얇은 막들과 신장 같은 기관들이나 심낭을 감싼 힘줄, 인대, 단단한 주머니를 형성한다. 그것의 섬유질들은 해부학적이고 물리적인 이유로 압박을 받는 방향으로 서로 평행을 유지한다. 이 평행 구조는 아주 강한 인장력을 버틸 수 있게 한다.

불규칙적인, 빽빽한 결합조직 Irregular, Dense, Connective Tissue

불규칙 결합조직에는 그와 대조적으로 적은 바탕질과 아주 적은 양의 엘라스틴이 있다. 하지만 특별히 두꺼운 콜라겐 섬유질을 많이 찾아볼 수 있다. 이러한 조직은 뇌와 피부(dermis)의 내벽을 형성한다. 그 덕분에 여러 방향에서 오는 당기는 힘과 압박을 견딜 수 있다.

섬유질은 자신이 노출된 각 힘의 방향으로 구성되어 있다. 여러 각도로 긴장 상태가 있을 수 있기 때문에 불규칙 결합조직이 다방향성(multidirectional)이라 불리기도 한다. 이 결합조직의 세포는 특유의 섬유질 사이에 끼어 있고, 다른 근막 조직들에 비해 액체성 물질을 적게 가지고 있다.

자몽 이론: 근막이 모든 외형을 유지한다

사실상 결합조직은 모든 기관들을 감싸고 있다. 다양한 겉의 표면층부터 심층까지 온 몸에 뻗쳐져 있다. 어떻게 근막이 몸 전체의 외형을 유지하는지 보기 위해, 나의 동료 토마스 마이어스는 자몽의 사진을 예로 든다.

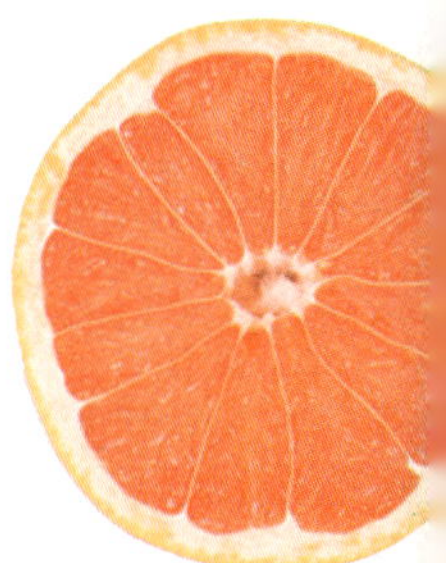

자몽의 과육은 하얀 껍질로 작게 분리되어 있고, 그 겉은 또다른 견고한 하얀껍질로 감싸져 노란 껍질 안에 아늑하게 자리잡고 있다. 만약 어떤 사람이 과육을 제거하고 이 하얀 껍질만 남겼다면, 이 구조를 기반으로 과일 전체와 형태를 복원할 수 있을 것이다.

근막과 사람의 몸도 이와 비슷하다. 뼈와 고깃덩이가 없어도 결합조직을 기반으로 그 사람이 어떻게 생겼는지 알 수 있다. 그러나 뼈대에는 이러한 원리가 적용되지 않는다.

망상결합조직
Reticular Connective Tissue

*망상결합조직*은 아주 얇은 섬유질을 형성하는 콜라겐으로 이루어져 있다. 전형적인 비장, 임파절, 가슴샘의 결합조직이고, 갓 생긴 흉터에서 주로 찾아볼 수 있다.

특별한 결합조직
Special Connective Tissue

탯줄의 지방 조직과 물렁뼈, 그리고 젤라틴 성질을 띄는 물질은 또한 *특별결합조직*이라 불리는 결합조직의 한 종류이다. 그러나 지방 조직은 적은 양의 바탕질과 콜라겐을 지니고 있다. 전문화된 세포, 즉 지방세포는 지방뿐만 아니라 수분 또한 축적한다. 엘라스틴이 이 지방 세포들을 감싸고 있다. 지방은 우리 몸에서 놀라울 만큼 많은 기능을 한다. 에너지를 축적하고 감기에 대비해 보온을 하며 호르몬과 신경 전달 물질을 생성한다. 또한 대사작용을 활발히 하며, 신장 기관들과, 무릎과 발꿈치같은 관절, 허벅지나 엉덩이나 여성의 가슴같은 몸의 전형적인 부분의 쿠션 역할을 한다.

나이를 먹어가는 동안 이 결합조직의 수분의 비율은 줄어들고 콜라겐 섬유질은 점점 딱딱해진다.

수치와 사실로 알아보는 결합조직

- 각 사람은 18kg에서 23kg 정도의 결합조직을 갖고 있다.
- 결합조직은 체내 수분의 4분의 1을 저장한다.
- 세포와 기관들에게 영양을 공급한다.
- 스트레스와 압력에 반응하며 이에 맞게 적응한다.
- 느리지만 지속적으로 스스로 재생한다. 1년 후 콜라겐의 절반 정도가 새 것으로 바뀐다.

우리 몸의 새로운 비전
THE NEW VISION OF OUR BODY

현재 파두아 대학의 칼라 스테코를 포함한 근막을 전공하는 전 세계의 해부학자들은 우리 몸의 새로운 해석을 기반으로 수술을 한다. 이 해석은 근막과 몸 전체의 네트워크를 보여주는데, 예를 들어, 피하 근막층이 다이버의 젖은 수영복처럼 우리의 몸을 꽉 조이듯 둘러싸고 있다는 걸 볼 수 있다.

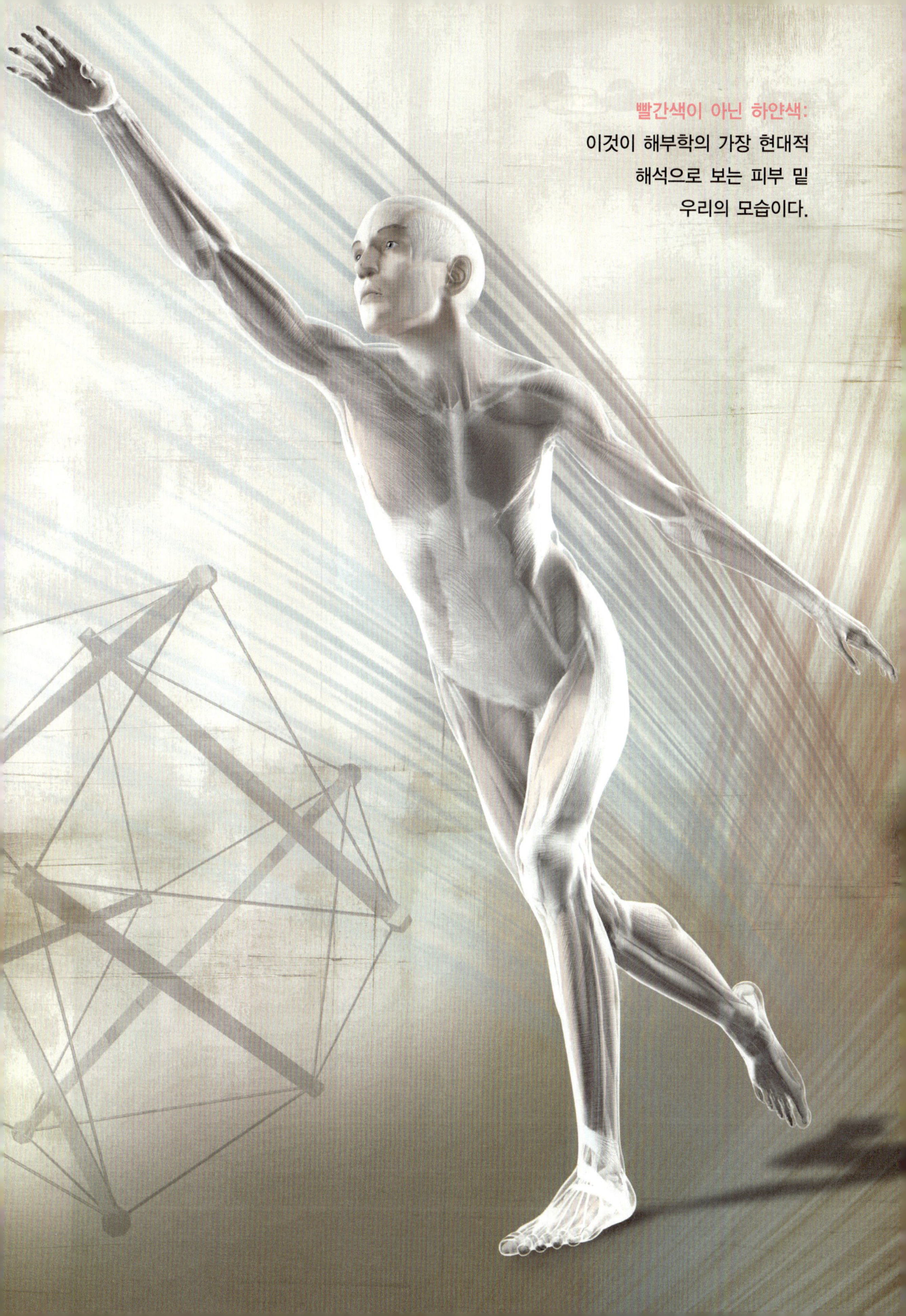

빨간색이 아닌 하얀색:
이것이 해부학의 가장 현대적
해석으로 보는 피부 밑
우리의 모습이다.

근막의 4가지 기본 기능

THE FOUR BASIC FUNCTIONS OF THE FASCIA

이 각기 다른 결합조직의 목록은 처음엔 헷갈릴 수 있으나 4가지의 기본 기능을 보면 이해하기 쉽다(아래 이미지 참조):

- **모양잡기(shaping)**: 감싸 안고, 쿠션 역할을 하며, 보호하고, 지지대 역할을 하며, 틀을 만들어 준다.
- **이동(movement)**: 힘을 이동시키고, 축적하며, 긴장과 신축성을 유지한다.
- **소통(communication)**: 자극과 정보를 받고 전달한다.
- **공급(supply)**: 대사작용과 수분과 영양을 이동시킨다.

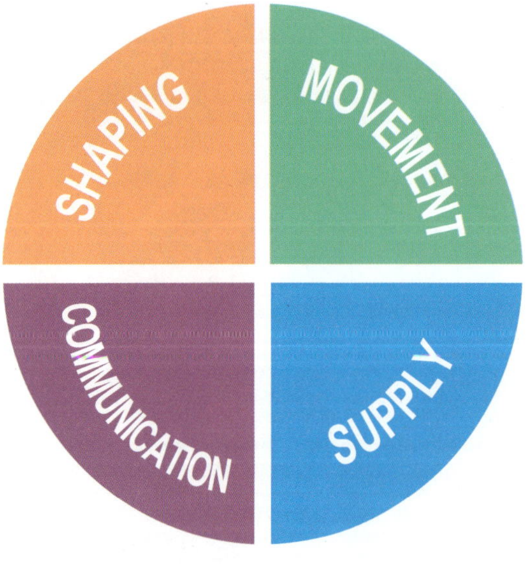

이 다양한 기능들은 거의 항상 함께 나타나고 서로를 보완하고 의지하기 때문에, 그들은 한 종류의 연속체로 여겨진다. 이 기능들을 하나의 원형 이미지로 나타낸 것도 그 이유다. 이 책에서 이 이미지를 많이 보게 될 것이다.

그러므로 이 네 개의 기본 기능들은 몸의 어느 부분이나 기관을 보살피는 것에 상관없이 모든 근막 또는 결합조직과 연관되어 있다. 오직 비율과 성질만 바뀌는데, 근육 조직의 어느 부분들은 공급자로서 일하면서 다른 부분들에 비해 더 많은 수분을 보유하고 있다. 예를 들어, 힘줄은 사실상 공급자로서 기능이 전혀 없다. 그러나 모든 근막 조직은 신호를 보내고(근막조직은 수용기와 감지기가 있다), 또한 몸의 움직임을 지원한다.

모양잡기(shaping)과 이동(movement)은 오로지 물질의 기계적 속성에 공을 들인다. 근막에는 체내의 기계적이고 고정된 역할들이 있다. 근막은 몸의 모양과 근육의 긴장, 그리고 팔다리의 움직임과 그것의 지지대, 보호, 포장, 쿠션역할을 위한 구조를 형성한다. 이러한 임무들은 중세시대의 해부학자들에게 인정 받았지만, 오랜 시간 그들은 그 행동의 책임을 주로 근육, 뼈 그리고 다른 기관들에게 돌렸으며, 반면 결합조직은 기본적으로 머리와 손톱같이 좀 더 비활성적인 물질과 연관있다고 생각했다.

4가지 관점으로 본 연속체:

위에서 말했듯이, 근막에는 유기체 전체에 공급되는 네 가지 기본 기능들이 있다.

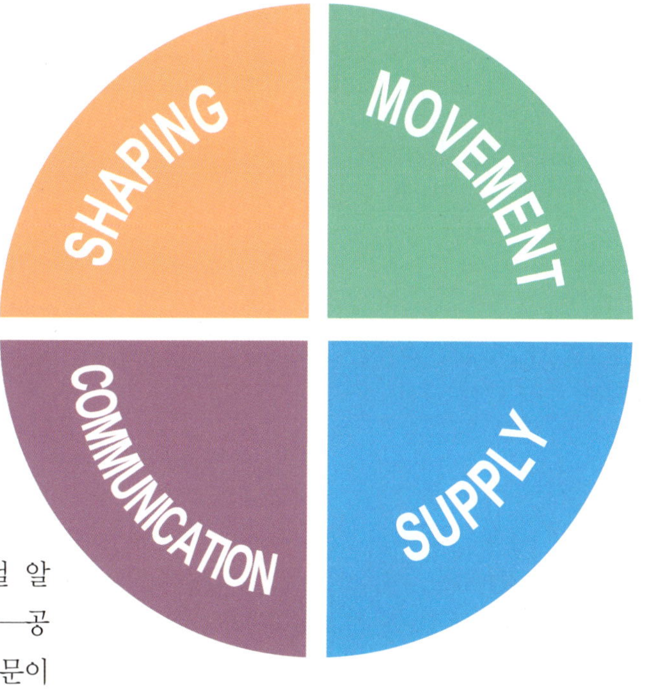

하지만 우리는 이제 그렇지 않다는 걸 알고 있다. 근막의 다른 두 개의 기본 기능—공급과 소통—이 항상 동시에 작용하기 때문이다. 이 기능들은 살아있는 조직의 생리적 편익이다. 게다가 각 기관을 감싸는 결합조직의 편재성을 통해, 이 기능들은 채내의 세포 신진대사의 모든 과정과 몸의 행동과 활동을 인식하는 내부 체계, 그리고 많은 몸의 신호들을 전달함에 있어서 필수적이다.

부수적으로, 이 결합조직의 생리적 기능을 처음 발견한 것은 19세기 말이었다. 그러나 이 기능들이 체계적으로 탐구된 것은 대략 1960년도 이후, 아주 최근의 일이다. 비활성 포장 재료로만 여겨졌던 결합조직은 이제 적합한 기관을 지탱하는 조직, 심지어 필수적인 감각기관으로서 인정받고 있다.

피부 밑과 기관 주변에 있는 결합조직의 생리적 이득이 특히 중요하다. 이 조직은 세포와 기관의 신진대사를 돕고, 림프관, 혈관 그리고 신경계가 잘 돌아갈 수 있도록 매개체의 역할을 한다. 수분과 영양 교환은 여기서 이루어지며 많은 면역 세포들이 이곳에 등장한다.

생리학자들은 오늘날 결합 조직의 일반적인 신진대사 기능을 주된 임무 중 하나로서 여기고 있다. 소성결합조직(loose connective tissue)이 피부 밑 체내의 네트워크처럼 돌고 있어서, 연구원들은 이것을 하나의 소통 현상으로서 관찰하고 있다. 만약 공급 네트워크가 어느 부분에서 막히거나 손상되면, 결합조직에 긴장 반응은 물론 몸 전체적으로 반응이 일어날 것이다.

이 매력적인 주제는 근막의 과학에 대한 단원에서 좀 더 다뤄질 것이다. 또한 근막 트레이닝의 4가지 관점으로 보는 4가지 기본 기능은 제2장에서 읽게 될 것이다.

수술의 깊은 상처
THE DEEP CUTS OF SURGEONS

독일의 울름 대학교에서 함께 근막 연구를 한 워너 클링거 교수는 마취과 선임의사였다. 그는 첨단 기술의 작업장같은 수술실에서 고도 내시경은 물론 의사가 환자의 몸에서 수술 진행을 관찰할 수 있는 모니터로 거의 매일 일한다. 그는 선배들을 통해 과거 의사들은 우리의 몸 안에서 제한없이 거칠게 수술했다는 걸 알게됐다. 복부와 쓸개 또는 맹장 부위를 수술할 때, 그들은 기관에 닿기 위해 길고 깊게 칼집을 냈었고, 덕분에 그 안의 섬유질 조직은 옆으로 갈리게 되면서 완전히 절단되었다.

복부에 드러나는 흉터는 오늘날 피해야 할 요소이다.

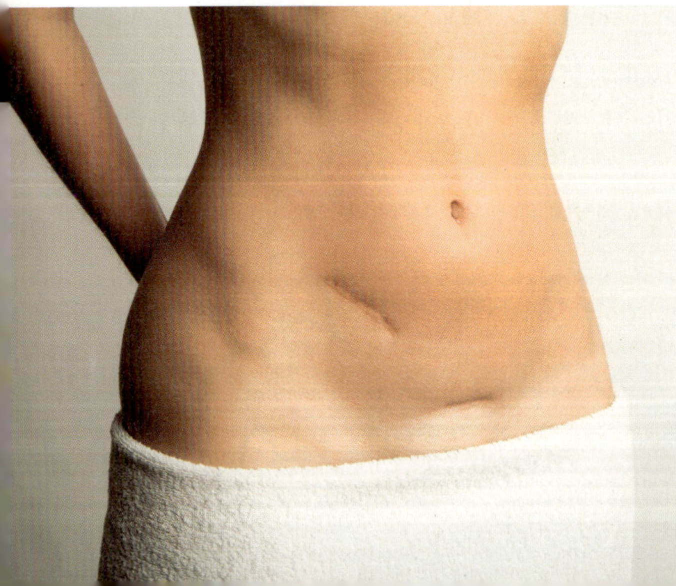

이것은 어쩔 수 없는 일이었다. 외과의는 그저 가장 확실한 방법으로 수술해야 하는 부위에 다가가 수술을 하고 싶었을 뿐이었다. 이 눈에 잘 띄지 않는 섬유조직은 부수적인 역할만 했을 뿐이었다. 바깥으로 드러난 기관들은 수술을 받게 되었다. 그 다음 외과의사는 복부막을 봉합하고 매끄러운 이음매를 보며 뿌듯함을 느꼈다. 외과의는 이로써 체내의 민감한 조직체계를 망가뜨렸고 수술받은 기관과 공급원에 영원히 영향을 미치게 될 흉터를 고착시키게 했다. 하지만 그것에 대한 해결방법은 없었다.

복부에 드러난 흉터는 요즈음 피해야 하는 것으로 여겨진다. 발달된 고도기술 덕분에 그나마 복부 내의 상처나 바깥의 흉터가 작을 수록 환자에게 상당히 좋다는(예를 들어, 환자가 더 적은 고통을 호소하고, 상처가 빨리 회복되며, 손상과 후유증이 적다는 결과가 조금씩 나오고 있다.) 사실이 자명했기에 '키홀 수술 기법'—소형카메라와 광학기구들과 초소형 기계들로 피부와 체내에 아주 작은 구멍만 내는 수술

기술—같은 특별한 수술법이 개발되었다. 외과의들은 이러한 수술법을 축소 절개라고 부른다.

키홀 수술은 특히 체내 조직에 아주 작은 절개와 간섭만을 남긴다. 많은 연구들이 결합조직에 상처가 더 적게 나고 흉터가 더 적게 생길때 상처 회복 과정이 더 좋으며 환자가 고통을 덜 호소하며 회복 시간이 더 짧아진다고 인정했다. 그러나 외과의사들은 아직 거기까지 도달하지 못했다. 한편으론 축소 절개가 적은 흉터를 남기기 때문에 외관상 더 낫다는 것은 환자들에게 매력적인 사실이다(누가 복부에 큰 흉터가 남길 원하겠는가?). 반면 이 말은 외과의사들이 더 티가 나지 않도록 수술을 하기위해 실제 필요한 체내기관에서 최대한 멀리 떨어진 곳에서도 수술을 하기도 한다는 뜻이다. 수술입구에서 체내기관까지 다가가는 길을 따라 외과의는 근막조직을 잘라내야 한다. 때때로 체내 기관의 바로 위에서 살을 도려냈던 과거보다 수술입구와 체내기관 사이의 거리가 더 길어지기도 한다. 가장 드러나지 않는 부위에서 수술하려는 노력으로 인해, 외과의사가 만드는 상처는 과거보다 더 커지기도 한다.

그 결과로 근막층은 전보다 더 서로 분리된다. 지금 집도된 상처는 결합조직과 수평을 이루는 반면 과거의 집도방식은 수직방향이었다. 이런 새로운 집도방식이 문제가 없는 것은 아니다. 근막을 고려하여 수술은 최대한 조심스럽게 집도되어야 한다. 하지만 그렇게 할 수 있는 보편적인 방법은 아직까지 개발되지 않았다.

고성능: 근막과 몸의 움직임

HIGH PERFORMANCE: FASCIA AND THE MOVEMENT OF OUR BODY

근골격계의 결합조직은 우리 몸에 기계적이고 생리학적으로 최상위의 움직임을 만들어낸다. 우리 몸을 움직일 수 있는 건 명백하게 근막 덕분이다. 각 근육, 각 섬유 덩어리, 심지어 각각의 섬유질은 얇은 근막 층으로 덮여있다. 이 근막은 근육 섬유의 힘을 전달하고 이 섬유 덩어리를 움직이며, 근육이 부드럽게 움직일 수 있게 한다.

힘줄—단단한 근막 조직—은 힘이 뼈까지 전달될 수 있게 한다. 힘줄과 힘줄집은 그러므로 근육의 근막구조에 속한다. 대부분의 근육은 힘줄에 의해 뼈 결합 부분으로 연결된다. 덧붙여서, 근막과 근육단위의 긴 상호연결은 몸의 여러부위를 서로 연결시킨다. 이러한 현상은 우리 몸에서 발끝에서 등을 지나 머리 또는 몸의 옆부분까지 긴 부위를 지나며 일어난다.

작업단위: 근육과 근막 A Work Unit: muscle and fascia

근육은 단단한 덩어리로 뭉쳐있는 몇 백개의 섬유질로 이루어져 있다. 각 덩어리는 얇은 근막으로 감싸져 있다. 이러한 전체적인 구조는 근육이 모양 잡힐 수 있게 하는 바깥 근육 근막으로 다시 감싸져 있다. 바깥 근육 근막의 부드러운 표면 밑에는 더 연한 조직 패드가 있는데, 이것은 근육 조직에 박혀 있다.

근육(Muscles): 근육은 몇 천개의 섬유구조를 포함하고 있다.

근육바깥막(Epimysium): 근육 근막 시트(Sheath)의 가장 바깥쪽은 근육의 모양을 유지한다.

섬유다발(Fibre bundles): 몇 천개의 섬유질은 빽빽한 덩어리를 형성한다.

근주위막(Perimysium): 섬유 덩어리는 각각의 결합조직이 감싸고 있다.

근육속막(Endomysium): 각각의 근육 섬유질을 감싼 얇은 결합조직 막.

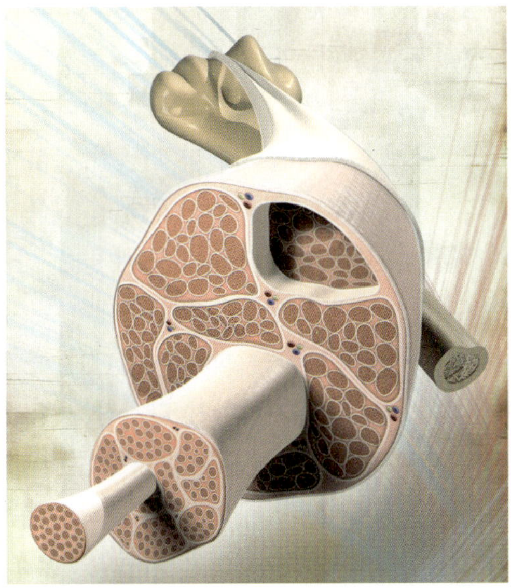

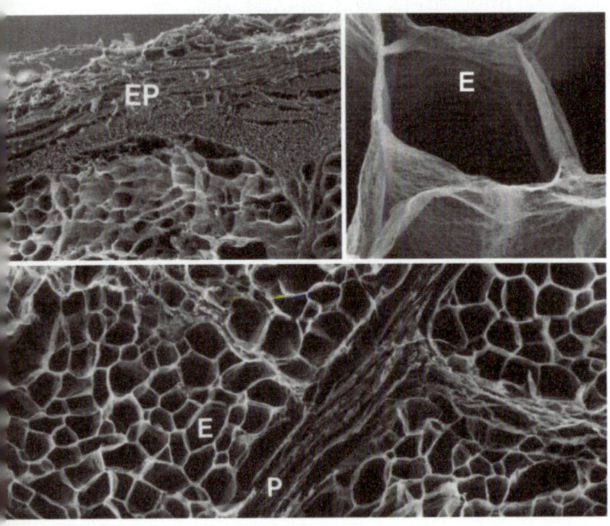

현미경으로 본 기름기 없는 살코기 속 결합조직 시트(sheath). 일본 연구원들은 수산화나트륨으로 빨간 근육 조직을 녹였다. 그러고나니 벌집 모양의 관만 남았다. 왼쪽 위 사진은 근육바깥막이고, 오른쪽 위 사진은 한 개의 근육 섬유질을 감싼 근육속막이다. 그 밑의 사진은 근육 안의 단면이다. 풍부한 근육속막(E)에 더해서, 다른 근육 섬유 덩어리를 감싸고 이 덩어리들을 가르는 근주위막(P)을 볼 수 있다.

해부되고 무시된

Dissected and Ignored

근육 근막은 눈에 띄지 않는 몸속의 보조 조직과 같은 운명이었다. 몇 십년간 결합 조직인 이 얇은 층에 아무도 관심을 가져주지 않았던 것이다. 그 대신 해부학자들은 눈에 확 띄는 빨간 살코기와 그것의 기능에 집중해왔다. 그들은 피부와 근육에 있는 하얀색(결합조직)을 다 벗겨내어 빨간 살코기를 건져냈으며 그것의 모양과 기능을 관찰했다. 물론, 그들은 결합 조직이 모든 근육을 완전히 감싸안고 스며들어 있다는 것을 알고 있었다. 그러나 전문가들은 근육을 뼈에 연결시키는 눈에 띄는 두꺼운 힘줄과 인대와 평평한 근막만 신경썼다. 이렇게 근막을 등한시한 결과는 이제 안 봐도 뻔한 일이 되었다.

오늘날 해부학 일러스트들과 근골격 시스템의 연구는 기본적으로 뼈와 근육을 보여준다. 그러므로 해부학 지도책들은 붉은 근육 덩어리로 가득차 있다. 그리고 이와 관련된 결합조직은 거의 보이지 않는다. 오직 큰 등 근막처럼 중심부에 있는 유통 센터들로 여겨지는 몇몇의 주요 근막 층들만 나와 있다. 해부학의 훌륭한 표준 작품들 마저도 결합조직에 대해 몇몇의 페이지들과 각주로만 설명한다. 우연하게도,

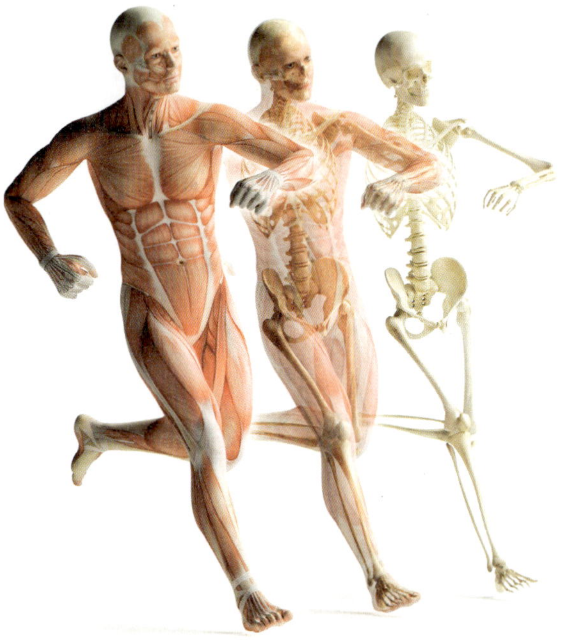

결합조직과 관련된 것은 표현되지 않은 근육과 뼈: 결합조직이 없는 인간의 움직임 구조에 대한 전형적인 연구

아주 중요한 요소가 바로 뼈 옆에 자리잡고 있다. 의사들이 골막이라 부르는 섬유 조직 층이었다. 자몽을 생각해보라. 모든 것이 안에 박혀있다. 힘줄은 종종 딱딱한 뼈에 붙어있지 않고 바깥 표피층, 즉 골막에 붙어있다.

정보센터: 감각기관으로서의 근막 THE INFORMATION CENTER: FASCIA AS A SENSORY ORGAN

근육 속과 주변에 섬세하게 존재하는 얇고 굵은 근막층은 근육에게 공급하는 필수적인 신경과 혈관을 전부 지닌다. 수용기(receptors)의 풍부함은 근육과 정보를 주고 받고, 이 정보를 뇌에게 전달한다. 이러한 수용기들은 여러 종류의 신경 말단이다. 그들은 정보를 중추신경계로 전달하고 스트레칭과 동작, 문제가 있는 근육, 기관들, 그리고 몸의 부위들과 소통한다. 특별히, 이러한 신경 말단은 다음과 같다:

- 파시니소체(pacinian corpuscles)
- 루피니소체(Ruffini Corpuscles)
- 골지수용기(Golgi receptors)
- 사이수용기(Interstitial receptors)

의학적으로 이 네 종류가 기계적 자극 수용기(mechanoreceptors)에 속한다. 이러한 감각들은 동작을 감지하고, 위치와 압력, 전단운동, 신장의 변화를 감지한다. 그들은 자극과 강도에 각기 다른 특징들을 갖고 있다.

*파시니 소체(pacinian corpuscles)*는 빠른 압력 변화와 진동, 그리고 갑작스러운 충격에 반응되도록 프로그램 되어 있다. 이러한 요소들은 동작과 힘에 있어서 극단적인 교체가 필요하다. 만약 몇 초보다 더 길게, 자극에 변화가 없다면 그들은 반응하는 것을 멈출 것이다.

*루피니소체(Ruffini Corpuscles)*는 마사지와 같은 느린 스트레칭과 같은 길게 유지되고 교류되는 압력과 다소 조용하고 지속적인 자극을 전문적으로 다룬다.

*골지수용기(Golgi receptors)*는 수동적인 움직임의 자극에는 반응하지 않는다. 그들은 오직 늘어난 근육 섬유질이 동시에 활성화할 때만 반응한다. 그들은 힘줄 안 또는 근처에 자리잡고 있으며, 힘줄이 큰 압박을 받을 때 근육의 긴장을 줄일 수 있게 한다. 이러한 방법으로 그들은 힘줄과 관절들이 무리되지 않도록 보호한다.

*사이수용기(Interstitial receptors)*는 눈에 띄지 않는 과정과 움직임(예를 들어, 소화같은)에 관련되어 있어서 자율신경체계에 연결되어 있다. 압력 및 전단운동과 더불어 그들은 통증과 체온에 관련된다. 그들은 또한 수용체들 중에서 가장 흔한 종류이다.

이 네 개의 수용체들은 공간의 위치와 동작을 스스로 감지하는 *고유수용성감각(proprioception) 능력에 영향을 끼친다.* 고유수용성감각이 존재한다는 것, 특히 피부와 관절의 깊은 결합조직층에 존재한다는 것은 이미 예전에 알려졌다. 피부가 감각 기관이자 다양한 힘의 전달 대상이 되고, 이에 따라 관절이 종종 운동된다는 걸 생각하면 이러한 사실은 논리적이다. 생리학자들과 뇌의학자들은 자극 탐지기가 존재한다는 것을 알고 별로 놀라지 않았다.

어떤 것이 새롭냐면, 이러한 감각들 또한 모든 근막 조직들에 존재하며 중추신경계로 그들의 상태에 대한 신호를 지속적으로 보낸다는 것이다. 신기하게도, 감각신경 섬유질이 근육 움직임에 영향을 끼치는 운동 뉴런(motor neuron)보다 그 수가 더 많다. 좌골 신경같은 신경계들은 거의 운동 뉴런보다 3배 이상의 많은 감각 뉴런들을 지니고 있다. 그러므로, 인간의 움직임들은 근육 움직임들보다 신경계를 통해 감각에 의존되어 있는 것으로 보인다.

더 나아가서, 생리학자들은 근육 근막의 구성원이 각기 다른 감각과 신경 말단의 숫자가 근육 자체의 감각 뉴런의 갯수보다 훨씬 더 많다는 것을 최근에서야 발견했다. 이것은 특히 고통을 호소하는 사람들에게 있어 사실인데, 이 고통은 근육 섬유질이 아닌 근막에서 처음 발생되는 것이다. 이 중요한 정보는 나중에 더 알아보도록 하겠다. 몇 년 전, 우리의 허리 근막이 통증감각수용기로 뒤덮여 있다는 발견은 많은 사람들이 겪어왔던, 이유를 알 수 없는 만성 허리통증에 새로운 지표를 형성했다.

■ 신경계의 배선

The Wiring of the Nervous System

생리학의 새로운 발견은 결합조직에 대한 이미지를 완전히 바꾸어 놓았다. 특히, 근골격체계의 근막은 이제 감각 기관과 몸 전체의 정보 시스템으로서 여겨진다. 우리의 뇌는 지속적인 자극에 의존하는 것으로 보이기 때문에, 끊임없이 예상을 하면서 근막으로부터 풍부한 정보를 계속 받는다.

몸의 자각성은 본질적인 핵심 중 하나로, 심지어 똑바로 서 있는 것처럼 보여지는 간단한 동작에도 필요하다. 동작의 감각은 “여섯번째의 감각”이라고도 불리지만, 고유수용성 감각, 움직임 감각, 또는 운동 지각이라고도 알려져 있다.

이러한 내부 인식은 주로 기관을 둘러싼 근막과 결합조직에 의해 공급된다. 그들은 소속된 기관의 자리와 위치, 그리고 그것의 활동과 움직임에 대한 것은 물론 압력과 접촉을 통해 정보를 제공하는 신경말단, 수용기와 감지기들을 지니고 있기 때문이다. 압박감과 스트레스에 대한 정보는 또한 관절의 운동에 의해 제공된다. 근막은 그러므로 움직임을 통제하는 뇌와 신경계의 연장선이라 할 수 있다.

이안 워터맨—
몸의 감각이 없는 남자

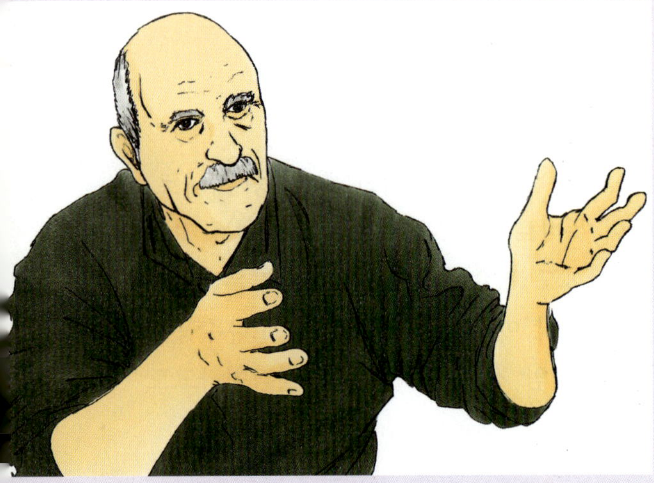

특별히 고유수용성감각을 잃어버린 희귀한 신경 질병이 있다(극히 소수의). 환자들은 마비가 된 것은 아니지만, 운동 지각이라 할 수 있는 "여섯 번째 감각(sixth sense)"을 잃어버렸기 때문에 정상적으로 몸을 움직일 수 없다.

운동 지각을 잃어버리는 원인은 주로 면역 체계의 잘못된 반응을 유도하는 바이러스 감염때문이다. 그 면역 체계는 그 다음 근육, 힘줄, 인대 그리고 관절이 움직이는 동작에 대해 뇌에게 정보를 전달하는 특정 신경 통로를 파괴한다. 그 결과 몸에서, 특히 뇌에 의해 자동지속적으로 지배되는 부분은 운동에 대한 지각이 완전히 부족해진다. 고통, 열, 추위에 대한 감각들은 온전하고, 운동 뉴런도 영향을 받지 않는다. 그래서 비록 둔한 움직임이어도 근육은 움직일 수 있고 동작을 만들 수 있는 것이다. 예를 들어, 환자들은 휠체어에 앉아 근육을 긴장시킬 수 있지만, 그들 스스로 일어나거나 걸을 수는 없다. 이것은 근막의 신경말단에 의해 소통되는 운동 지각이 소실된 경우다. 이러한 질병을 시작으로, 뇌의학자들은 감각 통제 운동을 위한 이 "여섯 번째 감각"이 얼마나 중요한지 가늠할 수 있게 되었다.

영국인 이안 워터맨은 이러한 여섯 번째 감각의 소실과 사투를 벌였다. 그는 자신의 동작을 의식적으로 훈련시키고 싶었고, 엄청난 노력이

들었지만 마침내 해낼 수 있었다. 그는 모든 동작을 본능이 아닌 의도적으로 제어해야만 했다.
이 모든 것은 시각에 의한 것이었다. 이안은 불이 켜진 방에 앉아 있다가 불이 꺼지면 바닥에 넘어진다. 그는 아무것도 볼 수 없게 되면 움직임을 제어할 수 없기 때문이다. 그의 몸 내부에는 운동 제어를 위한 기관이 없다. 나는 과학 연구를 위해 그를 만날 수 있었고, 감각 지각 운동과 사투를 벌이는 그를 보면서 많은 감명을 받았다. 걷는 것과 움직이는 것은 이안에게 매일 하는 마라톤과 같다. 건강한 사람에게 이러한 운동은 무의식적으로 일어나는 행동이다. 이러한 증상으로 알려진 사례들 중 그는 스스로 걸을 수 있게 된 유일한 사람이다. 대단한 일이 아닐 수 없다.

BBC는 이안 워터맨의 삶에 대해 다큐멘터리를 제작했다. 웹사이트에 가면 볼 수 있으며 제목은 "몸을 잃어버린 사람(The Man Who Lost His Body)"이다.

그러나 자율신경체계를 위한 근막 감각의 연결은 흥미롭다. 예를 들어, 몸이 무겁고 가벼운 느낌, 따뜻함, 근육 이완, 저혈압, 늘어난 심박, 느려진 맥박과 배변 등등 이와 같은 자율신경체계로만 설명될 수 있는 효과가 어째서 근막 마사지와 근막 도수치료와 같은 근막의 치료를 통해 나타날 수 있는지 잘 보여준다. 이러한 운동들은 자율신경체계에 의해 조절되기 때문에, 근막 마사지를 통한 근막도수치료법이 근막 속 감각 운동 센서에, 특히 루피니 수용체와 사이수용기에 다다르는 것으로 보인다. 이러한 센서들은 척수에게 신호를 보내고 척수는 그것에 대해 근육의 긴장 또는 혈관의 팽창을 만든다. 척수가 신경계와 뇌로 보내는 이 신호와 근막과의 관계는 물리치료사들과 물리학자들이 오랫동안 알아왔지만 정확히 어떤 행동과 원인인지 알아내지 못했던 현상 뒤에 감춰졌던 중요한 요소라 할 수 있다(제4장 물리치료에서 이어짐).

근막의 중요성
The Importance of Fascia

- 근육은 근막 덮개(fascial envelopes) 없이 모양을 유지하거나 움직일 수 없다—근막이 없다면 그것들은 점성 시럽처럼 떠다닐 뿐이다.
- 근막에 있는 감각수용기의 수는 근육에 있는 감각수용기의 수보다 훨씬 많다.
- 근막은 신체의 체성신경계(Somatic nervous system)와 자율 신경계(automatic nervous system)에게 동작, 자세, 긴장, 압력 그리고 고통에 대한 정보를 전달한다.
- 근막은 면적상(심지어 피부보다도) 몸에서 가장 큰 감각기관이다.
- 몸 전체의 근막 그물은 몸의 보호를 위한 중요한 기관이다.

근막의 과학
THE SCIENCE OF FASCIA

전 세계의 여러 근막 연구원이 쌓아올린 성과는 그들의 영역에 있어선 완전히 뚜렷하다고 할 수 없다. 한가지 확실한 것은 많은 질병의 패턴에 대한 내과 의사들의 의견을 바꿨다는 것이다. 그들은 또 해부학, 운동 과학, 몸 기능의 규정, 흉터와 상처 회복과 같은 현상, 심지어 정신건강과 뇌의 기능에 대해 완전히 새로운 양상들을 내놨다.

물론, 현대의 근막 연구원들이 처음부터 이렇게 시작한 것은 아니다. 19세기, 결합조직의 역할에 대한 사실은 이미 알 수 있었기에, 선구자들은 그 이후 약간의 획기적인 발견을 이뤄냈다. 연관된 몇몇 사람들로는 알프레드 피싱어와 같은 조직학자가 있으며, 다른 사람들로는 생화학자 아이다 롤프와 같은 임상 과학자들이 있었다. 그러나 엘리자베스 디케 같은 물리치료사와 정골요법의 창시자인 앤드류 테일러 스틸처럼 정식적인 의학교육을 받지 않은 독학자들도 있었다. 그들은 과학적으로 관찰할 수 있는 양상들, 즉 결합 조직과 물리적 운동과 도수 치료의 중요성을 강조했다.

알프레드 피싱어(Alfred Pischinger)와 기본 규정 시스템

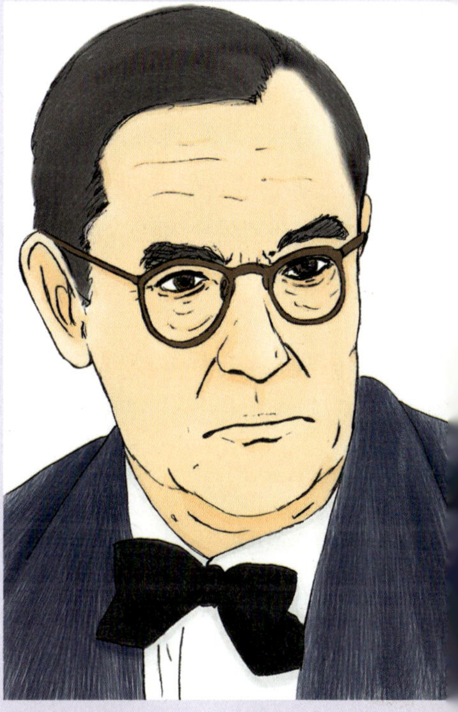

알프레드 피싱어(1899-1983)는 오스트리아의 조직학자이자 발생학자이다. 독일 그라츠 대학의 의과대학에서 교수로 일하다가 나중에는 비엔나에서 의학 연구를 했다.

알프레드 피싱어는 사람의 몸은 서로 다른 주변부 시스템에 대한 정보가 전달되고 처리되는 자율 규제성 네트워크 구조라고 여겼다. 그의 시각에서는, 결합조직은 혈압이나 면역 방어처럼 필수 기본 기능에 영향을 주는 중개인으로 중요한 역할을 했다. 그는 이러한 역할을 *기저조절(ground regulation)이라고* 이름을 붙였다. 그는 그 치료를 전체적(holistic)이라고 묘사했는데, 그것은 유기체의 상관된 본질을 고려하였기 때문이었다.

세포와 세포의 신진대사에 대한 그의 생각은 단세포 유기체가 바닷물을 찾는 것처럼 세포가 필요한 친환경의 것과도 같다. 환경을 통해 세포는 영양분을 얻고, 대사 산물을 제거하고, 신호를 교환한다. 세포가 그가 속한 환경과 소통하는 방식은 쌍방향 관계이다. 세포는 둘러쌓여 있는 환경에 의존한다—이것이 매트릭스(matrix)이다.

1933년 초, 오스트리아 사람인 피싱어는 나치 정권의 일원이 되었다. 그는 히틀러 친위대를 지지했으며, 그 후 그라츠 대학에서 우생학(인류를 유전학적으로 개량할 것을 목적으로 연구하는 학문)을 연구하는 나치소속 의사부대의 수뇌부가 되었다. 이러한 나치 경력은 그의 엄청난 가치와 성과에 재를 뿌리게 된다. 전쟁과 나치 정권의 해체 후, 피싱어는 그의 생리학 연구로 높이 추앙받아 비엔나에서 교수가 되었다. 그는 1983년에 생을 마감했다.

■ 신체 치료사에서 연구원으로
From Body Therapist to Researcher

나의 근막에 대한 개인적인 관심은 임상에서 처음 시작됐다. 1980년대에 나는 뮌휀에서 롤프 마사지를 받아왔었다. 그것이 너무 흥미로워서 심리학자로서 하고 있던 임상 실습을 그만 둘 정도였다. 신체를 이용해 인체를 다루는 것이 나에겐 더 재미가 있었다. 1988년, 나는 롤프식 마사지에 기반된 이론들을 배우는 것에 점점 빠져 들었다. 그리고 그 이론들에 대한 질문을 하기 시작했다. 어떤 이론들은 의심스럽기도 했고, 선구자 아이다 롤프의 몇몇 설명은 더이상 나를 만족시켜주지 못하기도 했다. 롤프의 원칙에 따르면 근막이란, 몸의 틀을 형성하고 우리 치료사들이 지속가능한 기준으로 풍선껌처럼 만들고 변형시켜야 하는 단단한 콜라겐 물질이다. 하지만 나는 그걸 경험하지 못했다. 그저 치료사로서, 나의 환자의 자세와 조직과 근육이 내 손에 의해 말 그대로 바뀌고 있다는 걸 느낄 뿐이었다. 이것은 단지 센 압력 때문만이 아니라, 종종 롤프식 치료가 요구하는 부드럽고 녹을 것 같은 1분간의 동작때문이기도 했다.

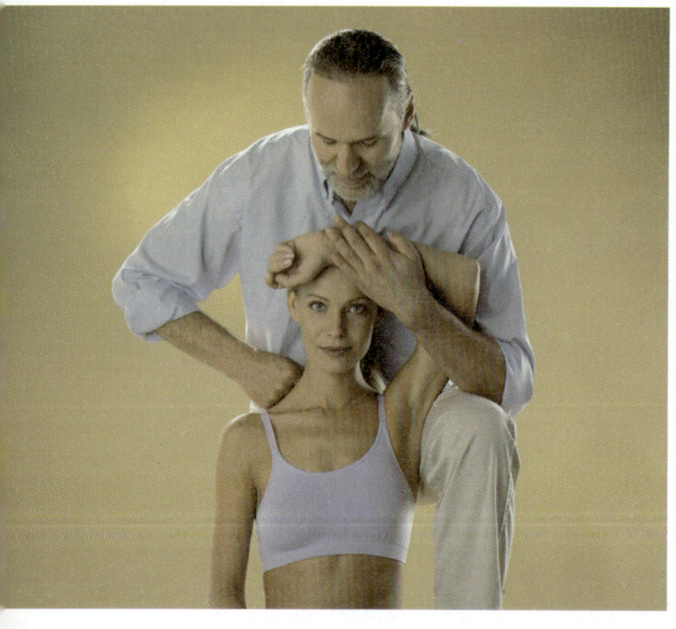

롤퍼로서, 나는 처음으로 근막에 대해 경험하게 되었다.

분명 다른 메커니즘이 존재할 것이다. 난 그렇게 생각했다. 좀 더 한발짝 다가간 설명 또한 살폈지만, 그것들 역시 만족스럽지 못했다. 예를 들어, 에너지의 흐름, 근막경선, 막힌 흐름처럼, 보통 유행하면서 난해한 키트를 설명하는 말이다. 나는 다른 시각으로 보고 싶었다—바로 과학의 시선으로. 아이다 롤프 스스로는 생화학자였다. 나는 하이델베르크에 있는 심리학 연구에서 과학적 사고와 진지한 과학 연구의 기본 원리들을 배웠다. 통계학의 의학적 심리학적인 방법과, 생물학적인 기초와 신경계와 주요 신체 기능들에 대해서도 배웠다. 만약 우리 롤프식 마사지사들과 도수치료사들이 이걸 성공시킨다면, 이 성공은 근대적인 세상의 시각을 높여줄 것이며 우리 몸에 어마어마한 영향을 끼칠 것이다.

2002년, 롤프 연구소에서 10년을 가르친 후, 나는 끊임없는 과학적인 질문에 대한 답을

엘리자베스 디케(Elisabeth Dicke)와 결합 조직 마사지

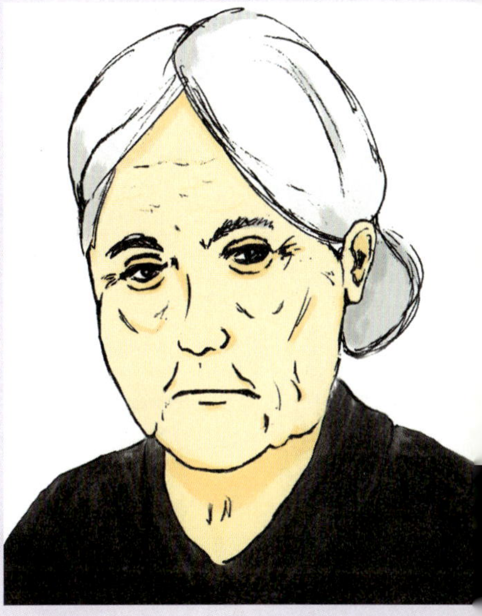

엘리자베스 디케(1884-1952)는 물리치료사였다. 1920년대 치료사로서의 훈련 후, 그녀는 부퍼탈 바멘에서 개인 클리닉을 운영했다. 1929년 그녀는 혈액순환 문제와 다리 통증이 생겼고 신산통과 간에서 염증이 유발되는 부기를 겪었다. 그녀는 또한 배의 피하조직에서 단단한 부기를 느꼈다. 그녀는 셀프 마사지를 통해 그녀를 치료했으며, 심지어 등이나 허리같이 몸에서 거리간격이 꽤 되는 곳까지 치료를 했다. 그녀에 따르면 이런 방법이 통증을 해소할 수 있었다고 했다.

1938년, 엘리자베스 디케와 헤베 테리히-루베(Hede Teirich-Leube)는 결합 조직 마사지라는 방법을 개발했다. 이 두 여성은 물리치료사였으며, 결합조직이 체성 신경계와 자율신경계를 연결하는 기관이라고 추정했다. 영국 뇌의학자 헨리 헤드가 묘사한 민감한 피부에 대한 뇌의학적인 발견이 그들의 주장을 뒷받침했다. 그들의 새로운 마사지 기술은 통증이 있는 부위들에 적용하여 조직을 이완시키고, 혈압을 낮추고, 심박수를 느리게 하는 기본적인 반응들을 이끌어 낼 수 있었다. 이 치료는 확실히 체내 기관들에게 영향을 주고 통증 또는 감소했다.

불행하게도, 엘리자베스 디케는 그들의 성과로 인한 성공을 볼 때까지 살지 못했다. 그녀의 죽음 후, 결합조직 마사지는 의학적으로 승인되고, 뇌의학과 생리학적으로 인정을 받았다.
1968년 헤베 테리히-루베(Hede Teirich-Leube)는 그녀의 성과로 메리트 훈장을 받았다.
그녀는 1979년에 생을 마감했다.

아이다 롤프(Ida Rolf), 롤핑과 구조통합의 창시자

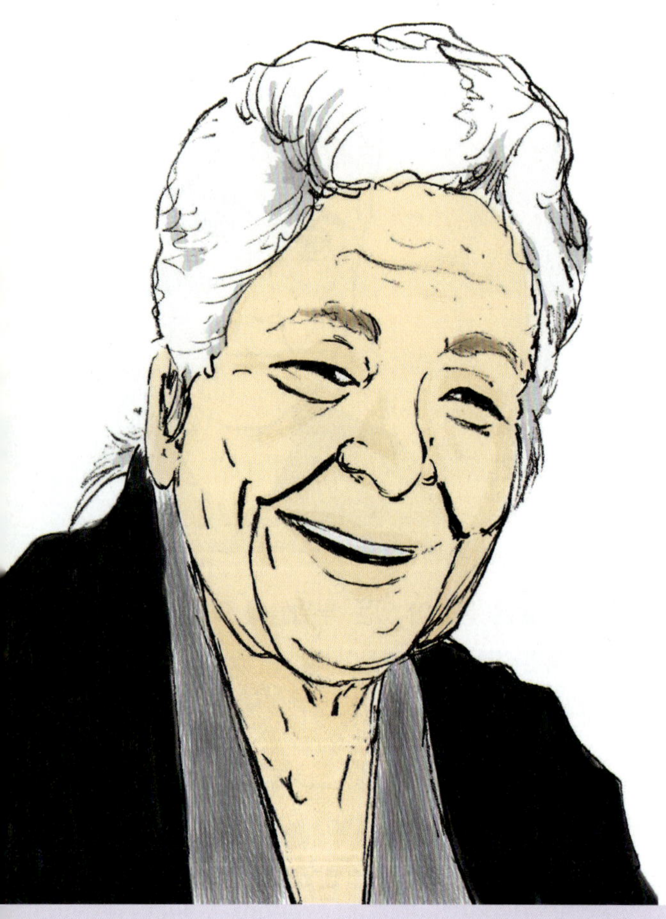

아이다 롤프(1896-1979)는 생화학을 공부했으며, 이 분야에서 박사 학위를 받은 최초의 미국 여성 중 한 명이다. 그녀는 연구원으로서 록펠러 연구소에서 대중의 건강을 위협하는 전염병을 연구했고 그 연구소는 임상 연구를 위한 센터가 되었다. 그녀는 화학과 의료 수학뿐만 아니라 척추지압, 정골요법, 동종요법을 포함한 대체의학 또한 적극적으로 적용하였다.

가족과 친구들에게 치료법을 테스트하면서, 아이다 롤프는 그녀의 도수 치료법과 후에 *롤핑*이라 불리게 되는 구조통합(Structure integration)을 개발했다. 그녀는 누군가가 통증과 안 좋은 자세와 긴장상태를 호소하면, 이 치료법은 근육이 아닌 결합조직에 주요 원인이 있다고 봤다. 아이다 롤프는 도수 치료가 몸 전체의 결합조직과 구조적 지지대를 좋게 만들 수 있다고 확신했다.

찾기 위해 1년을 쉬기로 했다. 롤프 마사지사로서, 근막이라는 첫 경험을 얻게 되었다. 나는 생리학자들과 의사들로부터 결합조직에 관련된 연구자료를 얻었고 수많은 회의에 참여했다.

나는 1996년에 쓰인 조셴 스토브샌드 교수의 연구서를 놀라운 마음으로 읽었다. 그는 근막이 수축할 수 있는 세포를 지닌다고 믿었다. 그는 이것들이 부드러운 근육 세포라 믿었으며, 이러한 세포들이 자율신경계에 의해 지배된다고 믿었다. 나는 그것에 영감을 받아 대학교들에 연락해 이것에 대해 나와 이야기를 나누고 싶어하는 연구원들을 찾았다. 단지 롤프식 치료법의 치료사였을 뿐이었던 내가 말이다. 물론 쉽지 않았다. 몇몇은 나를 비웃었고 내 전화 메시지나 반복된 예의 바른 편지에도 답장해주지 않았다. 마침내, 나는 희귀 근육 질환들을 연구하는 신경생리학자 울름 대학교의 프랭크 리만혼 교수를 만났다. 그는 전문가였다. 그는 근육과 근막이 신체 운동에 있어서 하나의 구성 단위라고 생각했으며, 정확히 내가 원하던 선생님이자 멘토였다. 그는 함께 실험 연구 프로그램을 진행하자는 나의 부탁에 응했다. 이것은 내가 후에 받는 인간생물학 박사 학위의 기초가 되었다.

우리는 울름에 있는 연구소에서 근막이 특정 화학 전달에 반응하고 근육같은 세포들로 구성되어 있고 그것이 활발한 수축을 돕는다는 것을 성공적으로 증명했다. 그것은 나에게 인생의 기점이 되었다. 나는 임상 치료사로

그녀는 그녀의 치료법의 많은 부분을 기계적 힘을 이용한 치료에 기반했다. 왜냐하면 그녀는 결합조직이 콜라겐을 형성하고 외부의 힘에 의해 외형이 변형되는 성질을 가진 물질이라는 걸 알고 있었기 때문이다. 그러므로 그녀는 압박과 마찰과 같은 물리적 방법을 통해 조직에 영향을 주기를 원했다. 1971년 초반, 그녀는 육체가 근막의 네트워크라고 여겼다. 그리고 또한 도수 자극(manual stimulation)의 심리적 영향 또한 믿었다. 성공적인 롤프식 시리즈 후에 그녀는 안 좋은 자세를 고칠 뿐만 아니라 불안, 낮은 자존감, 우울감 또한 줄어들 것이라 기대했다.

아이다 롤프는 이제 근막 치료의 선구자 중 한 명으로 여겨진다. 롤프식 방법은 이제 전 세계적으로 퍼져있다. 이 분야의 연구원들과 치료사들로는 근막경선의 시스템을 개발한 재활의사 토마스 핀들리와 토마스 마이어스 같은 근막 전문가가 있다.

서 계속 일하고 싶어지만, 과학적으로 근막을 연구하는 다른 사람들과 연락하여 근막에 대한 통찰력을 최대한 얻고도 싶었다.

여기 약간의 예시들을 언급하겠다—근막 연구원들에게 근막이라는 큰 퍼즐의 가장자리 퍼즐이라 할 수 있는 조사 결과들이다.

■ 혁명적인 발견

Revolutionary Discoveries

나는 2003년 이래로 울름 대학교에서 일하고 있고 이제 '근막 연구 그룹'이라 불리는 부서를 담당하고 있다. 최근 과학적 근막연구는 의학의 많은 분야에서 부상하고 있다—조직학, 생리학, 해부학 그리고 뇌의학. 게다가 새로운 이미징(imaging)과 분자 기술의 발달이후, 근막에 대한 탐구는 물론 20세기 초반보다 훨씬 더 깊게 이어져 왔다.

최근 동료들이 발견한 결과들 몇 가지만 서술하겠다.

- 인간의 등허리근막은 특화된 통증수용기로 가득 차 있으며, 하이델베르크의 통증 연구가 지크프리트 멘스가 보여준 자료에 따르면 허리통증이 자주 발생하는 부위이다.

- 신경생리학자이자 미국 버몬트 주의 하버드 대학 보완 요법(complementary therapy)의 교수인 헬렌 랑제방에 따르면, 근막은 몸 전체적으로 신호를 주고받는 네트워크를 형성하고 있다. 또한 침술과 요가에 대한 조사로 그녀는 중국 침술 요법에서 경선이라 불리는 특정 근막의 고밀화 줄기들의 상관관계를 밝힐 수 있었다. 침술이 근막에게 주는 효과와 그것이 입증하는 신경생물학적 영향이 침술의 성과를 부분적으로 설명할 수 있다. 랑제방은 요가와 마사지에 새로운 통찰력을 기여했다(더 자세한 내용은 물리치료에 관한 제4장에서 찾을 수 있다.).

- 물리치료사 수잔 샤펠과 생리학자 지프리 보브가 보여준 동물 연구에 따르면, 근막의 흉터같은 유착(adhesions)은 부드러운 마사지를 받으면 확실히 개선될 수 있다. 해당되는 동물들은 복부에 흉터와 근막의 뭉침이 있었다. 그들은 각기 다른 그룹으로 나뉘었으며, 한 그룹은 매일 롤프식과 비슷한 요법으로 매일 부드럽게 마사지를 받았다. 그 동물들은 나중에 복부 뭉침이 마사지를 받지 못한 그룹보다 덜 발견되었다.

- 근막은 근육으로부터 독자적으로 수축될 수 있으며, 감정 스트레스와 연관된 전달 물질에 반응한다—울름 대학교의 근막 연구실에서 시행한 우리의 연구결과이다.
  이러한 현상은 근섬유모세포(myofibroblasts)라 불리는, 허리 근막에서 자주 발견되는 특정 종류의 결합조직세포 때문에 일어난

앤드류 태일러 스틸(Andrew Taylor Still), 정골요법의 창시자

앤드류 태일러 스틸(1828-1917)은 공식적인 의료 트레이닝을 받지 않은 미국의 전시 의사이자 자연 치료사였다. 그는 기초 의학 원리들을 그의(의사였던) 아버지에게 배웠으며, 다양한 기관에서 몇몇 수업을 들었다. 그는 일반 교육 과정의 졸업생이 아니었다. 그가 사는 시골 의사의 집무실에서, 그는 대부분 자연요법–부항에 의한 방혈법, 방혈, 거머리흡혈 그리고 식이요법–을 쓰며 일을 했지만, 그는 또한 두개골과학, 최면술과 강신론과 같은 난해한 분야에도 조회가 있었다.

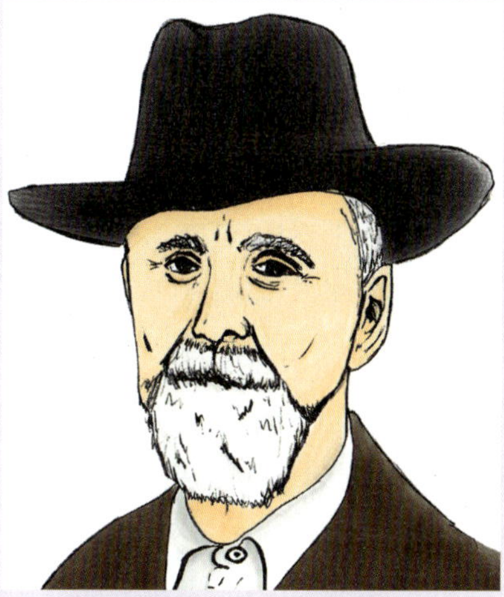

1870년 앤드류 태일러 스틸은 치료방법을 도수 방식으로 바꾸고 해부학 공부를 하기 시작했다. 그는 그의 손으로 환자를 돕는 치료법을 발견했다. 어떤 질병에서 그는 압력과 마사지로 영향을 받을 수 있는 근육 또는 피부에서 단단한 부위를 찾아냈고, 부분적으로 환자의 몸에 그의 손을 그저 대기만 하기도 했다. 이건 그가 접촉에 의해 촉진되는 유기체의 치유하는 힘과 인간의 몸을 위한 운동의 근본적인 중요성에 대한 그의 이론을 개발한 방법이었다.

1892년 그와 그의 가족은 캔자스에서 스스로 *정골요법(osteopathy)*이라 부르는 치료법을 위한 학교를 세웠다.

최초의 혁신자들 중 한명으로서, 스틸은 근막이 신경에 의해 공급되는 감각 기관으로서 봐야한다고 강조했다. 몸 전체의 규정 시스템과 자율 신경계의 일부분이라는 근막에 대한 그의 통찰력은 현재 생리학자들에 의해 인정되고 있다.

다. 상처가 치료되는 과정에서 이 세포들은 상처를 막고 흉터를 만드는 역할을 한다. 아주 강한 수축성을 지닌 결합조직의 매트릭스(행렬) 규제에는 특화된 장치들이 있다. 근섬유모세포와 그들의 근막 수축은 어째서 근골격 통증이 종종 만성적인 감정 스트레스와 연관되어 있는지 이유가 되기도 한다.

- 근육이 수축할 때, 관절로 향하는 그 힘의 전달은 자주 주변의 근막 조직에 의해 극적으로 바뀌기도 한다. 이건 생물역학과 운동 연구가 피터 후이징에 의해 최근 보고된 결과다. 이러한 특징은 개개인마다 확연한 차이가 있다. 경련성 마비를 지닌 어린이들과 근막의 연관성에 대한 후이징의 연구는 국제적인 수상을 받으며 인정을 받았다.

전 세계 각각에서 온 새로운 결과들은 매일 기록되고 있다. 무엇보다 진단 측면(예를 들어, 근막처럼 부드러운 결합조직을 보여줄 수 있는 새로운 초음파 기계를 사용한다든지)에서, 또는 치료 측면(예를 들어, 보강훈련이나 진통제로도 효과가 없는 하부 허리통증 환자들)에서 많은 부수적인 실질적 요법이 있다. 믿기 힘든 말이겠지만, 미래가 어떤 것을 보여줄지는 아무도 모른다.

근막치료는 가장 흔하게 불편해지고 치료하기에도 까다로운 하부허리통증에서 많은 사례를 설명해준다. 근막의 내부자극수용기의 갯수는 기계적자극수용기(움직임, 자세, 압력 등 등)의 갯수를 훨씬 웃돈다. 이것은 몸의 기관들의 상태와 활동에 대한 신호의 중요성을 강조한다.

생체 기능과 조직 활동들의 내부 자각이라 할 수 있는 우리의 "직감(gut feeling)"은 내부의 결합조직인 근막에 특히 의존하는 것으로 보인다. 이 근막에서 온 신호들은 뇌로 향한다—그리고 그곳에서 대뇌의 섬이라 불리는 인슐라(insula)로 향한다. 부수적으로, 이곳은 뇌 연구학자들이 자의식과 우리의 감정 상태를 연결하는 영역이다. 이러한 방법으로 우리가 의식(consciousness)이라 부르는 것은 몸의 감각과 자각 그리고 근막으로 부터 오는 수많은 신호를 처리하는 과정에 의존한다고 볼 수 있다.

정신 질환(우울, 불안장애와 같은)은 오늘날 차단장애, 즉 근막의 인터셉터에서 오는 신경생리학 신호가 책임지는 부분에 의해 설명될 수 있다.

인간의 피하결합조직은 부드러운 피부 접촉, 쓰다듬기와 사회적인 접촉과 같은 정서적인 접촉을 위한 특별 감각 시스템을 갖고 있다. 이 시스템은 또한 뇌와 연결되어, 자각, 자기인식, 공감, 감정 그리고 사회성 기술의 중심인 인슐라로 다시 연결된다.

내가 근막의 대단한 중요성에 대해 충분히 열변을 토했는가? 알겠다시피, 나는 이 주제에 엄청 매료되어 있다. 최근 몇 년간, 이 근막이라 불리우는 몸 전체의 상호연결 섬유 네트워크의 새로운 이미지를 위해 함께 일을 하고 나와 결과를 공유해준 헌신적이고 열성적인 동료들 덕분에 이렇게 매료될 수 있었다. 이 분야의 특징이라 할 수 있는 새로운 발견과 흥분은 당연히 전염될 수 밖에 없다—그리고 그것은 날 기쁘게 한다. 2000년 한 해 동안, 이 분야의 연구가와 과학자들에게 연락을 취하려고 했을 때, 나는 굳게 닫힌 수 많은 문 앞에 서 있었고 약속을 잡기 위해 길고 긴 시간을 기다려야 했다. 오늘날, 많은 연구가들이 이제 지식과 조언을 얻기 위해 나와 내 근막 연구 동료들에게 연락한다.

근막의 층—얕고 깊은 근막—을 보여주는 피부의 절단면

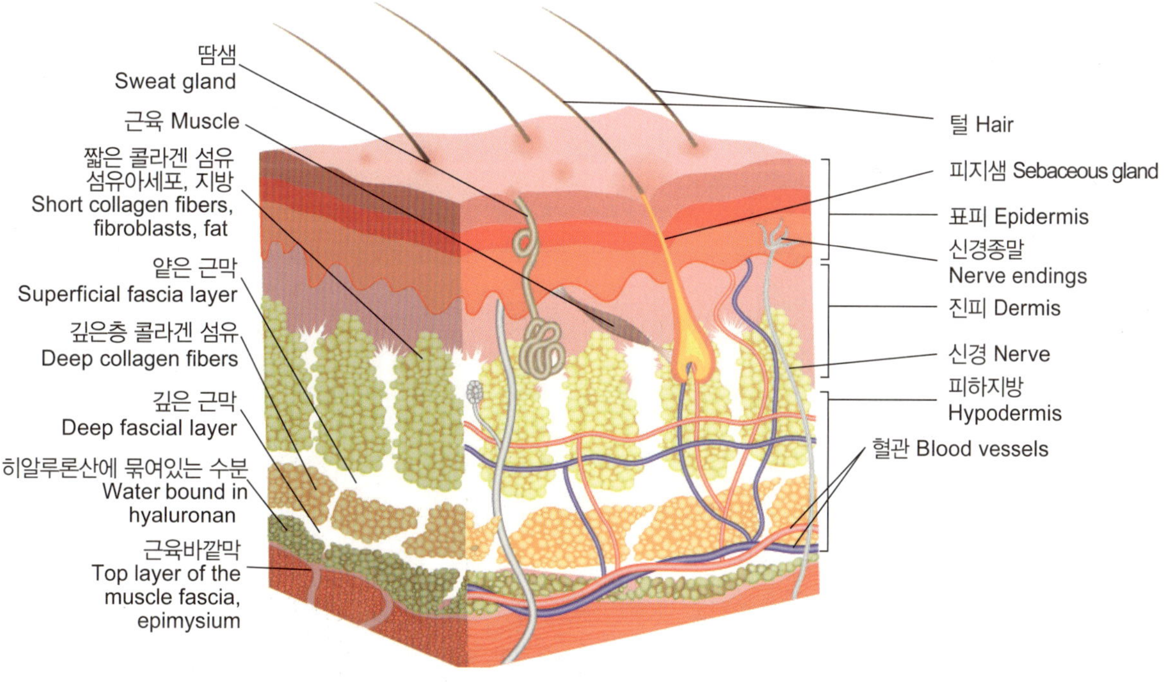

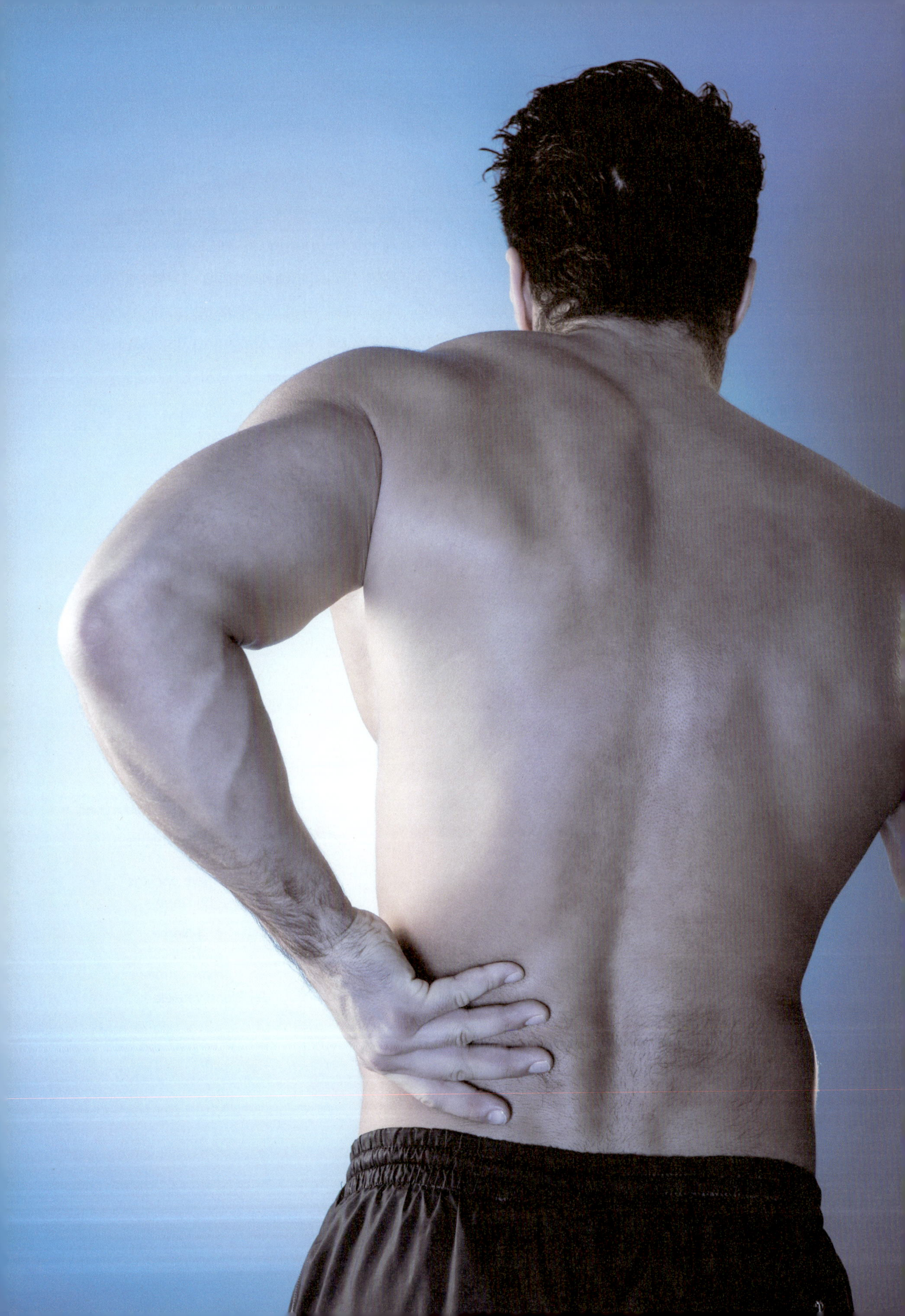

허리통증: 흔한 질환과 새로운 관점

오늘날 흔한 질환이자 장애와 이른 은퇴의 가장 흔한 원인이 되기도 하는 만성 허리통증, 그것의 원인은 아직 충분히 설명되지 못하고 있다. 유력한 원인으로는 추간판, 허리뼈, 신경, 또는 약하고 잘못된 방법으로 움직여진 근육으로 볼 수 있다. 많은 디스크와 척추뼈의 손상은 영구적으로 개선될 수 없다. 역으로, 확연하게 디스크와 척추뼈를 다친 많은 사람들은 다시 완전히 상해를 극복하고 건강해진다. 하지만 이때 근육 훈련이 항상 도움이 되는 것은 아니다 — 잘 훈련된 운동선수들 조차 허리통증으로 고통받을 수 있다.

근막 연구는 이제 이 문제의 새로운 빛줄기가 되었다. 첫째로, 우리는 근막이 통증 센서로, 특히 등 부분에 꽉 차 있다는 것을 배웠다. 우리는 그 다음 근막이 수축 세포를 보유하고 있기 때문에 특정 물질의 영향 아래서도 수축을 할 수 있다는 것을 알았다. 허리통증을 앓고 있는 남성 환자들로 진행된 연구는, 많은 부위를 덮고 있는 허리 근막이 등 아래 부분에 확연히 두꺼워져 있다는 걸 증명했다. 그리고 그 부위는 다른 건강한 사람들처럼 자유롭게 움직이질 못했다. 이것은 종종 특정 걸음걸이를 형성한다. 이 모든 것들은 등쪽 근막의 장애나 문제들이 통증 또는 심지어 병적 상태가 그곳에서 비롯됐을지도 모른다는 걸 암시하고 있다. 비 이상적이고 편파적인 억제로 인한 작은 부상들이나 찢어진 근막은 아주 큰 영향을 주게 될지도 모른다. 이러한 근막의 미세한 부상들은 근막에서 근육으로 이어지는 부분에 대한 신호를 망가뜨리거나 염증을 유발한다. 그 후의 근육 기능 장애는 더한 경련통의 원인이 된다. 이 두가지가 함께 만성 허리통증으로 이어진다. 부드러운 결합조직 통증의 유발에 대한 근막의 연관성은 전 세계적으로 연구원들 사이에서 화두가 되고 있다.

**등 깊은 곳에 통증이 자리잡고 있다. 이유는 알 수 없다.
미스테리에 대한 해답은 근막에 있지 않을까?**

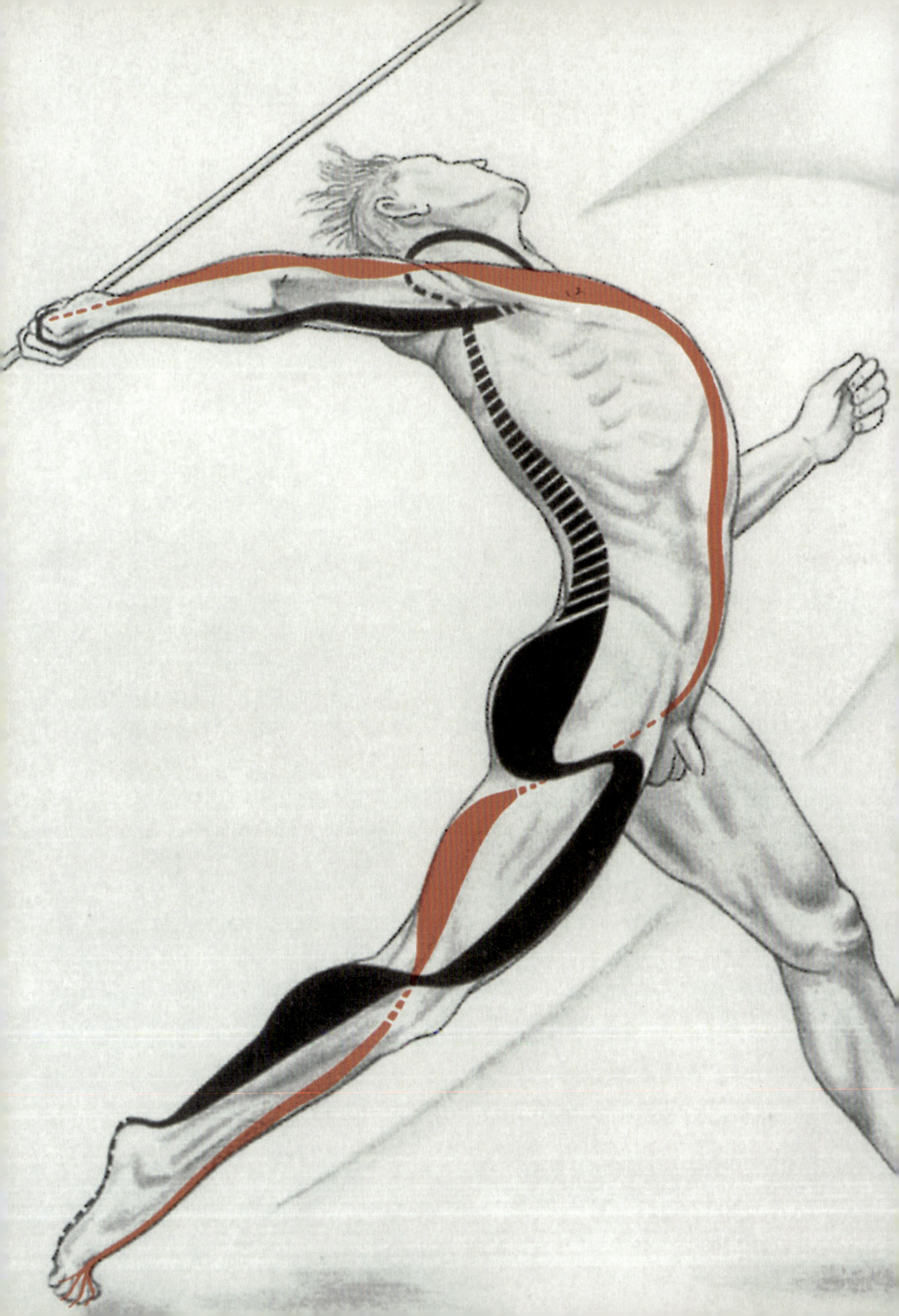

제 2 장

근막 트레이닝의 원리

Principles of Fascia Training

트레이닝은 확실히 유행과 관련있다. 스트레칭, 에어로빅, 캘러네틱스, 요가, 필라테스와 더불어 동양 무술은 인기있는 트레이닝으로 유행했었다. 우리는 트레이닝을 받을 때 기구를 이용하거나 기구 없이, 파트너와 함께 또는 혼자서, 실내에서나 바깥에서, 지도를 받거나, 음악을 듣거나, DVD를 보면서 따라하기도, 주간 스케쥴을 세우기도 하고, 다이어트 프로그램을 이용하기도 한다. 그러나 이 모든 트레이닝의 주된 목적은 '움직임'이다.

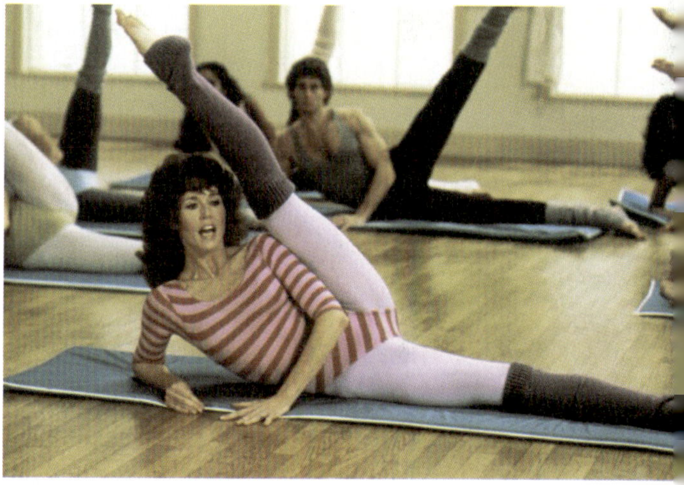

1980년대의 유행: **제인 폰다와 여성을 위한 피트니스**

궁극적으로, 과학 지식은 트레이닝 프로그램을 개선하거나 새롭게 하는데 도움이 되어야 한다. 이 사실은 최근 몇 년간 근막 연구의 결과로 확실하게 드러났다. 근막의 기능에 대한 종합적인 지식은 트레이닝의 이전 방식과 운동의 기초적인 부분에 영향을 줄 수 있다.

여러분은 원래 하던 방식을 관두거나 교체할 필요가 없다. 대부분의 근막 지식은 이미 현존하는 프로그램에 쉽게 접목시킬 수 있기 때문이다.

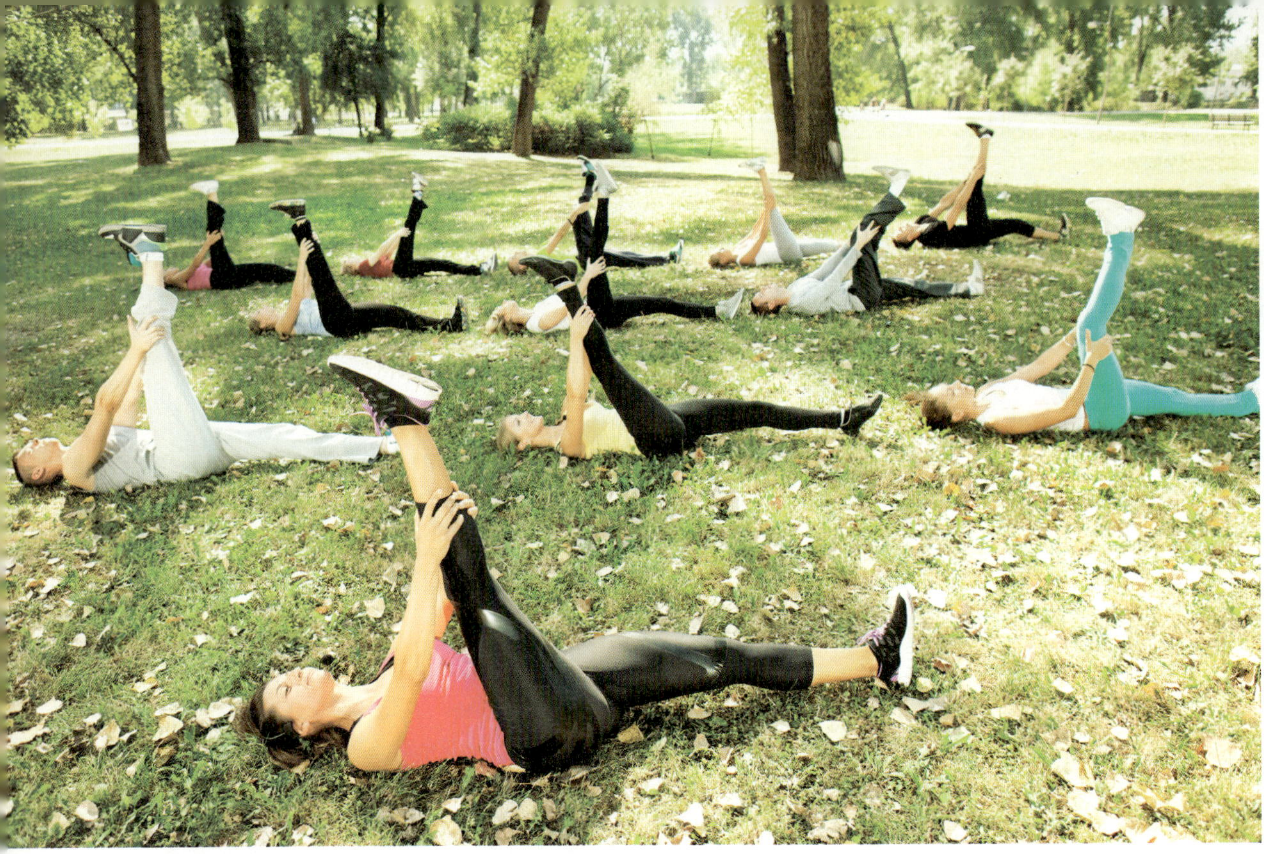

내 견해로는 운동 전 스트레칭은 분명 부상을 방지한다.

새로운 근막 운동은 그 영역을 이제 겨우 조금 넓혔다—이것은 급진적으로 바뀌는 스타일이 아니다. 동작에 따른 근막의 역할에 대해 제대로 알고 있다면, 여러분은 원래 하고 있던 운동 프로그램을 이용하여 더 나은 수행을 할 수 있을 것이다. 딱히 트레이닝 체제가 잡혀있지 않더라도, 근막을 자각하는 법을 배우고 쉬운 운동법을 준비할 수 있다. 이것은 건강한 운동을 위한 멋진 시작이 될 것이다.

따라서 근막 트레이닝은 그 어떤 기존의 트레이닝 프로그램도 바꾸지 않는다. 단지 부족한 부분을 채워주고 보완할 뿐이다. 다른 말로 간단하게 설명하자면, 그림을 채워넣는 것과도 같다. 근막 트레이닝은 근육, 심혈관, 조절력을 강조하는 운동에 대들보를 추가하는 것이다. 이건 여러분의 개인 트레이닝 프로그램에 마무리를 더할 것이다. 모든 단계에 있는 운동선수들에게도 유용하지만, 그렇다고 운동선수들에게만 적용할 수 있는 건 아니다.

일상생활의 건강한 움직임

HEALTHY MOVEMENT IN EVERYDAY LIFE

우리의 목표는 더 나은 운동 성과를 얻는 것에만 그치지 않는다. 근막 운동은 일상 생활의 움직임과 부상에 대한 방지와 재활에도 큰 역할을 한다. 일상생활에서 건강한 운동은 특히 마음에 와닿는 일이다.

나는 요즘의 현대 생활 방식이 우리의 자연적인 움직임을 제한한다고 생각한다. 우리는 우리의 조상들이 움직였던 것처럼 많이 움직이지도, 다양하게 움직이지도 않는다. 일상생활 속 우리의 움직임 레퍼토리는 더이상 우리 인간이라는 종(species)에게 자연스럽지 않다(예를 들어, 사무직업은 구겨지고 부자연스러운 자세로 특별한 동작없이 긴 시간동안 앉아 있을 것을 요구한다). 심지어 걷거나 달리는 동안에도, 우리는 신발에게 방해받는다. 제2장에서 여러분은 걸음걸이와 발이라는 주제에 대해 좀 더 배우게 될 것이다. 근막 연구는 새로운 추자극에 대해 알게 하며, 끝에 가면 더 많이 알게 될 것이다.

근골격 통증은 아주 넓게 퍼져있어서 어떤 회의론자들은 이렇게 말하곤 한다. “아침마다 고통없이 일어나는 40살이 넘은 남자는 아마 사망한 사람일 것이다.” 우리가 이미 알고있듯, 근막 속 빈번한 장애들은 아마도 이렇게 많은 통증 문제와 질병을 일으켰을 것이다. 그것이 바로 어째서 우리 몸의 근막 시스템이 항상 잘 관리되어야 하는지에 대한 이유이다. 평소 오래 앉아 있는 사람들은 특히 집중해야 한다. 근막을 건강하게 지키기 위해선 특정 움직임이 필요하다.

우리의 삶이 중간쯤이 되면 특히 근막이 “적합(fit)”해지는 것이 점점 더 중요해진다. 일

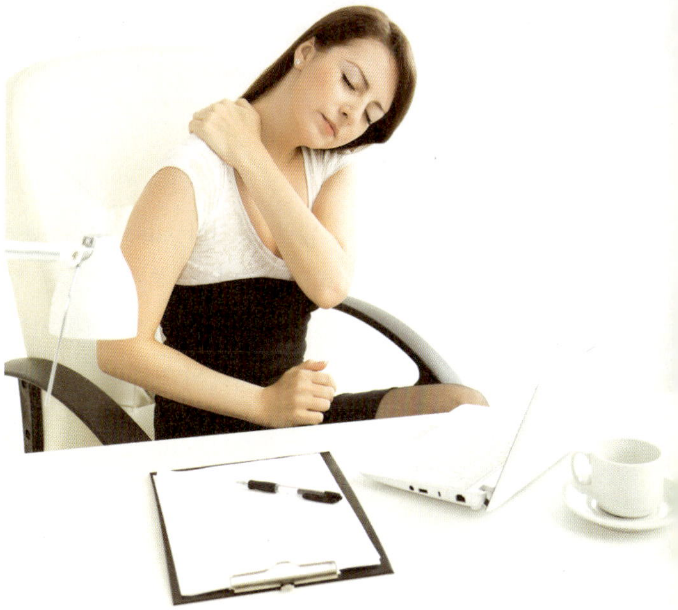

가끔은, 우리는 잘못된 업무 자세로 인해 목과 어깨에 통증을 겪는다.

그러진 몸의 형태(노인들의 흔한 모습이라 할 수 있는 구부정한 상체와 앞으로 구부러진 어깨)는 근막이 나이들어가고 있다는 매우 큰 증거다. 나이가 들면서 찾아오는 이 무서운 뻣뻣함은 사실 결합 조직이 응고되고 나이가 들수록 부족해지는 운동으로 인한 섬유증 때문이다. 단순히 외형적인 측면만이 문제라고 할 수 없다. 노인들이 넘어지고 다치고, 새로이 발생되는 근골격 통증은 줄어든 가동성과 관련이 있다.

근막이 잘 관리되고 상태가 좋다면, 젊고 부드러운 몸매와 탄력있는 가동성은 오랫동안 지속될 수 있다. 여러분이 젊게 살고 싶다면, 또는 다시 젊어지고 싶다면, 이 “삶의 그물(life of web)”을 단련시키도록 잘 해보라. 살아있는

몸은 "쓰지 않으면 잃을 것이다!(use it or lose it)"라는 원칙에 따라 움직인다. 특히 뼈, 근육, 힘줄 그리고 근막은 움직임에 잘 적응하기 위해 지속적으로 뭉치고 분해된다.

몸은 우리가 필요로 하지 않거나 평소 요구하지 않는 것들은 원하지 않는 밸러스트(ballast)로 여기고, 결국 힘을 비축하기 위해 그것을 줄이려고 한다. 정반대로, 우리가 정말로 필요로 하는 근막과 근육을 주기적으로 훈련하면 결국 온전하게 남을 것이다.

노년이 되면, 우리는 뼈와 근육의 질량을 늘리기 위해, 필요한 머리 속 신경연결의 수와 교집 부분을 자극하기 위해 특정 부위를 운동할 수 있다. 이것은 우리 근막의 상태에도 중요하다.

나이 든 사람의 구부정한 자세는 근막의 상태에 기반을 두고 있다.

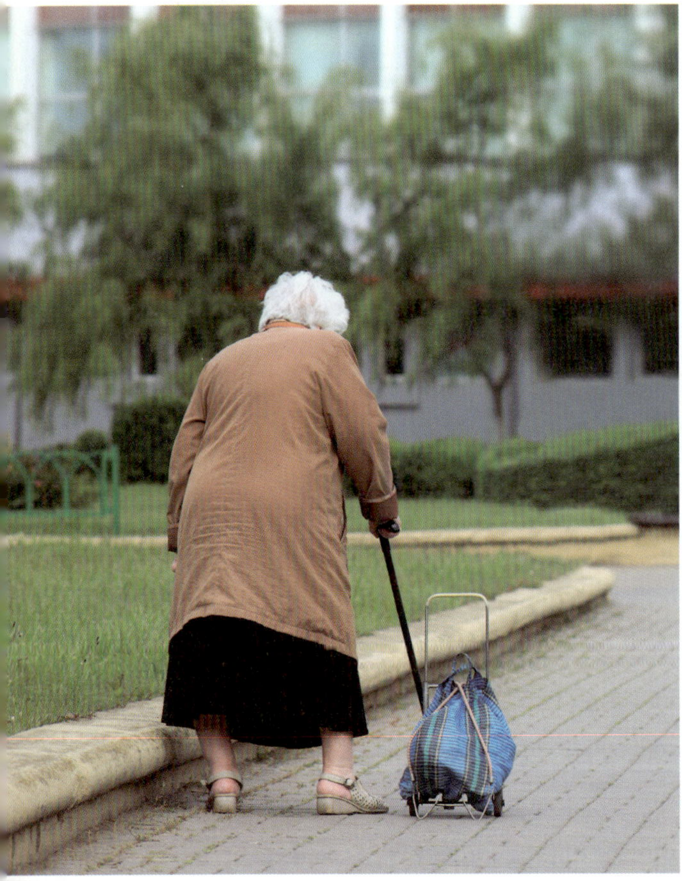

트레이닝하기 전에 알아야 할 것
WHAT YOU SHOULD KNOW BEFORE YOU TRAIN

제2장에서 우리는 근육이 움직이기 위해 해야할 일과 근막과 근육의 상호작용을 이해하기 위해 특정 근막의 기능, 특히 인간 근골격계에 있는 부분을 살펴볼 것이다. 우리는 또한 가동성과 관절뿐만 아니라 체형을 위해 근막조직의 중요성을 알아볼 것이다. 나는 단단하고 기계적으로 뼈와 연결되어 있기보다는, 길고 탄력 있는 근막 연결고리에 기반된 몸의 새로운 컨셉에 대해 말하고자 한다. 이 장의 마지막에서는 여러분이 여러분만이 자연적인 결합조직 종류를 결정할 수 있는 자가진단이 있을 것이다. 이 모든 것은 후에 알게 될 운동법을 고를 때 중요하며, 기대를 갖고 시도해보길 바란다.

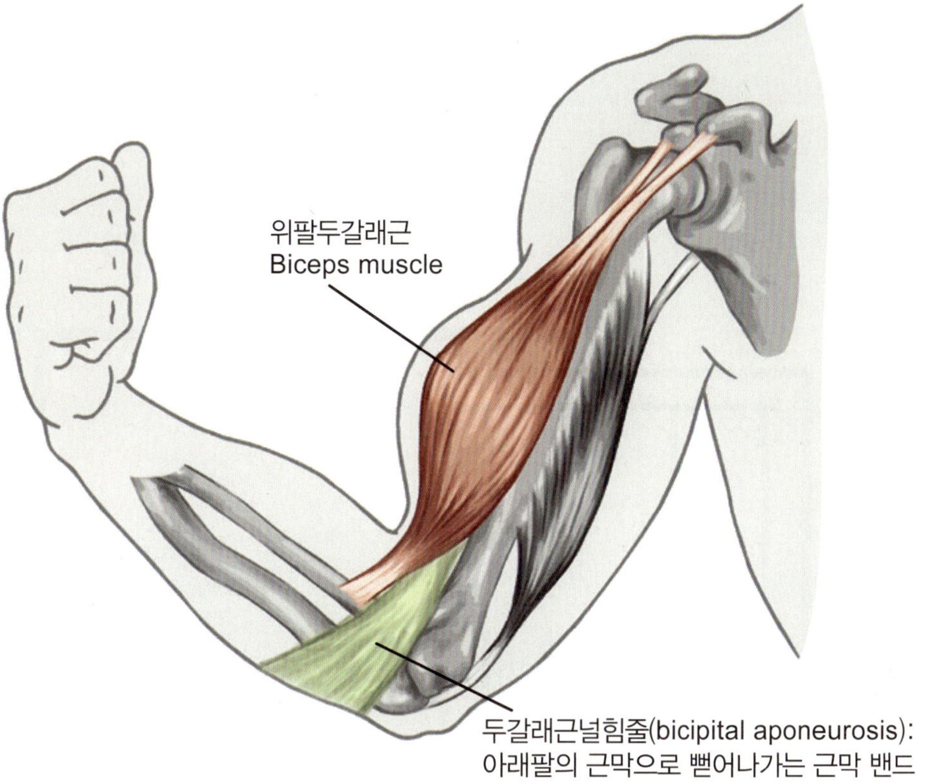

위팔두갈래근(the biceps muscle)은 뼈에 긴장을 전달하는 힘줄에 의해 아래팔과 어깨뼈에 붙어 있다. 넓은 근막 밴드는 팔꿈치 아래에 부수적인 힘을 전달한다.

성격이 급한 독자라면 이 부분을 건너뛰고 제3장에 사진과 함께 설명된 운동법으로 바로 가도 된다. 그러나 솔직히 나는 움직임을 위한 근막의 중요성에 대해 알고 자가진단을 하기를 조언한다. 이 지식은 운동법을 이해하는데 도움이 되고 그것을 시도할 때 자극이 될 것이다.

어떻게 근육과 근막이 협조할까?

HOW MUSCLE AND FASCIA COOPERATE

제2장에서 봤듯, 근육과 근막은 일반적으로 같은 구조를 형성한다. 하지만 근막은 움직임, 몸의 구조, 자세, 그리고 체형에 관련하여 분명히 다른 기능도 지닌다.

힐(Hill)이 만든 근육의 개요 모형 — 근육과 근막이 함께 작용하는 방법을 보여준다

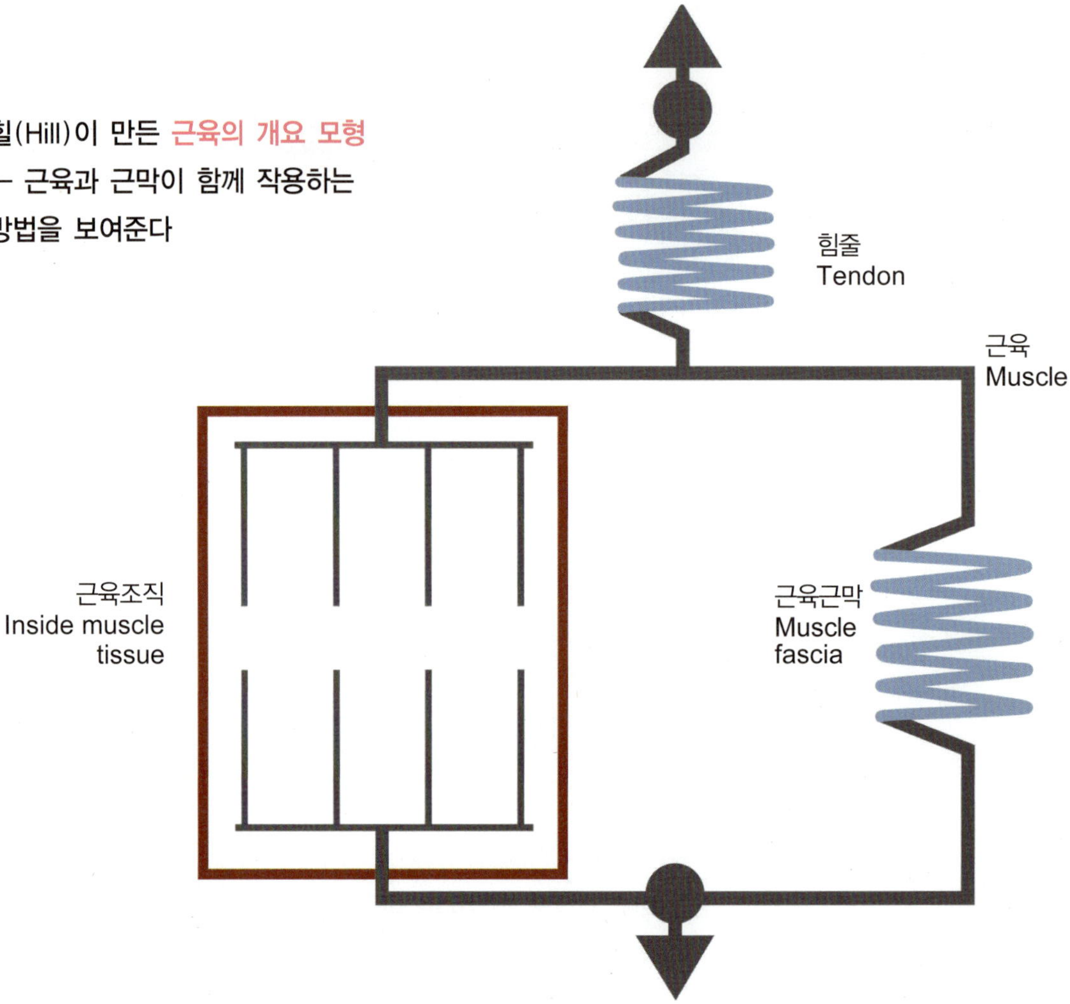

우리는 근육의 속과 주변에 있는 근막의 기능으로 시작할 것이다. 순수하게 해부학 관점으로 보자면 이 근육은 전체적인 근육, 섬유질, 그리고 광섬유 다발 주변에 있는 덮개(envelopes)로 묘사된다. 하지만 정확하게 근막이 여기서 하는 일은 뭘까?

우리는 제1장에서 근육 각각의 섬유질이 근막에 감싸져 있다는 걸 배웠다. 이러한 근막들이 힘의 전달을 이행하는 임무는 근육의 기계 역학과 완전한 움직임과 관련이 있다. 팔다리를 움직이기 위해, 근육은 뼈에 연결되어야 한다. 이 연결고리는 골막이나 뼈의 특성 교합 부분과 융합되어 있는 아교섬유(collagenous)의 힘줄(sinew or tendon)에 의해 제공된다. 힘줄은 딱딱하게 밀집되어 있는 아주 강한 교원 섬유(collagen fibers)로 이루어진 튼튼한 근막으로 보여진다.

뼈와 힘줄 사이의 전이는 부드럽게 지속된다. 뼈부터 연골까지, 그 다음엔 근육에 붙어있는 힘줄로. 힘줄과 근육 사이에는 또 전문화된 결합조직세포라는 것이 있다. 이것은 근육의 기계적 힘을 견디는 근막 조직의 연속체를 만들어낸다.

근력의 대부분이 힘줄에 닿는다는 사실과 이 긴장이 뼈에도 전달된다는 사실은 근육을 전반적으로 감싸고 있는 근막의 수행력 덕분이다. 이제 근막은 힘의 중재자 역할을 한다.

근막은 많은 근육 섬유질의 수축으로부터 오는 긴장을 근육속막에서 근주위막과 근육바깥막으로, 그 다음엔 힘줄로 전달하여 그 힘이 마침내 뼈에 닿게 한다. 그렇기에 근력의 효과는 특히 근육과 근막의 상호작용에 기반된다. 생체역학 연구자들은 이것을 깃털의 이미지로 묘사한다.

■ 근막의 상태를 알기 위한 탄력

Springiness as a Measure of the Quality of Fascia

탄력은 근막의 능력 중 아주 중요한 요소이자 근막을 움직이게 하는 주요 역할을 한다. 어떠한 구조물이 도약하고 튕기는 능력이 있다는 건, 그 안의 무언가가 탄성력을 지니고 있다는 뜻이다. 그 재료는 그러므로 기계적 힘에

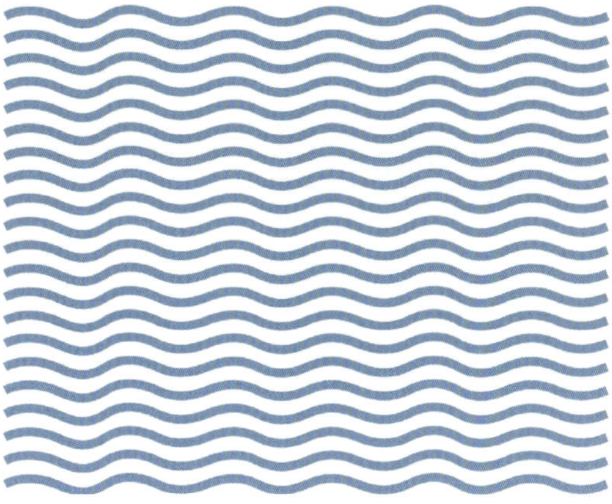

일반적인 **형태의 건강한 근막의 '물결' 형태**

따라 모양이 바뀌어야 하며, 긴장이 풀어졌을 때 다시 원상태로 돌아와야 한다. 이미 우리는 제1장에서 근막이 콜라겐을 주 원료로 된 탄성물질이라는 걸 배웠다. 힘과 긴장력을 받는 탄성 재료의 특징은 힘을 비축하고 다시 그 힘을 내보내는 것이다.

충격과 반동력의 힘은 그 재료에 의해 이끌어지는 형태로 연결되어 있다. 힘을 비축하는 능력이 높은 탄성 재료는 금속 스프링이나 고무줄처럼 날카롭게 제자리로 튕겨간다. 이것은 근육과 힘줄을 감싼 근막에게도 해당된다.

추가로, 근육 근막의 조직은 규칙적인 물결모양이다. 이것을 '주름(crimping)'이라 부른다. 이 물결 정렬은 힘을 비축할 수 있는 능력을 높인다. 이 구조는 구불구불한 머리카

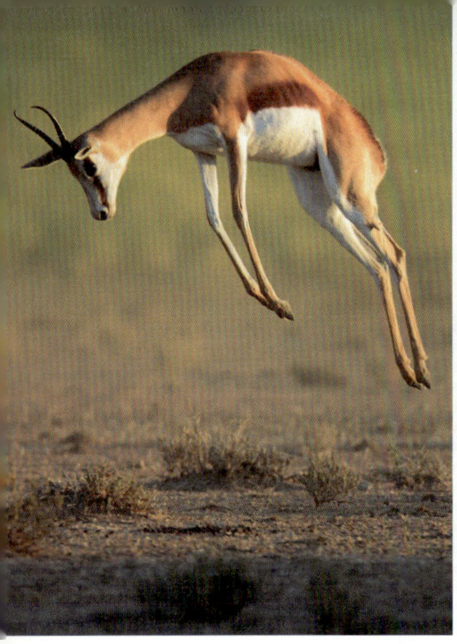

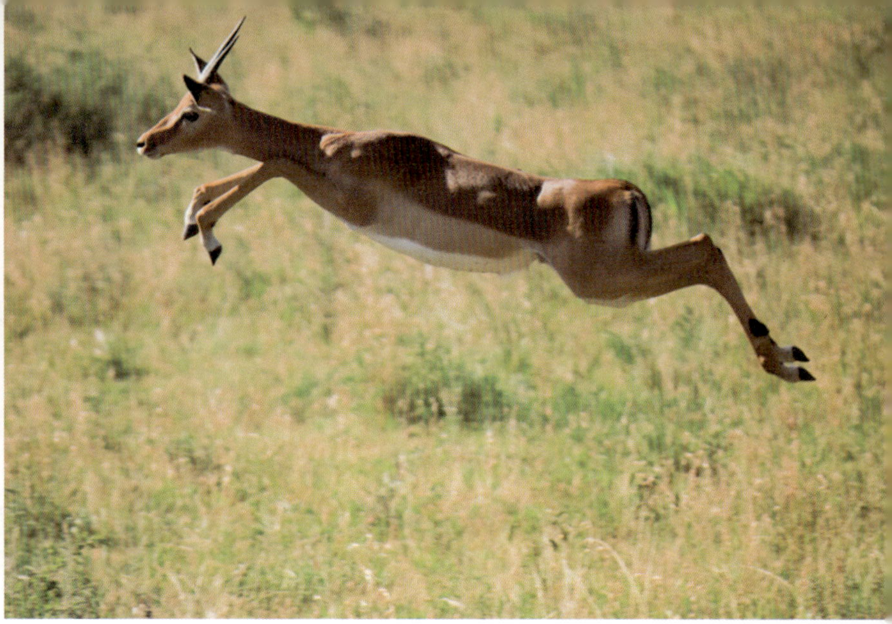

높고 긴 점프의 챔피언: 가젤과 영양

락처럼 되어 있다. 더 강한 물결일수록 근막은 더 탄성 있는 반동력을 가진다. 나이가 들면서 이 물결은 서서히 감소하지만, 알맞은 트레이닝으로 다시 회복할 수 있다.

회복력과 탄성 에너지를 비축하고 내보내는 능력은 근막과 힘줄의 중요한 특징이다. 이 속성들은 유연하고 역동적인 움직임을 만든다. 생물역학 기술자들은 이것을 영양과 캥거루를 관찰하면서 발견했다. 이 동물들은 아주 높고 길게 뛸 수 있다: 작은 영양들은 3m의 높이와 10m의 길이로 뛸 수 있으며, 붉은 캥거루는 무려 13m, 그 어떤 동물보다도 더 멀리 뛸 수 있다. 붉은 캥거루는 또한 경주마만큼이나 뛸 수 있는데—시속 60km쯤 된다.

그러나 이러한 놀라운 수행력은 그들의 근육만으로 설명하기엔 부족하다. 영양과 가젤은 연약한 생물들이며 근육량이 많지 않다. 그러나 그들의 아름다운 팔다리는 긴 힘줄을 지니고 있다. 캥거루의 긴 후두부는 아주 놀랍다. 그들은 아주 강한 아킬레스 건과 아주 높은 탄성 보존력을 지닌다. 물론 캥거루와 영양

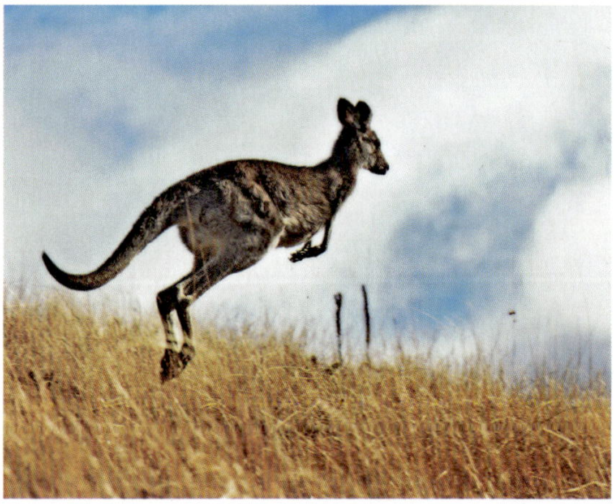

캥거루 점프: 긴 뒷발은 땅으로부터 튀어오른다.

의 탄성있는 힘줄과 긴 다리는 그들의 놀라운 수행력를 담당한다. 이 동물들이 만들어내는 그 거대한 도약력은 근막의 기발한 매커니즘 덕분이다.

■ 투석기 효과 The Catapult Effect

투석기의 구조를 보면 스프링 효과가 생물역학적으로 어떻게 작용하는지 알 수 있다. 투석기는 역학적인 압력 아래에 있는 것을 이용하여 무언가를 앞으로 내던진다. 이러한 긴장상태가 갑자기 해체되었을 때, 비축된 힘이 운동 에너지로 바뀌면서 얹어진 물건을 앞으로 던지는 것이다. 또다른 간단한 예로는 당겨졌다가 풀어지는 고무줄이 있다. 비슷한 예로 고무공이 바닥에 떨어졌을 때, 그 힘이 고무공에 압력을 가하고, 고무공은 모양이 바뀌고 다시 힘을 얻는다. 그 다음 고무공은 원래 형태로 돌아와 다시 튀어오른다.

그리하여 반동 효과는 근육이 최소한의 힘

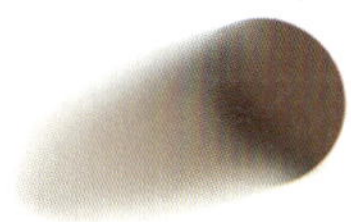

인장력을 이용한 던지기: 투석기

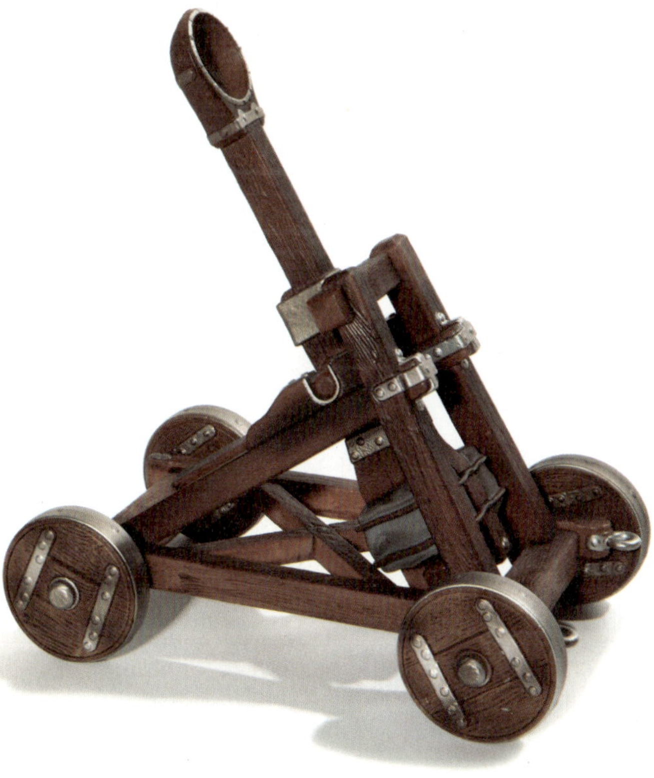

으로 움직일 수 있게 한다. 근육은 또한 힘줄에 긴장을 주는 수축을 유발한다. 첫 점프 이후, 나머지 점프들은 대부분 중력과 개인의 몸무게에 의지한다. 몸이 바닥에서 위로 튕겨질때, 발목과 아킬레스 건이 압축되고 힘을 싣게 된다. 그 합쳐진 힘이 풀리면서, 그 반동력은 훈련으로 다져진 근육의 속도를 높이는 가속도를 만들어낸다. 가젤, 영양, 캥거루같은 동물들은 아주 효율적인 방법으로 점프를 하는데, 주로 그들의 힘줄이 반복적으로 기계적 힘을 흡수하고 내보낸다.

개구리가 갑자기 공기 중으로 로켓처럼 튀어오르는 것처럼, 서 있는 자세에서 뛰어오르는 건 상황이 다르다. 상상해봐라. 예를 들어, 고양이가 땅에서 높은 테이블 위로 뛰어오르려 한다. 고양이는 몸을 아래로 구부렸다가 재빨리 긴 힘줄을 사용하는 근육을 이완한다. 고양이가 뛰어오르기 전, 이 근육들은 최대한 빠르게 경련을 일으키는데, 그 행동은 힘줄에 압력을 가하게 된다. 그리고 마침내 그 힘줄은 본래의 근육 수축보다 더 빠른 속도로 힘을 풀어준다.

이 힘줄과 근막의 반동 효과는 빠르게 움직이는 동물들에 있어서 보편적인 생물 기계학 이론이다. 인간도 마찬가지다. 우리의 깡충뛰기와 튀어오르기, 그리고 뛰기와 걷기는 특히 투석기 효과와 같은 경우다. 생물 기계학 연구자들은 기계 에너지를 비축하는 근막의 능력이 인간과 영양이 아주 비슷하다는 것을 발견했다.

우리 인간의 힘을 비축하는 힘줄의 능력은 다른 모든 영장류를 능가한다. 가젤처럼 달리고 도약하는 힘줄을 지닌 영장류는 인간밖에 없다. 호모사피엔스는 우리의 다리에 있는 근막의 이러한 탄성 비축 능력은 유인원들보다 훨씬 더 진화해왔다.

■ 최고의 수련법: 걷기

Our Best Discipline: Walking

인간은 걸을 때 굉장한 지구력을 보여준다. 우리는 몇 시간 내내 지치지 않고 등산 할 수 있다. 연구원들이 발견한 것에 따르면, 이 사실은 별로 놀랄만한 일이 아니다. 투석기 매커니즘 덕분에, 걷는 것은 근육 힘을 아주 조금씩 사용한다. 이러한 움직임의 기적은 연쇄 근막 덕분이다. 넓은 발바닥 근막부터 발꿈치의 아킬레스 건과 우리의 등으로도 연결되어 있는 연속된 근육 근막 덕분이라 할 수 있다. 근막과 근육은 하나의 큰 구성 단위로서 일을 함께 하며, 이것은 뼈대에 부착된 두 개의 근육 지점보다 더 길게 늘어날 수 있다.

우리가 효율적으로 걸을 수 있다는 사실은 체내를 감싼 긴 연속된 근막들 중 하나 덕분이라고 할 수 있다—이 경우에는 우리의 등에 있다. 그것은 후면부에 있는 아킬레스 건을 따라

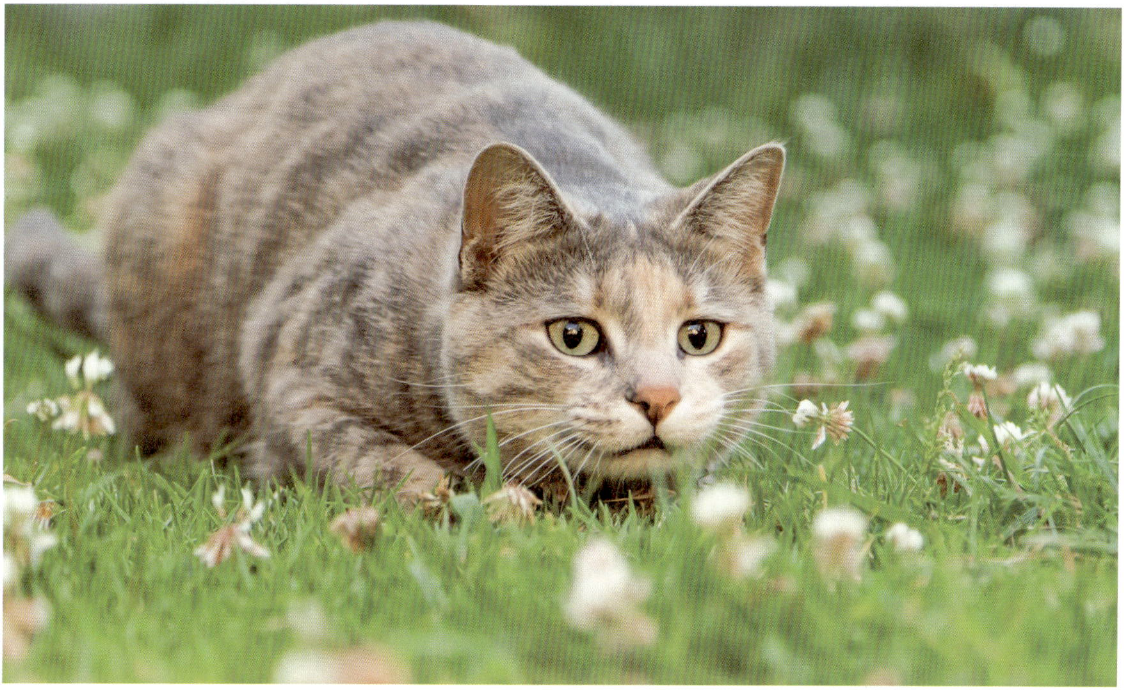

도약할 준비: 고양이는 몸을 구부려 자신의 근육과 힘줄을 긴장시켰다가 그 힘으로 도약력을 키운다.

발과 다리 위로 늘어지며, 이어 목과 머리의 두피까지도 이어진다. 이러한 일련의 근막이 많은 힘을 비축할 수 있고 어떠한 근육 방해에도 그 힘을 배출할 수 있기 때문에, 인간의 걸음은 아주 효율적이고 오랫동안 지속될 수 있는 것이다.

그러므로 우리는 탄성력과 힘을 비축하는 능력을 유지하고 개선하기 위해 근막을 훈련시키고 좋은 모양으로 유지해야 한다. 힘줄과 근막의 좋은 모양과 구조만이 효율적으로 힘을 비축하고 폭발적으로 그 힘을 배출시킬 수 있다.

근막 체인과 힘의 네트워크

FASCIAL CHAINS AND THE ENERGY NETWORK

걷는 것과 등의 근막 라인의 관계를 예로 들었듯, 이 중요한 근막 역학은 유용한 운동법에 영향을 끼친다.

우리의 걷는 동작에는 발에 있는 것보다 훨

씬 더 많은 근막이 연관되어 있다—이것은 우리 몸 근막의 전체적인 특징이다. 근막은 관절과 각각의 팔다리를 지나가며, 마치 네트워크처럼 몸 속을 흐른다. 마치 긴 탄성 슬링(sling: 무거운 것을 들어올리는 장치)처럼 일련의 근육 근막 단위들이 있으며, 그것들은 자세, 안정성, 그리고 효율적이고 부드러운 움직임을 담당한다.

이러한 근육과 근막 사이의 긴 연결고리들은 스포츠와 의학 분야에서 오랫동안 무시되어 왔다. 그러나, 최근 몇 년 동안 이것에 대한 관심은 점점 높아지고 있다. 이 시스템을 위한 모델은 1990년대 나의 롤프 마사지 동료 토마스 마이어스(Thomas W. Myers)에 의해 자세히 개발되었다. 마이어스는 롤핑 임상가이자 아이다 롤프 기관에서 해부학 선생님이었다. 그는 휄든크라이스(Feldenkrais) 방식으로 훈련했으며 많은 치료법에 있어서 깊은 조예가 있었다. 대부분 실질적인 연구를 통해 얻은 그만의 몸속에 존재하는 긴 근막 연속 시스템은 해부학을 연구하는 사람들에 의해 많은 양상으로 인정되고 있다.

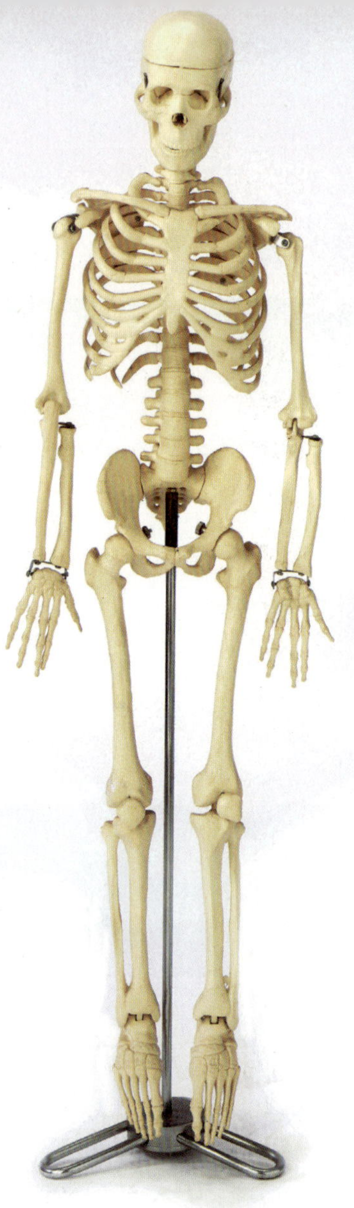

뼈대만으로는 인간은 서 있을 수 없기 때문에 위 사진처럼 지지대가 필요하다.

■ 골격은 지지대가 아니다
The Skeleton Is Not Scaffolding

마이어스의 모델은 다음과 같은 전제를 따른다: 몸을 세우고 받치는 것은 뼈만 하는 일이 아니다. 이 기능은 근본적으로 근막에 의해 수행된다. 여러분은 인체해부모형이 도움없이 혼자 서 있질 못한다는 것을 볼 수 있을 것이다. 보조대가 없다면 골격은 쉽게 무너진다. 그러므로 골격은 붙어있는 부분들을 위해 균형감을 주는 지지대라 할 수 없다.

돛단배 원리: 척추 Sailboat Principle: The Spine

몇 년 동안, 내과와 정형외과 의사들은 척추의 고정된 상태를 묘사하기 위해 돛, 장막, 삭구가 전부 달린 돛단배의 이미지를 사용해왔다. 장막 자체는 무게를 많이 지니지 않지만, 더 큰 인장력을 버티는 구조 안에서 안정적인 요소이다. 많은 밧줄들은 이 구조에 힘을 실으며 안정성을 확보한다. 돛은 기둥처럼 무게를 지니지 않는다—우리의 등과 비슷하다. 건강한 사람의 척추는 구부릴 수 있으며 외부 근막 체인(external myofascial chains)에서 오는 긴장의 힘에 반응한다.

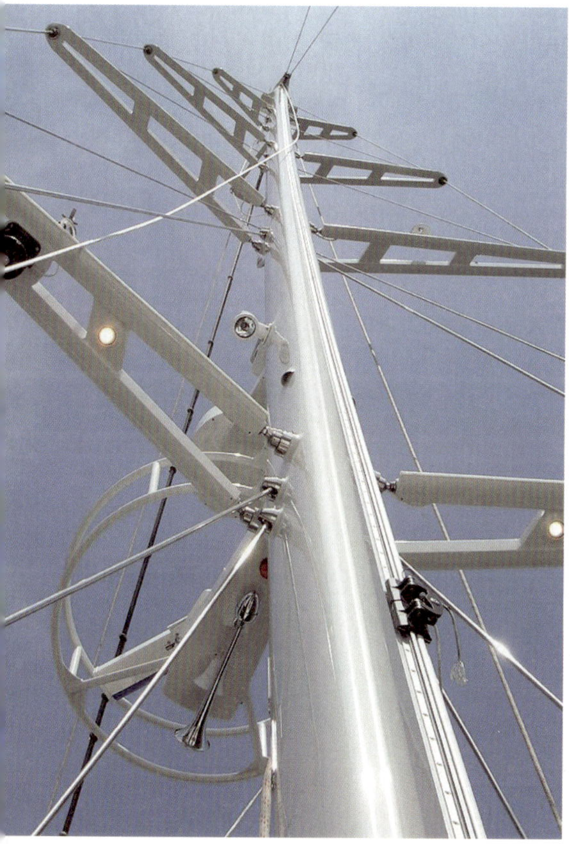

돛단배의 돛대

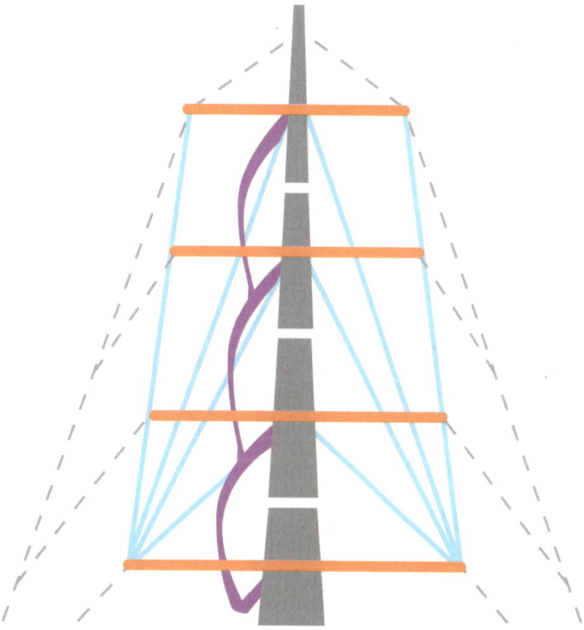

척추의 돛단배 원리는, 의학적으로 말하자면, 긴장 상태에 있는 등의 인대와 근육이 척추를 세우고 있다는 뜻이다. 그 중간에는 내재적 등 근육계가 있다. 나머지 다른 구조들은 전부 수평으로 확장되며 다양한 외부 근육을 수용한다.

긴장 상태에서 유지되는 근막과 근육의 역동적인 네트워크가 올바르게 세운 몸을 유지시킨다. 예를 들어, 세워져 있는 상태는 균형을 유지하기 위해 근육 긴장이 지속적으로 필요하다. 만약 우리가 이걸 하지 않는다면, 우리는 바닥에 주저앉게 될 것이다. 우리가 깊게 잠들 때 서 있지 못하는 이유는 근육의 긴장(tonicity)이 제대로 작동되지 않기 때문이다. 근육의 긴장은 몸 전역에 네트워크를 제공하는 근막을 통해 전달된다.

텐세그리티 모델 Tensegrity model

이러한 긴장 네트워크는 갈수록 현대 건축에 쓰이고 있다. 그들은 텐세그리티 모델이라고 불리운다. 이 신조어 "텐세그리티"는 "*긴장(tension)*"과 "온전함(integrity)" 두 단어를 합하여 만들어졌다. 이 이름을 지닌 구조물들은 20세기 중반 미국 예술가와 건축가들에 의해 개발되었다. 그들은 다음과 같은 특징을 지닌다.

- 단단하고 탄력 있는 요소들로 이루어져 있다.
- 탄력있는 요소들은 지속적인 긴장 상태에 놓여진다.
- 그 단단한 요소들은 탄력을 띄는 요소들에 의해 서로 연결되어 있다.

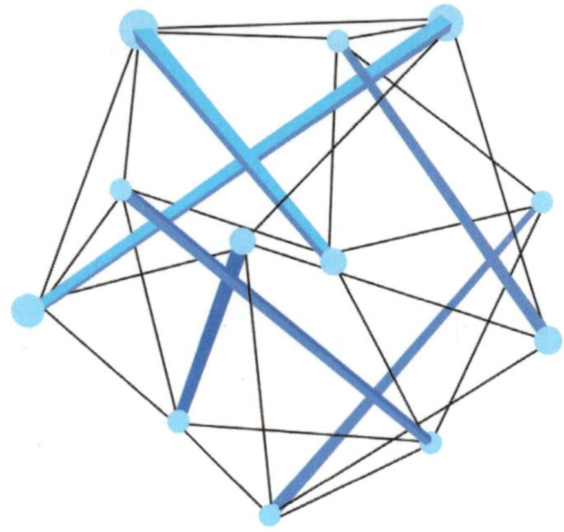

텐세그리티 모델: **안정성과 역동성 모두를 시스템에 제공할 수 있는 긴장을 제공한다.**

- 그 단단한 요소들은 서로에게 수축성을 직접적으로 전달하지 않는다.
- 탄력있는 요소들은 전부 서로와 연결되어 있으며, 모든 시스템에 전반적으로 긴장 네트워크를 제공한다.

근막 연구가들은 건강한 사람의 몸은 이러한 텐세그리티 시스템과 비슷하게 구성되어 있다고 예상한다. 긴 근육 근막 체인은 체내기관과 뼈들이 탄력있게 걸쳐져 있는 지속적 긴장 네트워크를 형성한다.

이 시스템은 움직임에 아주 민감하고 역동적이다. 만약 우리가 제자리에서 근육을 움직이면, 연결되어 있는 근육근막 체인을 통하여 우리 몸의 다른 부분이 반응할 것이다. 근육은 그들 스스로 항상 움직이지 않고 몸의 근막 네트워크에 항상 연결되어 움지여지기도 한다. 이러한 사고 방식은 지역화된 각각의 근육에 다가가는 고전적인 해부학 발상을 넘어서는 것이다. 이것은 더 나아가 우리몸의 더 큰 기능적 근막 단위를 발견하기에 이른다.

■ 몸에 대한 새로운 개념
A New Concept of the Body

몸에 대한 이 새로운 개념은 뼈와 관절에 대한 현재의 이해방식을 포함한 몇 가지 중요한 결론에 도달한다. 사실, 우리 몸에서 뼈가 직접적으로 서로 닿아있는 곳은 거의 없다. 그들은 거의 결합조직으로 유연하게 서로 연결되어 있다—연골, 관절낭, 인대 그리고 힘줄을 이용하여 말이다. 이 방식으로 생각해보면, 척추에 대한 개념도 바뀌게 된다. 척추는 고대 신전의 기둥같은 중심 기둥이 아니다. 이것은 오히려 탄력성을 띄는 수많은 조각의 코르크 마개가 실로 연결된 것 같은 33개의 척추뼈 중 하나이다. 등뼈는 그러므로 대퇴골처럼 이어진 뼈가 아니라, 근막과 작은 근육으로 된 하나의 시스템에 의해 붙들려 있는 여러개의 유연한 관절이 가지런히 놓여 있는 것이다.

이제 근막 연구가들은 몸, 특히 등에 뻗어있는 이 역동적인 네트워크와 관련된 몸의 자세와 바로 걷기에 대한 모든 이슈들을 재검토하고 있다. 예를 들어, 울름 대학교에서 우리가 진행하고 있는 연구 주제들 중 하나는, 사람의 걸음걸이와 건강한 등허리근막의 탄력 비축 능력, 그리고 허리통증을 악화시키고 예방할 수 있는 잠재적 연결고리 사이의 관계성을 관찰하고 있다.

■ 몸의 근막 체인
The Fascial Chains of the Body

이와 같은 결과로, 우리의 몸은 몇몇 긴 근육근막 체인이 확인되는 부분에 한하여 각기 다른 인장력 요소의 네트워크로 이루어져 있다. 우리의 의견으론, 이러한 근육근막 체인은 부드럽고 유연한 움직임 조율에 있어서 특별한 역할을 한다. 그것들은 운동할 때 모의되고 강조될 필요가 있으며, 그렇게 하여 이 사슬을 통해 제대로 된 조율과 기능이 훈련된다. 보통 근력 트레이닝에서 각각의 근육 무리를 위한 개별적 운동은 이러한 목적에는 알맞지 않다. 근막 관점으로 봤을 때, 우리는 몸을 가로질러 분산되어 있는 이 연결고리들을 중요하게 여기고 이 부분들이 특히 활성화되길 원한다. 이걸 위해선 여러분이 몸의 가장 중요한 근막 체인 부분들을 알고 있어야 한다:

- 얕은 등 라인
- 얕은 앞 라인
- 두 개의 측면 라인
- 스파이럴(나선형) 라인

이러한 긴 사슬은 몇 개의 특정 부분을 가로질러 몸의 길이와 팔다리를 따라 뻗어나간다. 토마스 마이어스의 묘사에 따르면 이 사슬들은 고정성과 역동성의 기능을 둘 다 지니고 있다. 이 책에서는 그 논의에 대해 가장 중요한 부분만 짚고 넘어갈 것이다.

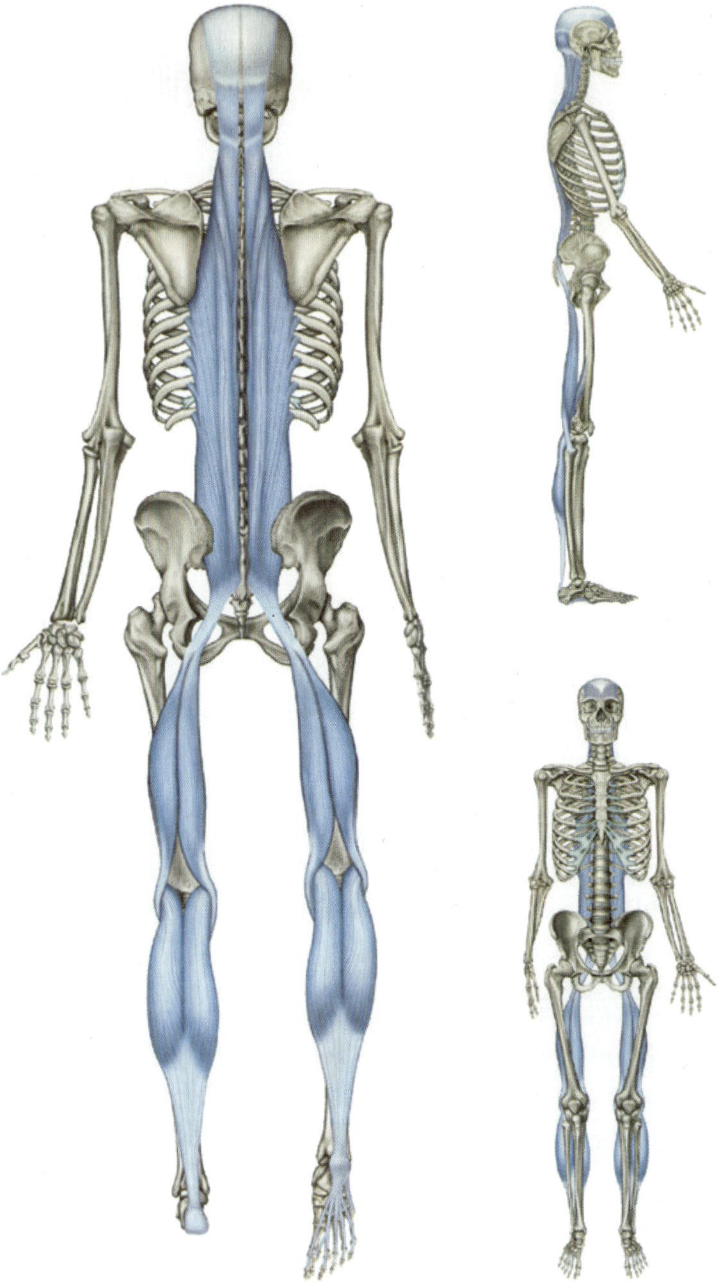

1. 얕은 등 라인 superficial back line

얕은 등 라인은 발(발바닥 근막)에서 등, 목 그리고 머리, 눈썹까지 이어진다. 이것은 후면부를 지지하고 보호하며 몸을 세울수 있게 만들어주며, 몸통을 앞으로나 뒤로 길게 만들어준다

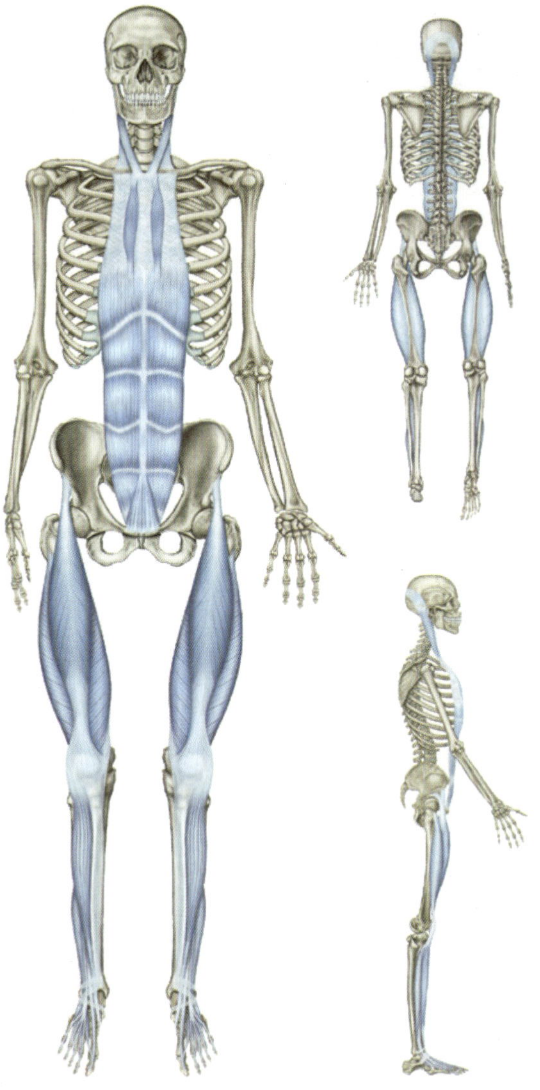

2. 얕은 앞 라인

Superficial Front Line

얕은 앞 라인은 발가락부터 골반까지 이어진뒤 배, 목, 머리로 올라간다. 비록 두 개의 부위로 나뉘지만, 똑바른 자세에서는 머리부터 발끝까지 하나의 연결고리를 형성한다.

이것의 기능은 상체를 균형잡기 위한 것이다. 또한 움직임과 구부림은 물론 상체를 일으키고 낮추는 것을 돕는다.

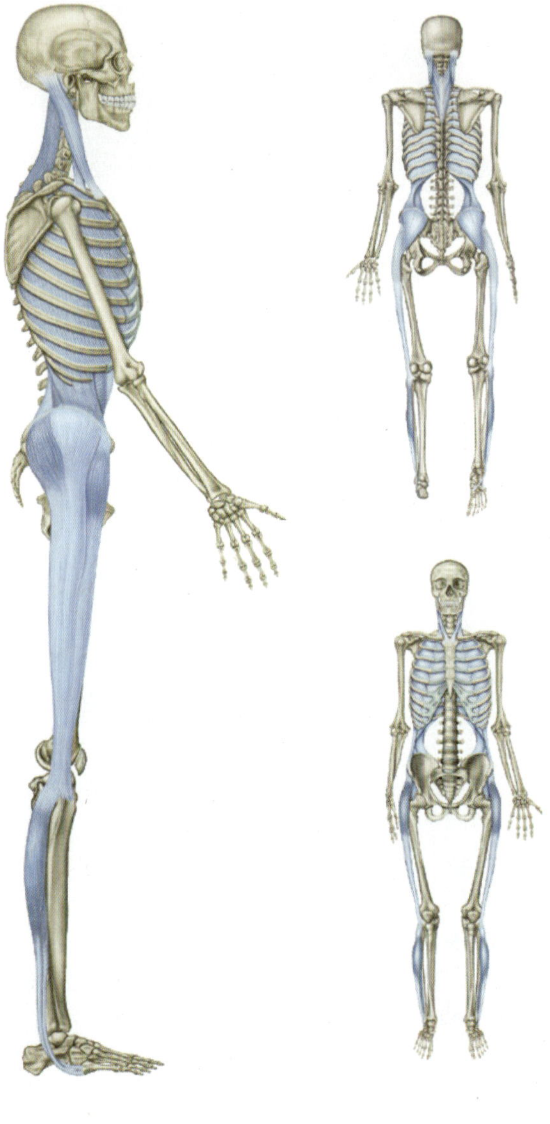

3. 측면 라인 Lateral Lines

측면 라인은 몸의 양 옆과 바깥면을 두르고 있다. 발의 바깥면에서 시작하여 발목 바깥면을 휘감아 더 위로 올라간 다음 마치 바구니처럼 몸의 양 옆을 머리 위까지 엮어서 올라간다. 이 라인들은 앞과 등 라인의 균형을 잡아주며 상체와 다리가 갑자기 무너지지 않도록 위아래를 연결한다. 이 라인들은 몸이 옆으로 구부러질 수 있게 하며 회전을 가능하게 한다.

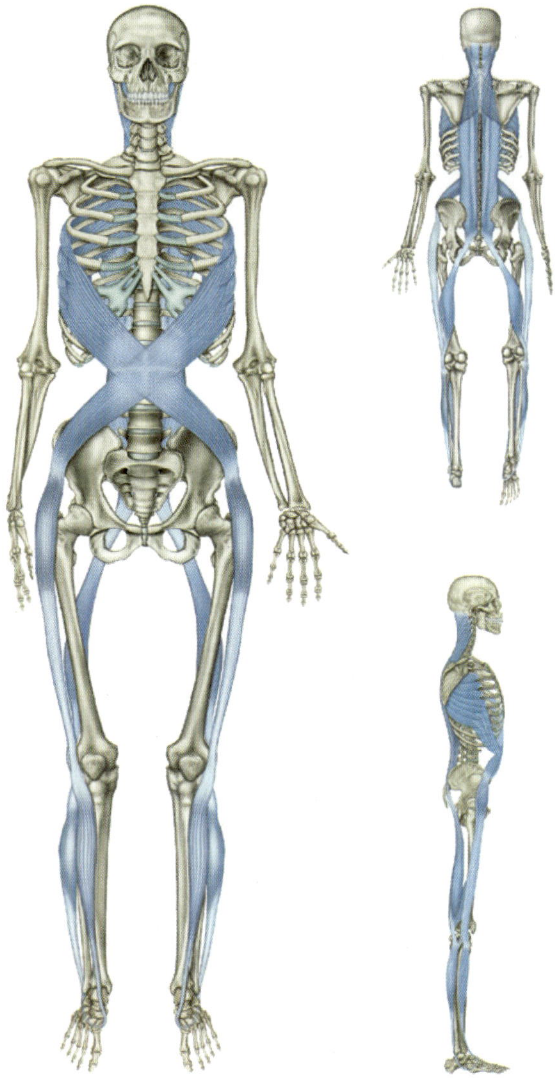

4. 나선형 라인 Spiral line

나선형 라인은 몸을 사선으로 두르고 있어서 반대방향으로 회전과 움직임을 가능하게 하며 몸전체를 이중 나선형으로 감싼다. 이것은 우리의 자세에 영향을 주고, 어떤 상태에서든 균형을 지속하여 걸을 때 똑바른 방향으로 걸을 수 있게 한다. 이 라인은 또한 회전력을 만들어내고 몸의 균형을 유지하게 한다.

■ 동작 안의 근막 체인
Fascial Chains in Motion

특정 움직임을 하다 보면 긴 근막 체인이 보이기도 한다. 예를 들어, 투창이나 원반 던지기, 회전하는 움직임 등이 특정 체조 동작에서 관찰될 수 있다. 이러한 종류의 움직임은, 역사 이미지에서 볼 수 있듯, 이전에는 건강함을 만드는 운동들이라고 생각했으나 요즘에는 유행이 지난 동작들로 여겨진다.

몇몇 근막 운동들은 이러한 회전 운동들과 동작이 비슷하다. 옛날 스포츠 원리와 운동 동작들은 긴 근막 체인을 더 많이 사용했었으나, 현대 운동 과학에선 왜인지 잊혀지고 있다.

스포츠와 체조 동작들과 비교해 놓은 근막 체인 해부학 일러스트레이션.

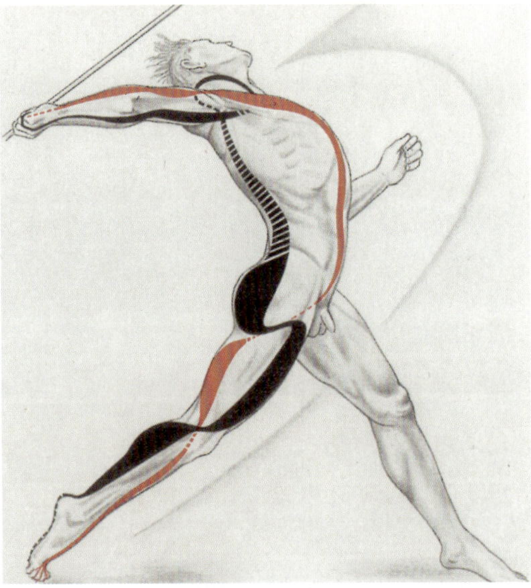

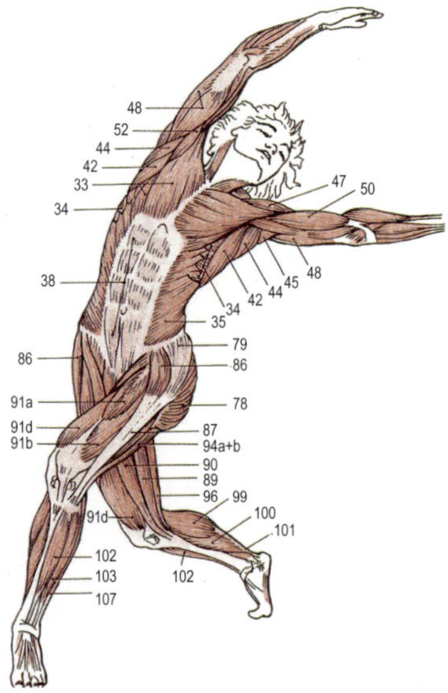

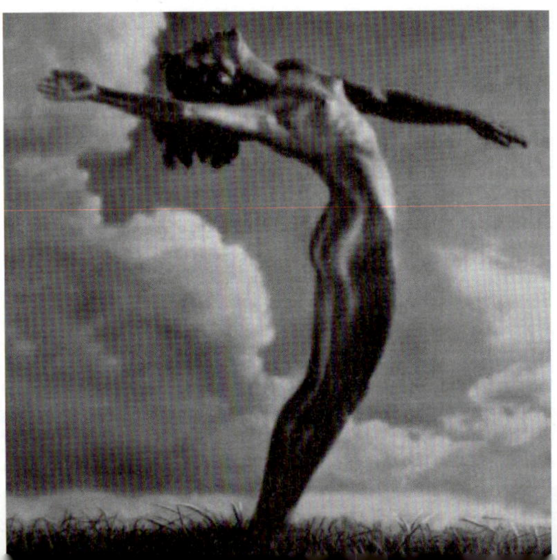

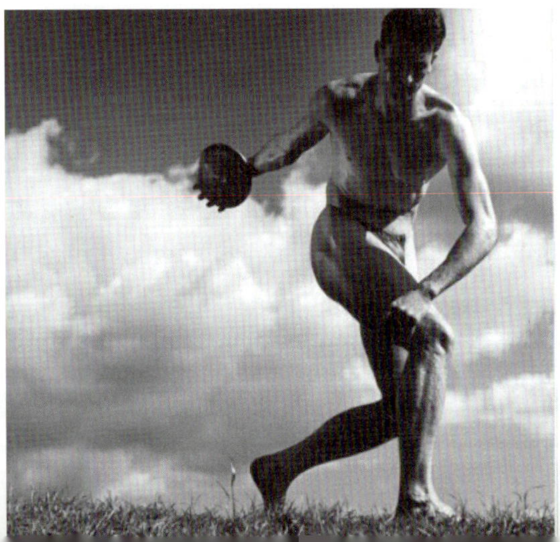

옛날 체조 학교 Gymnastics Old School

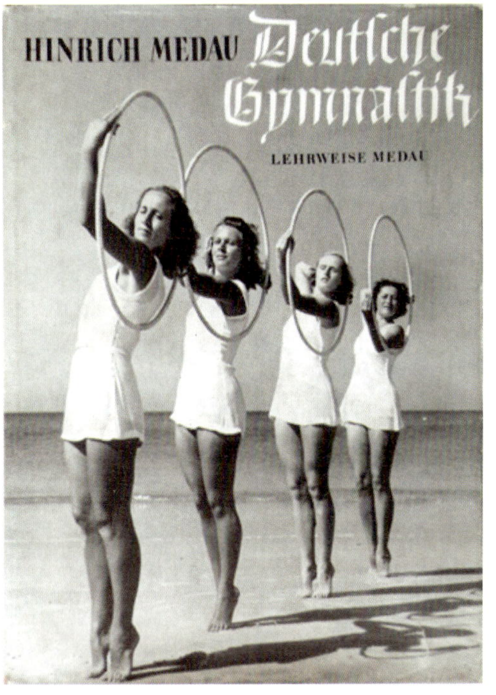

힌리히 미도 책 타이틀 표지(1940)

우리의 조부모님들과 증조부모님들은 긴 근막 체인을 움직이는, 특히 리듬감 있게 온몸을 흔들어 사용하는 역동적인 운동법을 알고 있었다. 이러한 "신체 교육"은 19세기 남 · 여 모두에게 진행되었으며, 1900부터 1950년 사이에 아주 인기가 많았다. 사람들은 공과 타이어, 곤봉을 휘두르고 던지는 연습을 했다. 참가자들은 모든 방향으로 활기차게 몸을 스트레칭하고 구부렸다.

이러한 체조동작들은 긴 전통을 지니며, 펜싱같은 협응성 스포츠와 춤, 의학 운동에서 따온 요소들을 포함한다. 루돌프 폰 라반(1879-1958)은 이러한 가르침을 전하는 학교의 공동 설립자들 중 한 명이었다. 음악과 체육선생님이었던 힌리히와 센타 미도는 1920년대에 춤, 온 몸을 스트레칭하고 흔들어 움직이는 동작을 가르치는 학교를 세웠다.

옛날 운동법들은 근육에 의지하는 대신 긴 근막 줄들을 당기고, 콜라겐 조직의 탄력있는 반동 능력을 사용한다. 옛날 선생님들이 예술적인 우아함을 위해 이러한 동작들을 선택했지만, 오늘날 근막 연구 분야에서 그 '우아함'이 어떻게 얻어질 수 있었는지 이해하게 된 건 최근 일이다.

어떻게 결합조직이 트레이닝에 반응할까?

HOW DOES CONNECTIVE TISSUE RESPOND TO TRAINING?

근막은 살아 있어서 기계적인 신장과 무게에 적응하고 자극에 반응한다. 그러므로 만약 지속적인 집중 트레이닝에 의해 자극되면, 느리지만 꾸준히 조직 변화에 적응해 나간다. 트레이닝에 의해 탄력과 회복 능력이 개선된다는 사실은 과학적인 실험으로 보여진바가 있다. 만약 움직이지 않는다면, 여러분은 점점 더 뻣뻣해질 것이다.

운동하지 않으면 악화된다. "사용하지 않으면 잃게 된다"는 원칙을 기억해라. 앞서 언급되었던 이 생물학적 원리는 근막에도 해당되는 말이다. 일본 연구가가 내놓은 사진은 일정 시간동안 움직이지 않으면 근막이 더 두꺼워지고 뭉쳐졌다는 걸 보여준다. 지니고 있어야 할 격자모양의 설계를 잃어버린 것이다. 이 굳어지는 현상은 근육의 기능에도 영향을 미치는데, 광섬유 다발이 서로 제대로 지지하지 못하고 근육에서 근육으로 가는 힘이 더이상 부드럽게 전달되지 않아 조화를 이루지 못하기 때문이다.

굳어지는 현상 때문에 움직임의 흐름은 삐그덕거리고 더한 힘을 요구한다. 굳은 조직은 덜 탄력적이기 때문에 당연히 동작이 굳어지고 아픔을 느끼게 될 것이다. 허리통증을 앓는 환

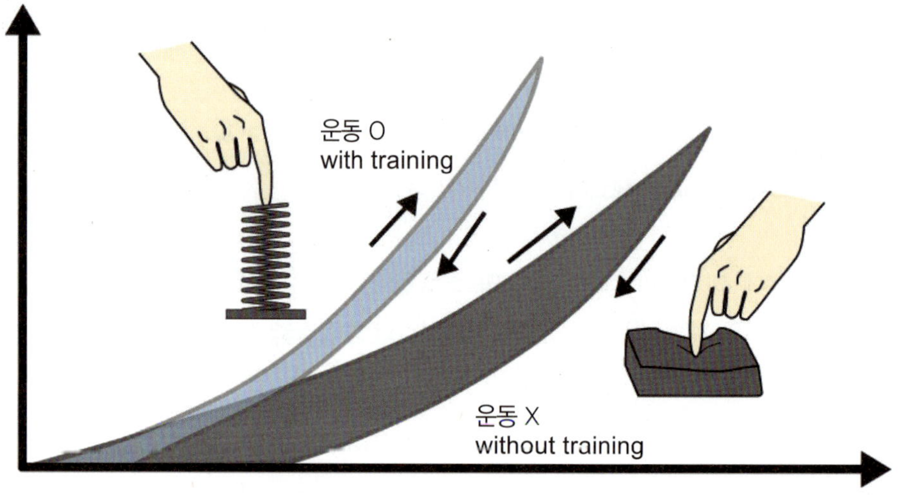

훈련된 동물들의 경우, 압력을 받게 되면 조직이 변형되고 별다른 지체없이 원상태로 돌아올 것이다. 훈련되지 않은 동물들은 반면에 확연히 느리게 원상태로 돌아온다. 돌아오는 것에 힘이 더 소비되는 것이다.

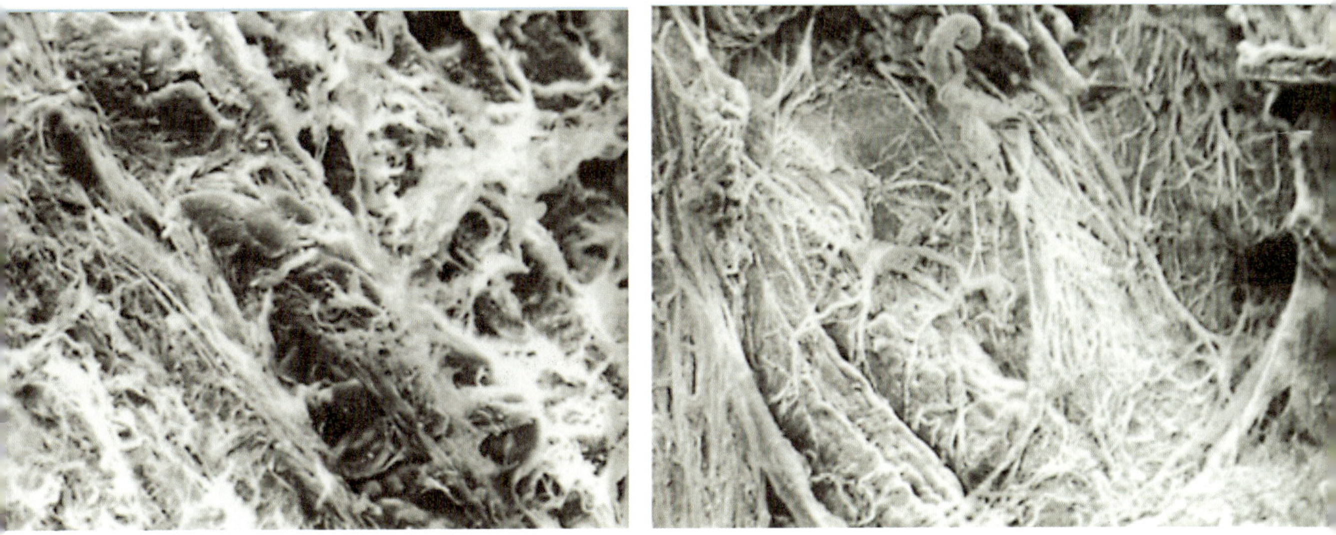

건강한 몸의 정상적인 근막 조직(왼쪽). 캐스트를 하고 몇 주간 움직이지 못한 신체부분의 근막(오른쪽)

자가 뭉치고 굳은 허리 근막을 지니고 있다는 건 이미 알려진 사실이다. 딱딱하게 굳은 근막 조직은 노화의 현상이기도 하다. 젊은 사람들이 올곧은 근막 조직 구조를 지닌 반면, 노인들의 근막은(덜 움직이는) 서로 엉키고 굳어있어 결국 파도모양의 구조를 잃어가게 된다.

이러한 현상들 중 몇 가지는 아마 자연스러울 것이다. 왜냐하면 결합조직세포는 나이가 들면서 더많은 콜라겐을 생산하기 때문이다. 추가적으로, 나이 든 섬유질을 교환하고 제거하는 것이 더 느려지고, 조직체는 전과 달리 역동적으로 새로 교체되지 않으며, 매트릭스 안에 수분이 줄어들게 된다. 그러므로 운동을 하는 것은 이러한 현상들을 더디게 만드는 아주 좋은 방법이다. 세포들은 새로운 콜라겐을 만들게 되고, 오래된 콜라겐은 빠르게 분해될 것이다.

근육 연구에서도 비슷한 경향을 오랫동안 보여왔다. 우리가 나이를 먹으면 보통 근육량이 적어진다. 운동을 통해 이러한 과정은 제지될 수 있다. 노인들도 잃어버린 근육 덩어리를 되찾을 수 있다. 이것이 나이가 들수록 근막을 운동해야 하는 이유다—우리는 운동을 통해 근막을 부드럽고 탄력있고 건강하게 유지할 수 있다. 근막이 올바른 방법으로 활동량이 늘고 훈련을 더 많이 받을수록 우리들을 위해 더 오래 움직여줄 것이다.

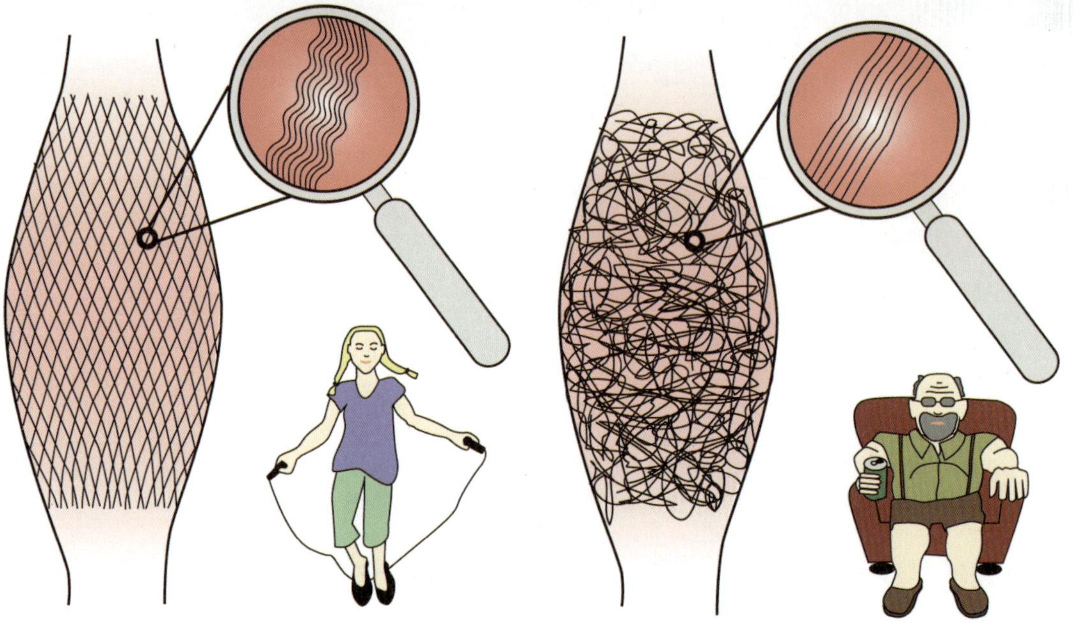

나이 든 사람들은(오른쪽) 노화때문만이 아니라, 활동량도 적어졌기 때문에 근막이 엉켜있고 탄력을 잃는다.

■ 근막 트레이닝은 시간과 함께 한다
Fascia Training Acts with Time

근막은 운동에 반응하지만, 근육과 같은 방법으로 반응하진 않는다. 근막의 신진대사 전환 속도는 근육처럼 높지 않다. 결합조직섬유질의 지속적인 교환의 자연스러운 과정은 근육조직의 것보다 느리다. 그러나 결합조직세포가 올바른 자극을 받았을 때, 그것은 더 민첩해지고 격자모양의 네트워크를 형성하는 섬유질을 생산해낸다. 또한 줄넘기나, 뛰놀기, 춤처럼 탄력성을 요구하는 운동에 잘 적응하는 젊은사람들에게서 발견할 수 있는 파도모양의 정렬구조를 드러낸다. 근막은 늘어날 때의 당김에 적응할 수 있게 설계되어 있다—그것은 길이와 세기 그리고 정렬구조를 바꾼다. 만약 인장력이 자주 반복된다면, 콜라겐 섬유질은 힘을 얻게되고 부상을 더 예방할 수 있게 된다. 이것은 더 높은 탄력 정전용량(capacitance)과 연관이 있다—다른 말로, 더욱 더 스프링처럼 행동할 수 있는 능력이다. 일정기간 질병을 앓게되어 며칠 혹 몇 주 내내 섬유가 방치되고 적당히 힘을 받지 못하게 될 때, 재개된 트레이닝 프로그램으로 엉킨 조직을 다시 자극할 수 있다.

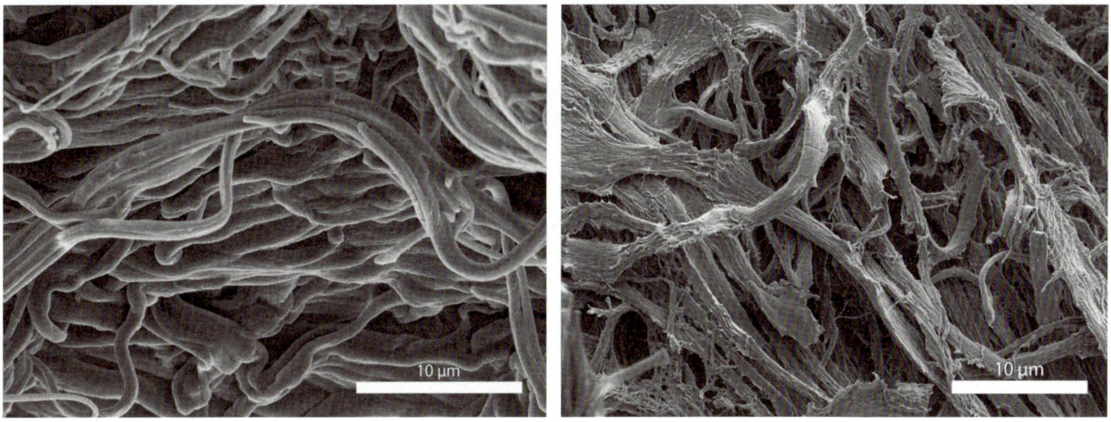

젊음과 노화: 6살 아이의 근막(왼쪽)과 90세 노인의 근막(오른쪽) 비교

우리는 육상선수, 달리기 선수, 테니스 선수들을 연구하면서 어떻게 근막이 긴장 상태에 적응하는지 안다. 훈련을 잘 받은 대부분의 육상선수는 측면 근육을 단단하게 조이게 하도록 시작하고 멈추는 움직임에서 근육과 관절을 팽팽하게 한다. 둘러싼 근막, 허벅지 바깥에 위치해 있는 넙다리근막은 바깥 허벅지의 모양을 마치 앞에서 본 것처럼 납작하게 한다. 이러한 현상은 걷기 정도의 일반적인 힘을 통해서 선수가 아닌 사람들에게서도 나타난다. 우리는 휠체어를 이용하는 사람들의 허벅지 근막의 치수를 재서 관찰했다. 그들의 근막은 걷지만 운동을 잘 하지 않는 사람들보다 훨씬 더 얇았다. 그러나 전문적인 라이더(rider: 말, 자전거, 오토바이를 타는 사람)들은 경우가 달랐다. 왜냐하면 라이더들은 안쪽 허벅지 근육—내전근—에 더 많은 힘을 싣기 때문에 결과적으로 이 부분의 근막이 아주 강해진다. 그래서, 내전근 근막 안을 '라이더의 뼈'라고 종종 부르기도 한다. 대부분의 라이더들은 병리학 경화(pathological ossification)가 생기지 않는 반면, 이 조직 적응(tissue adaptation)은 많이 걷는 사람들의 발바닥 근막에서 돌출부가 발견되는 만큼이나 자주 라이더들의 안쪽 허벅지에서 발견된다.

■ 근막과 관련된 스포츠 부상
Sports Injuries, Especially to the Fascia

부상을 피하고 싶은 육상선수들은 특히 근막 네트워크의 상태가 아주 중요하다. 만약 풋볼 선수가 통증으로 필드 가장자리에서 절뚝거리고 있으면(또는 필드 바깥으로 나와 있으면), 만약 테니스 선수가 어떤 부상으로 물러나야 하면, 또는 달리기 선수가 경기 시작 후

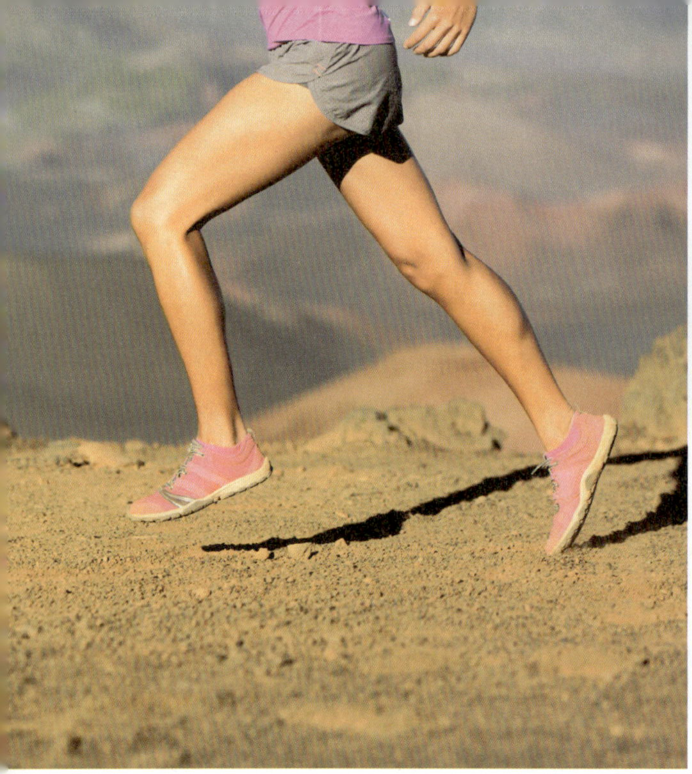

육상선수와 테니스 선수는 아주 강한 넙다리근막장근을 가진다.

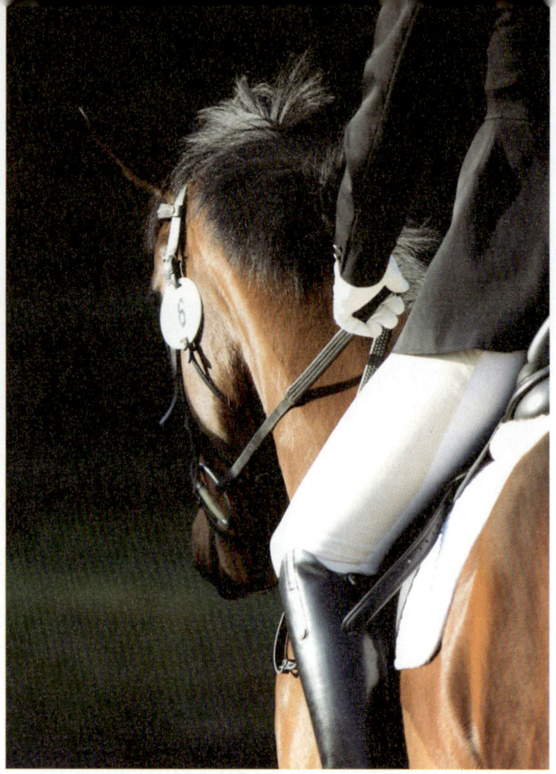

기수는 대퇴의 안쪽 근막의 힘을 이용하여 말 안장에 견고하게 앉는다.

옆으로 빠져 나오면, 이것은 보통 근막 조직이 약하기 때문이다. 인대, 힘줄, 근육 근막, 관절낭은 보통 접지르거나, 찢어지거나, 자잘한 부상들로 고통을 겪는다. 대부분의 경우, 이러한 근막 부상들은 몸이 어느 정도의 중압을 견딜 만큼 튼튼하지 않거나 특정 부위가 과거 부상 트라우마로 인한 결과로 나타난다.

이렇게 몹시 힘든 부상들은 부드러운 결합조직 내의 하얀 콜라겐 섬유질인 근막에서 가장 흔히 발생하며, 붉은근육 섬유질에서는 잘 생기지 않는다. 이 뜻은, 대부분의 운동선수들의 경우, 가장 연약한 연결고리는 그들의 뼈나 근육이 아니라 그들의 근막 구조이다. 심지어 흔히 부르는 근육 파열의 경우 그들의 근막이 늘어난 것이지 근육 섬유질 자체가 뜯어진 경우는 거의 없다.

그러므로 특정 근막 훈련은 선수들을 부상으로부터 보호한다. 건강한 근막은 더 많은 운동 에너지를 보존하고 내보낼 수 있기 때문에, 압박에도 더 강하게 견디고 탄성력을 더 복돋아주며 회복 속도도 빨라진다.

■ 근육통에 대한 소식

News About Sore Muscles

트레이닝과 운동 후의 재생력에 관련하여, 근막 연구는 아주 흔하지만 우리를 놀라게 한 현상을 새롭게 조명했다. 바로 지연성 근통증이라 알려진 근육통의 형태다. 이것은 오렌민에 강도 높은 활동 특히 내리막길을 걷는 것과 같은 특별한 움직임 후에 보통 일어난다. 가장 큰 통증은 보통 그 당일에 유발되지 않고 하루 이틀 후에 생긴다.

지난 몇 년간 다양한 해석들이 오고갔다: 너무 많은 젖산이 불편한 결정들을 근육에 남긴다; 유리기(free radicals)에 의한 염증; 신진대사 요소들; 통증; 또는 근섬유의 파열. 그러나 이 모든 이론들은 아직까지 이 현상에 대해 제대로 전부 설명하지 못했다.

젖산 이론은 오랜 시간 동안 받아들여져 왔지만, 이런 종류의 근육통이 적은 젖산으로도 생길 수 있다는 것이 밝혀진 이후 그 정당성이 부족해졌다. 추가적으로, 체내의 젖산은 20분 정도면 그 양이 반으로 줄어들 수 있는 반면에, 근육통은 하루 또는 더 오래 지속된다. 근육 내의 파열은 여전히 운동과학 쪽에서 관습적으로 내려오는 가르침이다. 이 생각은 파열이 일종의 새로운 부상으로 여겨져 고통을 더 악화시킬 것임으로 마사지를 받기에 적합하지 않다는 믿음을 유발한다. 이러한 부상들은 부종과 염증이 근섬유에서 발생한다고 여겨진다. 이러한 가정은 스칸디나비안 해부학자들에 의해 개발된 오랜 테스트에서 유래되었다.

테니스 선수 토미 하스는 2014년 봄 시즌 프렌치 오픈에서 그의 어깨의 힘줄이 늘어나 어쩔 수 없이 코트를 떠나게 되었다. 프로 테니스에서 어깨가 감당해야 하는 힘이 시속 230km까지도 올라갈 수 있다.

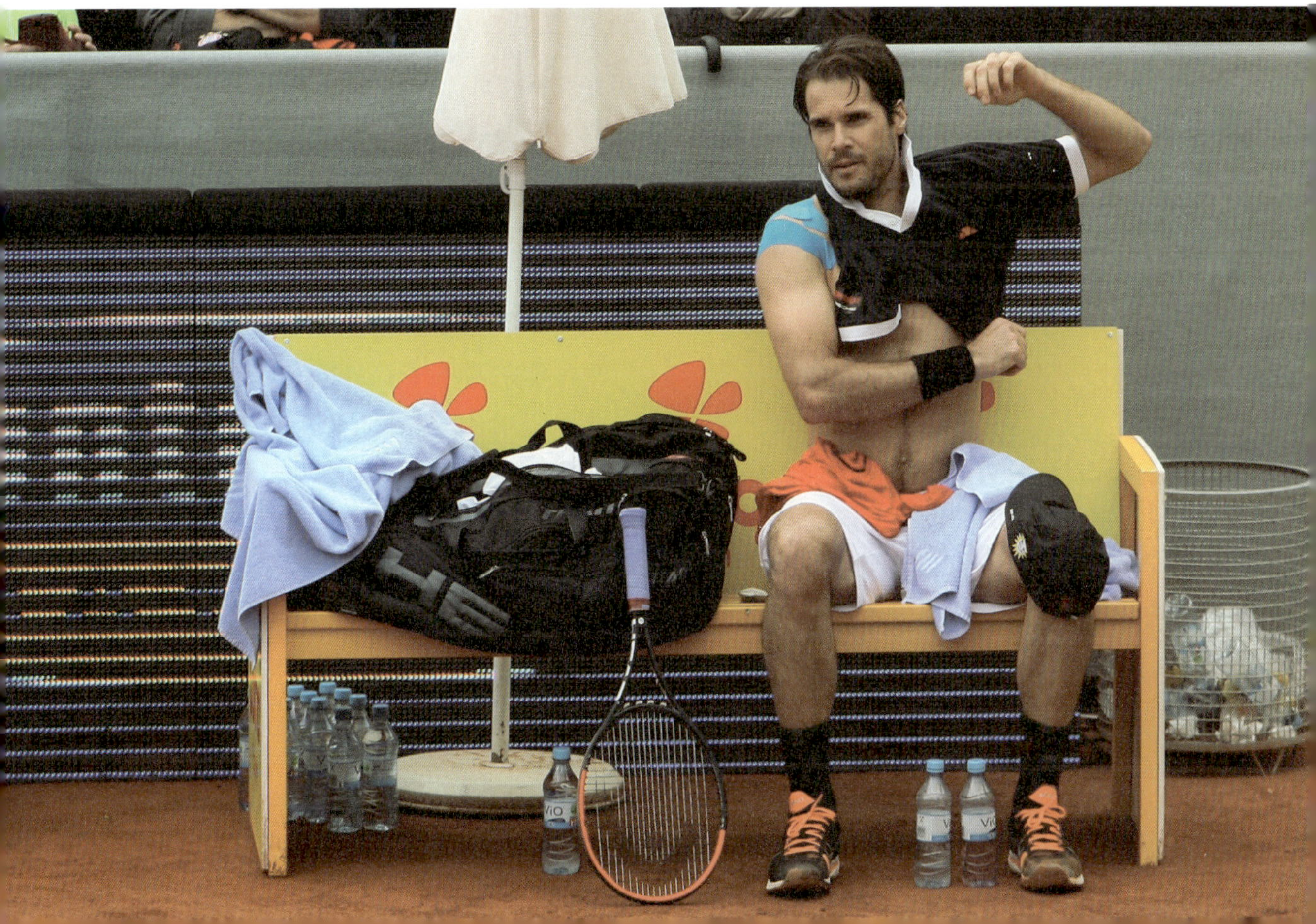

그들은 실험대상자들의 근육통을 유발하기 위해 그들을 같은 발로만 의자 위를 올라갔다가 내려오는 것을 반복했다. 내려오면서 발을 딛일 때 강하게 제동을 걸어야 했기 때문에 실험대상자들은 당연히 근육통이 생길 수 밖에 없었다.

해부학자들은 조직 샘플을 얻었고 전자 현미경으로 그것을 분석했다. 그들은 근섬유의 가장 작은 단위 근절에 변화가 생겼다는 걸 발견했다. 그러나 이것은 매우 극단적이고 생리학적 부하 계획에 어긋나는 일로 기록될 수 밖에 없다.

이제 새로운 연구들은 근막의 요소에 초점을 두고 있다. 최근 연구는 근육의 근막 피복—근육바깥막—이 근육통에서 고통의 주요 원인이라는 것을 분명하게 보여주고 있다. 이 새로운 발견의 초창기는 내가 다른 통증 및 근육 연구가들과 함께 단상 위에 올라갔던 2007년 회의로 거슬러 올라간다. 우리는 근육통 탐색을 목표로 하는 연구에 대해 계획을 짜고 있었다.

연구가들은 통증을 유발하는 곳을 찾기 위해 근육통을 앓고 있는 실험자들의 근육 안에 식염수를 주사하기를 원했다. 식염수를 이용한 테스트는 통증연구에서 허락된 절차였다. 상처와 염증에서 식염수는 위치상의 통증을 증가시키기 때문에 통증을 유발하는 민감한 신경 종말이 어디에 위치해있는지 알 수 있다.

근막의 역할에 대해 이야기를 한 후, 덴마크 통증 연구가 토마스 그라벤-닐슨은 실험을 준비했다. 의자로 실험했던 옛날 실험 때처럼, 그와 그의 동료 호주인 물리치료 전문가 윌리엄 깁슨은 스칸디나비안의 계단을 이용한 계획서가 묘사한 대로 지연성 근통증을 유발시켰다. 그들은 하루 정도 경과를 지켜본 다음 식염수를 허벅지의 근육덩어리와 그 같은 근육 내의 근막 층에 주입했다. 위로 오르락 거렸던 다리는 반응이 거의 없었지만, 아래로 내리락 거렸던 다리에는 근육층이 아니라 근막층으로부터 아주 민감한 통증을 발견했다. 흥미롭게도, 실험자들은 그들의 고통이 붉은 근육에서 오는건지 근막에서 오는건지 구분하여 느끼지 못했다. 그들은 그저 "근육이 아프다"고 표현할 뿐이었다. 후에 연구가들은 이 테스트를 다른 근육과 다른 종류의 시뮬레이션에 시도해봤고 결과는 같았다. 근육통은 근섬유가 아니라 근막층에서 유발되고 있었다.

이러한 새로운 발견이 2009년 스포츠 과학 영역에서 센세이션을 일으켰지만, 지연성 근통증 근막 내 파열 때문인지, 부종 때문인지, 또는 염증, 또는 근막 안의 신경 말단이 부상이나 근육 속 염증을 유발하는 과정을 통해 민감해진건지 아직 확실하지 않다.

며칠 후 통증은 스스로 가라앉고 근막은 정상적인 내성을 다시 얻게 될것이다. 분명하게도, 근막은 견뎌야 하는 새로운 압박에 적응한다. 이것은 또한 새로운 근육통으로부터 보호할 것이다.

이것에 대한 더 많은 정보는 밑에 트레이닝 원리와 제3장의 운동법에 나와 있다. 현재로서 우리는 새로 발견한 근막 참여에 대한 지식이 이론과 근육통을 위한 치료 선택을 바꿨다고 말할 수 있다—그리고 이 부분에 대한 통증 예방에 대해서도 영향을 끼쳤다. 건강하고 좋은 근막은 근육통이 덜 생기기 때문에 선택적 트레이닝을 하는 데 좋은 이유라고 할 수 있다.

근막 트레이닝의 목적

Goals of Fascia Training

우리는 다음을 위해 트레이닝을 한다

- 최고의 에너지 저장 능력
- 이상적인 탄력성과 긴장
- 연속된 긴 근막의 부드러운 기능
- 근막의 건강한 물결 구조
- 압력을 받은 후 근육 근막 단위의 재빠른 회복

근막 트레이닝에 대해 알아야 할 것

WHAT YOU SHOULD KNOW ABOUT FASCIA TRAINING

근막 훈련은 근육 훈련과 다르다. 전통적인 프로그램의 근육 운동들은 근막을 일정량 자동적으로 움직이고 운동시킨다. 그러나 모든 프로그램이 다 그런 것은 아니다—모든 종류의 근막을 움직이는 것도 아니다. 추가적으로, 근육 근막은 좋은 반응을 내기 위해선 특정 자극이 필요하다. 많은 평범한 트레이닝 프로그램들은 증가하는 근육힘 또는 심혈관 상태에 대해 주로 집중하는데, 근막 조직의 특정 압력 반응들은 강조되지 않는다. 특히 근막과 힘줄의 재생 및 재활 그리고 유동적 교환을 위해 필요한 것들은 아령을 들거나 단방향 운동만으로는 얻을 수 없다.

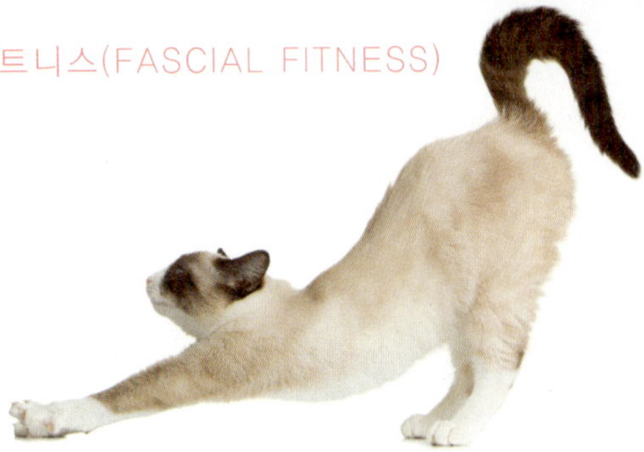

고양이들은 본능적으로 그들의 근육과 근막을 활성화하기 위해 스트레칭 할 때의 긴장을 이용한다. 스트레칭은 수동적이 아닌 능동적인 것으로 동시적 근육 활성화에 종종 효과적이다.

댄서와 체조선수, 레슬링, 그리고 다른 스포츠를 하는 선수들에게, 자율 운동의 인지적인 범위는 매우 중요하다. 그들은 힘이 필요하고, 유연함 그리고 온 몸의 조정력이 필요하다. 그것들은 상처로부터 보호하고 정상적인 활동을 가능하게 하기 때문에, 일상의 몸짓과 좋은 조정력이 목표가 되어야 한다.

■ 트레이닝을 통해 근막에 다가가는 법

How to Reach the Fascia in Training

연구가 증명했듯, 근력 훈련과 일상 운동들은 온 몸의 근막 네트워크를 충분히 훈련시키지 못한다. 그 이유 중 하나는 근육과 관련된 근막의 섬유질의 배치이다. 근막은 각각의 근육을 둘러싼 판과 통으로 되어 있고, 그들의 섬유질은 각각 다른 방향으로 흐른다.

- 근육 방향과 평행 방향
- 근육 방향에 수직방향
- 힘줄에서 주로 보여지는, 근섬유와 연속적 정렬—즉, 직선

평행으로 달리는 근섬유는 평범한 근력운동으로 영향을 주지 못하고 훈련시킬 수 없다. 의문으로 남아 있는 특정 섬유질은 예를 들어, 근육을 둘러싼 연결조직이라 할 수 있는 근육다발막(perimysium)과 근육바깥막(epimysium)에 위치한다. 이러한 섬유질은 신진대사를 촉진시키고 제대로 훈련되고 있는지 확인하기 위해 자극을 주면서 훈련을 해야한다.

이것은 모든 근육 단위가 늘어나게 하는 스트레칭을 통해 얻을 수 있다. 근육과 섬유질 둘다 휴식을 취하고 동시에 늘어나는 멜팅 스트레칭(melting streches)으로 우리는 일반 근육 운동 마찰로는 갈 수 없는 깊은 근육과 근막 부위에 다가갈 수 있다. 그러므로 멜팅 스트레칭은 우리의 트레이닝 프로그램의 일부분을 차지한다.

덧붙여서, 스트레칭과 근육 수축을 합한 것이 있다 이것은 스트레칭할 때 외부 저항을 받는 동안 늘어난 근육을 팽팽하게 한다는 뜻이다—고양이가 가끔씩 긴 스트레칭을 할 때 바닥(또는 가죽소파)의 저항력에 의지해 발톱을 뒤로 당기는 걸 즐기는 모습이라고 생각하면 된다.

수동적: 근육과 근막 트레이닝 Not Automatic: Muscle and Fascia Training

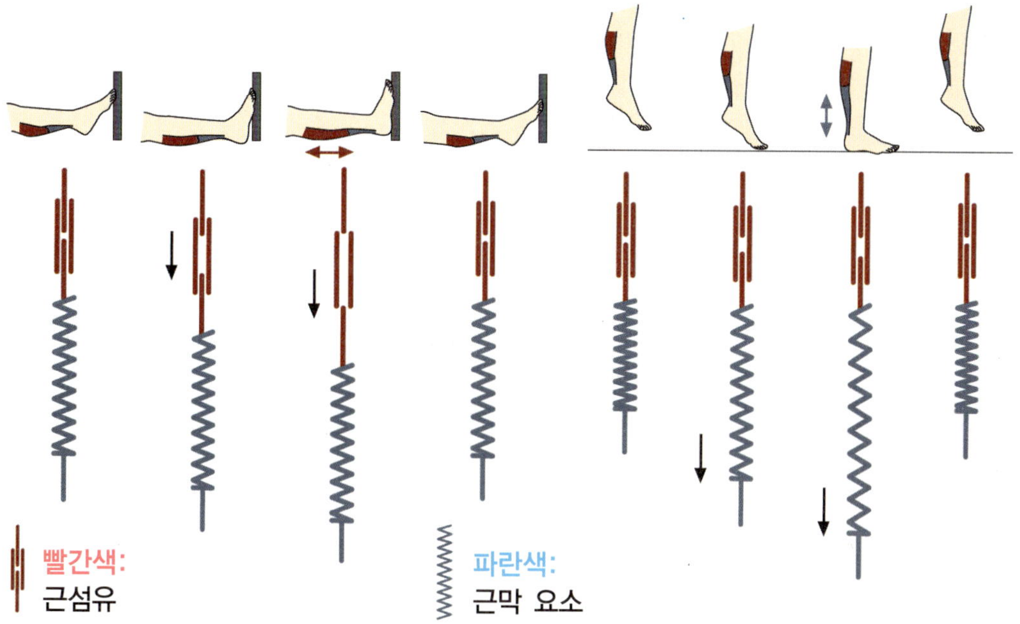

왼쪽 네 개의 이미지들을 보아라. 발목 근육이 평범한 운동법으로 훈련하고 있다. 판자를 발로 밀어내는 전형적인 근력운동이다. 도표에 있는 빨간 요소들은 수축성의 근섬유들인데, 운동 중에 길이가 달라진다. 파란 스프링은 탄성(근막) 구조들을 나타낸다. 이것은 길이가 확연히 달라지지 않으며, 이런 타입의 운동으로는 자극을 받지 못한다.

오른쪽 이미지들은 다르다. 이 운동은 뛰어넘기나 뛰어오르기 같은 탄성 움직임을 이용한다. 여기서 힘줄 요소—파란색 스프링—들은 길이가 가장 많이 바뀐다. 이 경우 아킬레스 건이 알맞은 훈련 자극을 받게 된다.

아킬레스 건은 탄력있는 요요와도 같다. 긴장하에 길이가 길어지고, 연속적인 역동적 움직임으로 빠른 반동이 만들어진다. 근섬유는 이와 반대로 충격을 컨트롤하는 역할로서 근막의 길이를 아주 최소한만 바꾼다.

스트레칭과 트레이닝: 근막이 필요한 것
Stretching and Training: What the Fascia Needs

아래의 이미지들은 근육이 다양한 운동과 압력을 받을 때 근막에게 어떤 일이 벌어지는지 보여준다. 우선, 근육 속—도표의 파란색—은 근막과 근육 속과 특정 방향의 근육 속 섬유질들을 나타낸다.

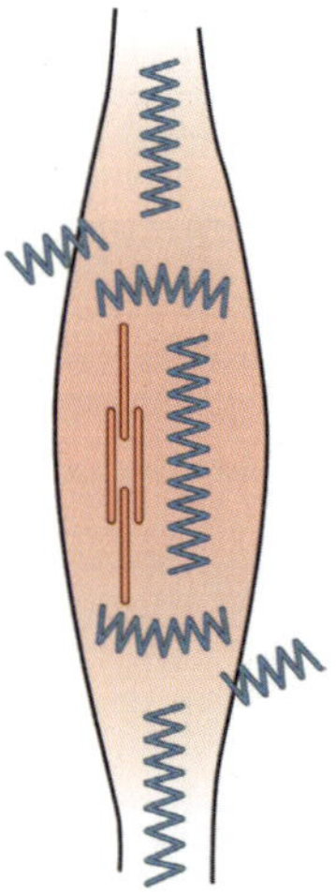

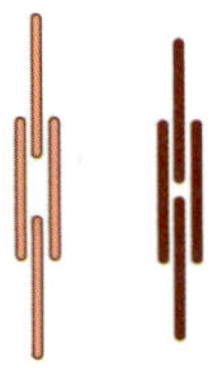

빨간색: 근섬유
짙은 빨간색:
활발히 수축될 때

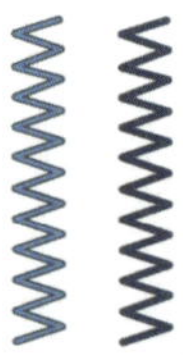

파란색: 근막 요소
짙은 파란색:
스트레칭 되었을 때

여기서 우리는 근육과 근막 섬유질이 쉬고 있다는 걸 알 수 있다. 종단과 횡단 그리고 연속적으로 나열되어 있는, 파란색으로 나타낸 근막 요소들이 있다. 빨간 근섬유와 파란 근막 요소들 모두 쉬고 있다.

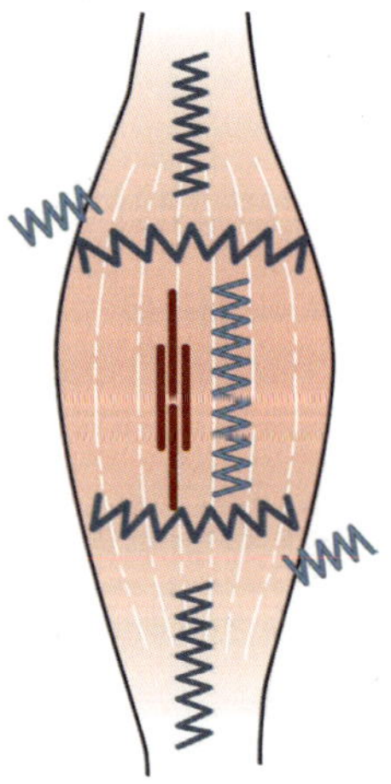

전형적인 근력 운동을 하는 동안, 근육의 모양은 바뀐다. 예시로 나온 팔뚝 근육에서 파란 요소들: 만약 여러분이 덤벨을 쥐고 든다면, 팔뚝은 구부러지고, 팔뚝의 근섬유는 수축되고 짧아진다. 이것은 팔뚝의 두께를 증가시키는 결과를 만들어낸다. 이것은 주요 근섬유를 가로지르는 파란색 근막 요소를 늘이고 길게 만드는 자극을 유도한다. 덧붙여서, 힘줄 부위의 근막 요소들은 근육 수축으로 늘어나게 되면서 힘을 받는다.

아직까지는 좋다. 근섬유와 평행으로 달리는 근막 요소들은 그러나 늘어나지 않고, 당겨지지 않는다. 이러한 요소들은 근주위막과 근육속막 —근섬유들과 근섬유속을 둘러싼 근육내의 연결조직—내에 있다. 그러므로 이러한 평행 중심의 근막 요소들은 이런 스타일의 운동으로는 충분히 훈련될 수 없다.

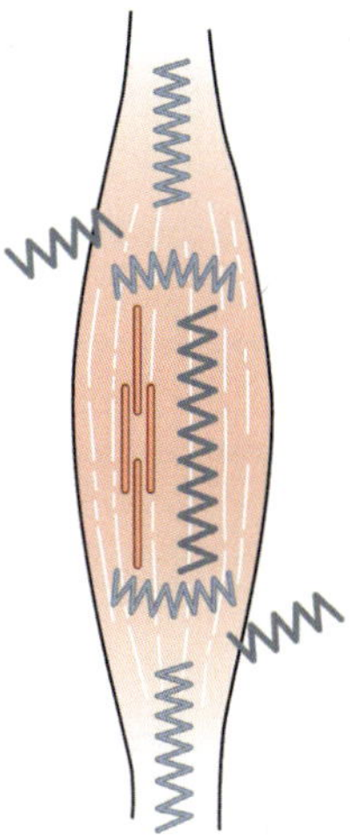

멜팅 스트레치(Melting strech), 보통 수동적 스트레칭에서 보여진다. 여기 근육 모양이 늘어나 있다. 그러나 붉은 근섬유들이 활발히 수축되지 않기 때문에 모양이 두꺼워지지 않는다. 사실, 붉은 근섬유는 수동적으로 휴식을 취하면서 늘어나게 된다. 그러므로 이러한 붉은 근섬유는 축 처진다. 그러나 근육과 평행인 근막 요소는 길어지고 당겨진다. 그럼에도 불구하고 비슷한 연장은 힘줄 부위의 근막 요소에서 일어나지 않는데, 붉은 근섬유와 연속적으로 구성되어 있기 때문이다.

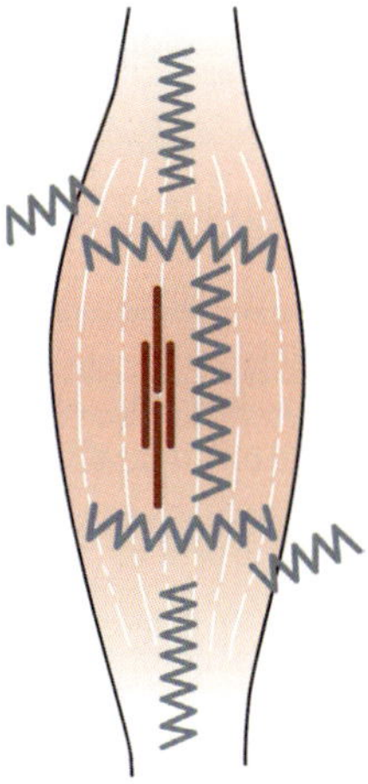

능동적 저항 스트레칭(Active resistance stretch): 여기 근섬유는 전체 근육 단위가 길어지고 당겨지는 상태에 있는 동안 외부 저항에 대해 능동적으로 수축한다. 거의 모든 근막 부분이 당겨지고, 이 양상으로 자극을 받는다. 만약 한 양상으로만 훈련되어야만 한다면, 이 방법이 가장 넓게 포용할 수 있을 것이다. 그러나 이 전에 보여준 두 개의 양상들 번갈아 가며 운동하는 것이 근육 속과 주위의 모든 근막 요소들을 확실히 아우르는 더 좋은 방법일 것이다.

우리 프로그램에 있는 운동법은 근력, 수동적 스트레칭, 그리고 능동적 스트레칭 스트레스(active stretching stress)의 다양한 효과들을 고려하고, 다양한 방법으로 그 이점을 얻어낸다. 그렇게 우리는 근육 주변에 다양한 구조로 현존하는 근막 조직 요소들을 다룰 수 있다.

■ 건강한 근막과 좋은 트레이닝의 특징 Features of Healthy Fascia and Good Training

그러므로 우리의 근막 트레이닝 목표는 몸 전체에서 온전한 기능을 하는 근막 네트워크의 형성이다. 지금까지 우리가 배운 것을 보면, 건강하고 잘 단련된 근막의 성격은 다음과 같다:

1. 단단하면서도 탄력이 있어야 한다.
2. 대나무처럼 유연해야 한다.
3. 밧줄의 인장력을 가져야 한다.
4. 가젤과 비슷한 스프링 같은 탄력 있는 움직임을 만들 수 있어야 한다.

근막 트레이닝:

- 힘줄과 인대의 탄력있는 힘을 증가시킨다.
- 둔부 관절과 척추 디스크의 마찰을 피한다.
- 부상으로부터 근육을 보호한다.
- 근육질의 탄탄한 몸과 신체 윤곽으로 건강한 몸매를 유지한다.

스포츠는 물론 일상생활을 위해서 좋은 근막의 장점은 분명하다:

- 근육이 더 효율적으로 움직인다.
- 회복시간이 확연히 단축되어 다음 운동과 일과로 더 빨리 넘어갈 수 있다.
- 수행력이 늘어난다.
- 움직임과 협응력이 개선된다.
- 부상, 통증, 장애로부터 오랫동안 보호될 수 있다.

부상, 장애 그리고 접질리고 굳어진 근막은 허리통증, 어깨통증, 팔꿈치 문제, 목의 통증, 근막염 등등 많은 부드러운 결합조직 문제들을 동반한다. 이 모든 신드롬에서 결합조직의 상태는 아주 중요한 역할을 한다. 병리학의 가장 중요한 근원이라 할 수도 있다—예를 들어, 굳은 어깨 상태나 발꿈치 통증. 위에 명시된 대부분의 문제들은 우리의 근막 네트워크가 잘못된 방법으로 운동하거나 잘못 사용됐을 때 거부 반응을 일으키는 신호이다.

■ 인간은 무엇을 위해 만들어졌을까?
What Is Man Made For?

우리는 멋있는 서커스 아크로바틱, 댄서들, 체조선수들, 펜싱선수들, 유도선수들, 가파른 암벽을 오르는 등반가들이 해내는 것들을 보며 놀라워한다.

인간의 움직임 레퍼토리는 그 어떤 동물들보다 다양하다. 사실 우리는 아마 다른 사람들과 춤을 출때처럼, 자각하고 균형을 잡으며 아주 복잡한 동작들을 해낼 수 있는 유일한 종일 것이다.

나무가지 사이로 휙휙 넘나드는 나무 거주자들의 후손들로서, 우리는 후에 두 다리로 올곧게 걷도록 진화되었으며, 높은 수준의 효율적인 지구력으로 특징지어지는 댄서나 달리기 선수들로 발전된다.

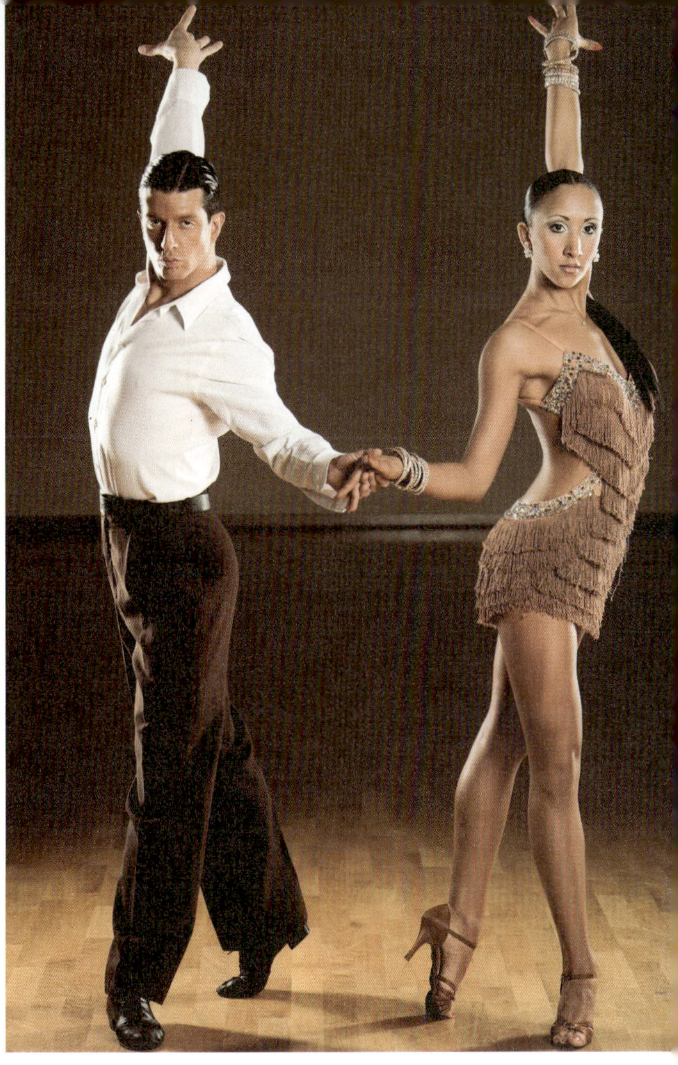

독톡한 협응력: 인간은 상대방의 움직임에 따라 자신의 움직임을 정확하게 조정할 수 있다.

따라서, 인간의 자연스러운 움직임은 인간의 넓은 다재다능함으로 이룬것이 분명하다. 그러나 우리는 다른 동물들과 공통적으로 지니는 것이 있다: 우리의 움직임과 걷기는 물리적인 기초적 이론, 지구의 중력, 빠른 동작의 관성 질량과 부분적으로 모순된다. 이에 따라 우리는 모든 주요 움직임에 반응해야 한다. 나의 스승 아이다 롤프는, 우리의 몸과 중력의 관계가 그녀가 세운 몸의 자세와 움직임에 대한 이론에 있어서 필수적인 요소라고 했다.

그러므로 우리는 다른 대부분의 동물들처럼 중력에 저항하도록 설계되어 있어서, 다재다능의 전문가이다. 만약 이 한 요소 또는 두가지 요소가 다 부족하다면, 우리 생명체는 퇴보하고 질병으로 인해 타격을 받을 것이다. 왜냐하면 근육이 전형적인 압력 자극을 받지 못하면 뼈와 근막은 부서지고 힘을 잃기 시작할 것이며 결국 고통과 부상으로 이어지기 때문이다. 오늘날 서양 삶의 현대적 방식은 우리의 몸을 덜 사용한다.

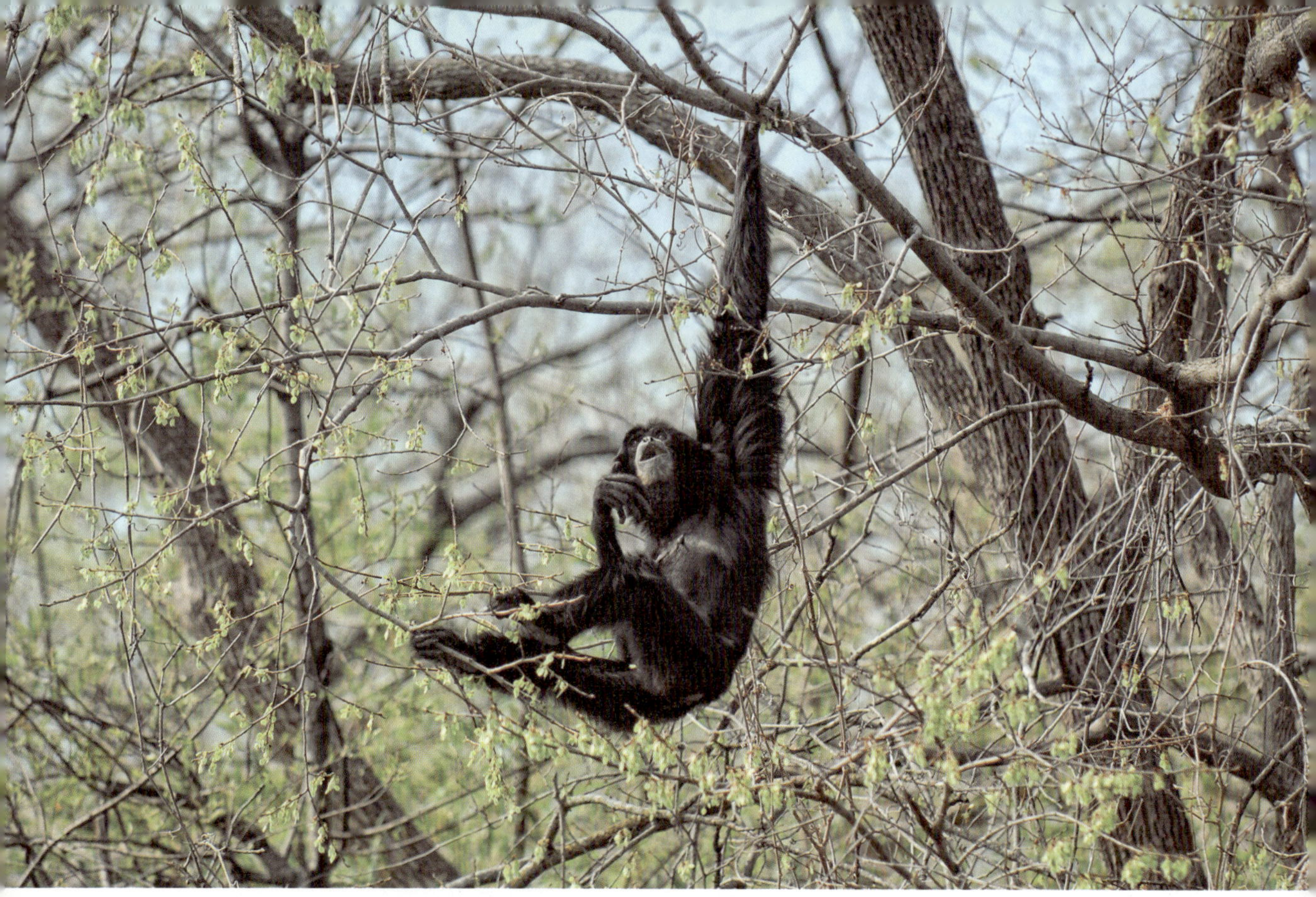

침팬지들은 나무와 땅을 아주 다양한 움직임으로 움직인다.

우리는 오직 우리의 종에 알맞은 동작의 가능한 범위 내의 일부분만을 트레이닝한다. 많은 사람들, 특히 나이가 많아질 수록 운동을 더 적게 한다.

우리는 우리가 현대 시대에 필요없다고 생각되어지는 특정 기술들을 점점 없애고 있다. 그러나 베를린의 유명한 차리테 클리닉(Charité Clinic)에 따르면 석기시대는 여전히 우리의 뼈에 남아있다고 한다:

우리는 무언가가 부족하다는 걸 눈치챈다. 우리의 몸은 부동성, 낮은 활용성, 그리고 결핍 증상으로 인한 부적절한 억제—관절통, 퇴보된 디스크, 관절염, 염증은 물론 비만, 대사 이상, 당뇨, 심장병—에 반응한다. 추가로, 심리적인 양상 또한 무시할 수 없다. 운동부족과 우울증은 물론 치매와 관련된 양상들은 이러한 결핍과 관련되어 나타난다. 건강한 움직임이 어떻게 심리와 정신 운동에 영향을 끼치는지에 대한 자각은 늘어나는 추세다. 우리는 부족한 움직임에 대한 결과를 걱정해야 한다. 그러나, 추상론 외에, 올바른 움직임의 형태가 얼마나 중요한지에 대한 깨달음도 점점 커지고 있다. 이러한 전신 운동은 조직력과 재주, 균형, 더 큰 기능 단위를 포함한 긴 근막 체인에 대한 자극, 자연스러운 움직임 패턴을 포함한다.

어떤 연구가들은 오직 근골격의 적절한 다목적 사용만이 오랜 기간 건강을 지키고 관절염과 염증을 예방할 수 있다고 믿는다. 그들의 이론은 *'언유스드-아크 이론(unused-arc theory)'*이라고 알려져 있다. 그 뜻은 우리가 호모사피엔스 조상이 거쳐온 진화와 자연선택에 의해 우리 몸이 모든 가능한 범위로 움직일 수 있도록 짜인 관절을 충분히 움직이지 않는다는 것이다. 우리와 가장 가까운 원숭이, 예를 들어, 침팬지의 자연스러운 움직임을 관찰하면서 특정 움직임 패턴을 알 수 있었다. 그들은 자신의 무게를 견뎌내며 매달리고, 오르고, 도약하고 단단히 쥘 수 있다. 그리고 그들은 모든 범위로 관절을 움직이고 저항하고 스트레칭을 하면서 앉고 기어가기도 한다.

연구가들은 인간의 바로 세운 자세와 신발의 이용, 그리고 낮에 긴 시간동안 일하는 것이 우리를 점점 장애로 이끈다고 생각했다. 왜냐하면 압력의 최대치와 우리 관절이 스트레칭 할 수 있는 범위는 한정되어 있기 때문이다. 이것은 현재 무리하게 사용되어 나타난 손상으로 설명되는 손가락 관절염 같은 연골의 문제로 악화될 수 있다. 사실, 관절의 부족한 운동—관절에 무리가 가는 적절지 않는 행동들—이 원인인 것으로 보인다. 이 이론을 뒷받침하는 근거로 골관절염을 들 수 있다.

골반 관절의 골관절염은 사용하지 않는 부위들, 즉 끝부분에서부터 시작하여 압력을 받는 부위, 대퇴골 같은 곳으로 확장된다. 이것은 일상에서의 손상이 원인은 아닐 수도 있지만, 아주 다른 무언가일 수도 있다—우리의 진화 시스템을 덜 사용한 것 때문일 수도 있고, 또는 올바르지 않고 우리 몸에 맞지 않은 동작들로 인한 결과일 수도 있다. 이러한 고려사항들의 한가지 결과는 의사들은 이제 골관절염에는 더 많이 움직이고 스트레칭을 해야한다고 추천하고 있다.

병원이나 재활치료센터에서 암벽등반을 통한 성공사례가 늘어나면서 언유스드-아크 이론은 입증되고 있다. 등반은 우리의 움직임의 진화적 범위를 활성화시키고 많은 근육과 인대들을 일제히 건드린다. 이러한 필수적 움직임은 또한 머리 위로 팔을 움직이는 동작을 포함시키며 목과 어깨 근육을 움직인다. 이 모든 것들은 통증 완화, 등 문제, 수술 후 회복은 물론 경련, 경화증, 불안 장애와 같은 뇌의학 상태에서도 좋은 결과들을 나타냈다.

진료와 병 외에도, 이러한 결과에 상응하는 일상생활 운동과 스포츠 활동을 추구하는 유행이 점점 늘어나고 있다—특히, 어른들을 위한 공간들이 운동장에서 많이 보인다. 이러한 바깥 공간은 노인들도 재미있게 평소 일상에선 겪을 수 없는 새로운 몸 동작과 움직임을 경험할 수 있도록 암벽등반과 어드밴쳐 코스들을 포함하고 있다. 특히 근막 건강의 측면으로 봤을 때 이러한 새로운 사회 변화는 아주 달가운 일이다.

나는 뮌헨에서 가까운 공원에 최대한 많이 가려고 노력한다. 그 공원에는 등반 그물과 운동기계들이 설치되어 있다. 나는 내 몸으로 원숭이 같은 곡예를 부리며 여러 방향으로 흔든다(90쪽 사진 참고). 실험실이나 도로에서 장시간을 보내고 난 후, 이러한 원숭이 운동 만큼 내 몸을 회복하고 활기차게 만드는 더 좋

운동장의 노인들: 이 새로운 트렌드는 최근 건강에 유익한 것으로 과학적으로 조사되고 있다.

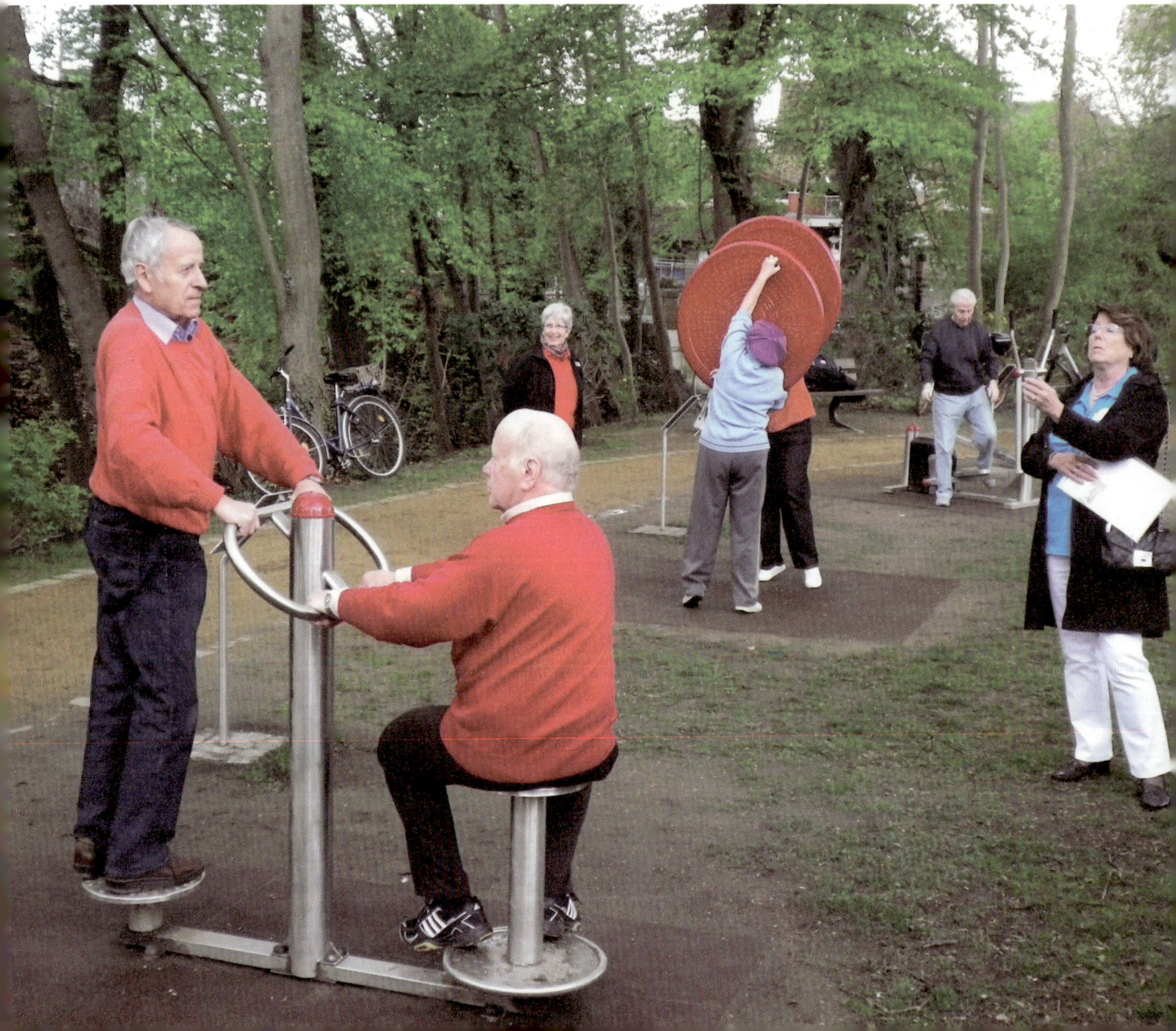

은 방법은 알지 못한다. 짧은 휴식 중간마다 거꾸로 매달릴 때, 자신을 포함해서 이 주위의 세상을 향해 웃음을 터뜨리지 않을 수 없을 것이다.

근막 네트워크를 위한 올바른 자극 The Rights Stimuli for the Fascial Network

위의 모든 설명으로 우리는 각기 다른 트레이닝 자극들을 합쳐야된다는 결과를 낸다. 이러한 각기 다른 요구들은 다양한 근막 기능과 몸 전체의 네크워크는 물론 조직 구축성을 관리하고 유지하는데 필수적이다. 근막은 기계적인 압력과 트레이닝 외에도 역동적인 운동과 스트레칭을 좋아한다. 기계적인 압력과 구르기는 액체 교환을 활발하게 한다는 목적을 지니고 있다. 이것은 트레이닝 프로그램에서 후에 다뤄지겠지만 간단하게 말하자면, 공 또는 특수 제작된 폼롤러와 함께 구르는 운동이 그 특정 효과를 얻을 수 있다. 근막이 스펀지처럼 짜이면서 액체 교환이 이뤄지기 때문이다. 이것은 셀프 마사지처럼 작용되며, 근육의 통증과 뻣뻣함에 도움이 될 수 있다.

고려되어야 하는 또다른 중요한 요소가 있다. 바로 근막의 감각 기능 자극이다. 알다시피, 근막은 우리의 가장 풍부한 감각기관이라 할 수 있다. 우리의 움직임들은 근본적으로 우리의 감각적 자각, 특히 근막, 관절, 피부에 있는 동작 감지기에서 오는 정보 전달에 의존한다. 그러므로 감각 자극 조성과 몸 전체의 결합조직네트워크 속 관계된 자각의 미세조정은 반드시 모든 근막 트레이닝의 일부분이 되어야 한다. 재미있는 활동, 육체적 정신적 조화 그리고 운동지각의 자극은 트레이닝의 성공확률을 높인다. 이러한 트레이닝 방법은 재미뿐만 아니라 우리의 건강을 위한 이득 모두를 높인다.

간단한 요약 A Brief Summary

근막 트레이닝 동안 자극되는 것은 다음 것들을 포함한다.

- 움직임의 다양성
- 근육 활동 움직임
- 탄성 에너지 저장 용량과 관련한 높은 압력 가하기
- 여러 관절을 지나는 긴 기능적 근막사슬의 하중
- 인간의 몸에 적합한 자연스러운 움직임 패턴 활성화하기

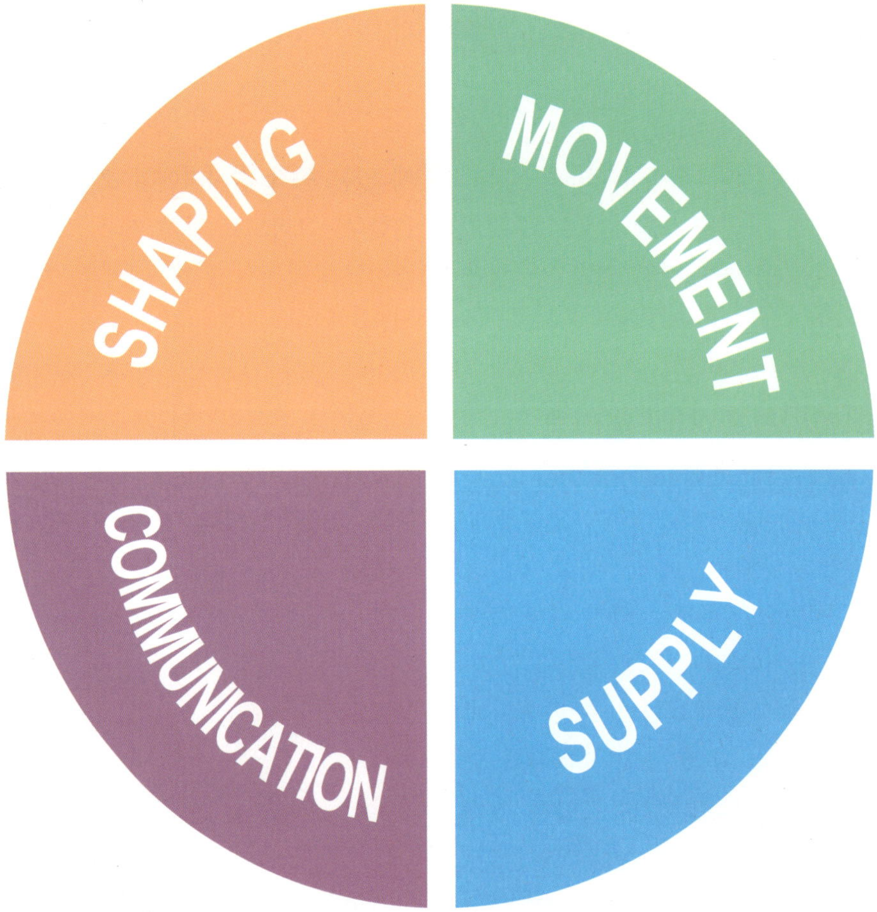

- 회복과 리모델링을 위한 시간 지키기
- 부드러운 멜팅 스트레칭 자극(melting stretch stimulation)과 셀프 근막 마사지
- 감각 자극과 몸에 대한 의식

근막 운동의 4가지 지수

THE FOUR DIMENSIONS OF A FASCIA WORKOUT

우리의 근막 트레이닝은 다방면일 필요가 있다. 트레이닝은 4가지 이론에 따라 설계되어 있는데, 제1장에 소개가 되었듯(30쪽 참고) 4가지 기본 기능에 부합된다. 각각의 4가지 기본 기능을 위해 맞춤 트레이닝 자극이 준비되어 있다. 바로 근막 운동의 4가지 지수이다. 만약 여러분이 이 개념들을 비교한다면, 각각의 기본 기능은 특정 형태의 트레이닝과 관계가 있다.

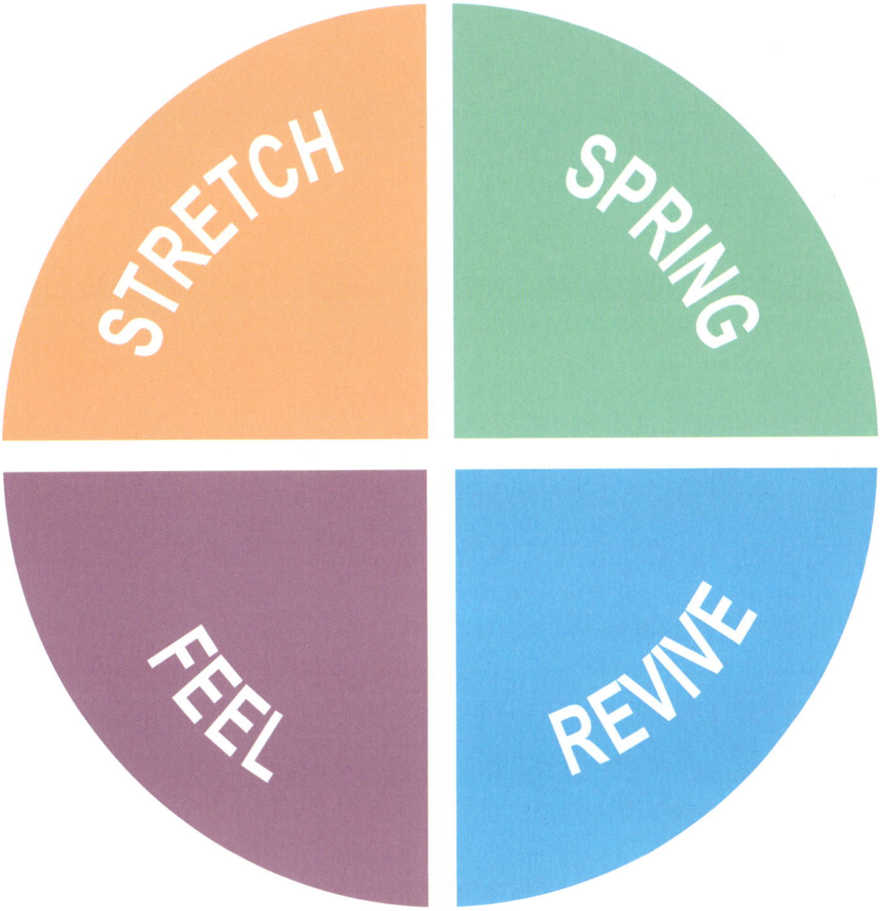

기능:

모양만들기(shaping) + **움직임**(movement) + **소통**(communication) + **공급**(supply)

트레이닝:

스트레칭(stretch) + **탄성**(spring) + **느끼기**(feel) + **회복하기**(revive)

십자가로 나뉘어 있는 원의 이미지는 우연히 선택한 것이 하니다. 원은 연속체를 떠오르게 한다—4가지 기능을 하나의 전체로 여겨야 한다. 중간에 나온 이 시스템은 근막 조직에 닿기 위해 필요한 4가지 각기 다른 트레이닝을 보여주고 있다. 이것들은 각각 서로 다른 독립체로 여겨져야 한다.

이 모든 트레이닝들은 사실 서로 연관되어 있다. 깊은 층과 섬유질에 자리잡은 모든 종류의 근막 조직들이 자극받을 수 있게 이 4가지 모두 운동해야 한다. 이 십자가 표시가 있는 원은 제3장에서 운동법을 안내할 것이며 학습용 도구로서 활약할 것이다. 이것은 다음과 같은 것을 보여준다.

- 어떤 운동이 어느 기능에 속하는 것인가?
- 어떤 불편함 또는 문제가 어느 기능에 의해 다뤄져야 하는가?

- 어떤 종류의 트레이닝 자극이 반드시 작용되야 하는가?

이런 목적을 위해, 우리는 각각의 용어를 이용하여 해당되는 영역을 색깔로 칠했다. 먼저, 여러분은 기본 기능들이 4가지 지수들과 어떻게 다뤄지는지 알아야 한다.

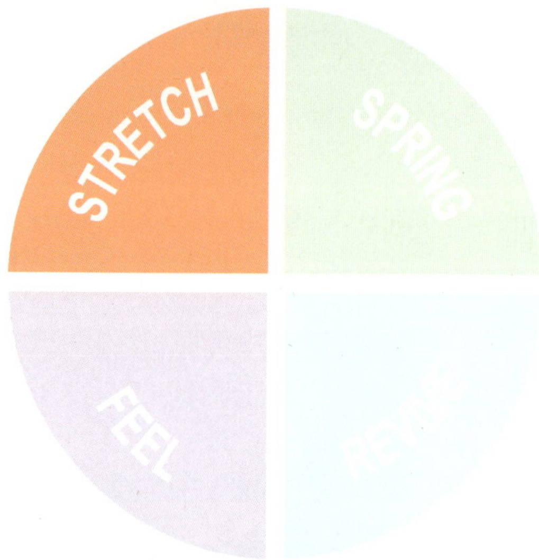

1. 스트레칭(기본 기능: 모양잡기)

스트레칭은 자연스러운 압력이면서 모양을 잡는데 필요한 근막의 기계적 요소들을 자극한다. 움직임의 많은 종류들이 있지만, 그 중 특히 스트레칭은 긴 근막 체인을 활성화한다.

수 세기 동안 스트레칭은 트레이닝 프로그램, 특히 댄서와 아크로바틱을 위한 프로그램의 일부분이었다. 기본 스트레칭은 사실 동작의 범위를 늘일 수 있으며 이것은 근육뿐만 아니라 관절 또한 포함한다. 그러나 수년간의 연구로 밝혀낸 것에 의하면 스트레칭은 이보다 더 많은 효과를 일으킬 수 있다.

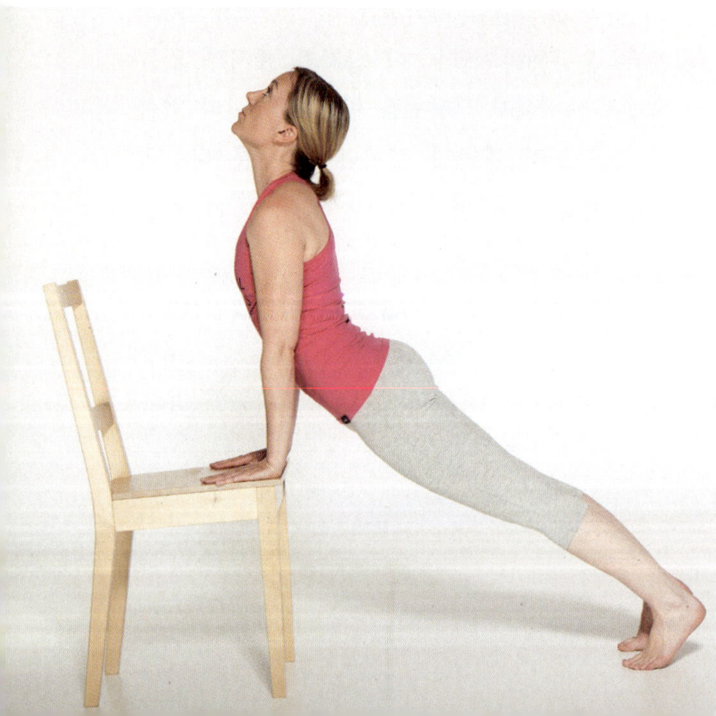

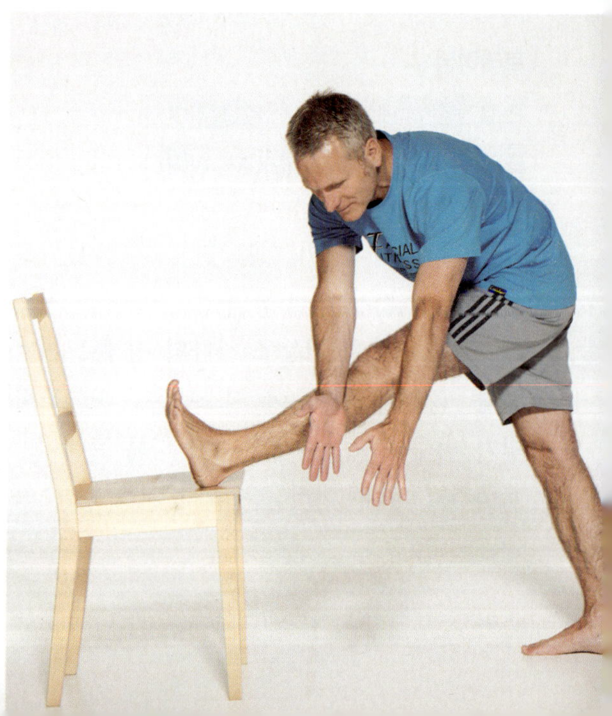

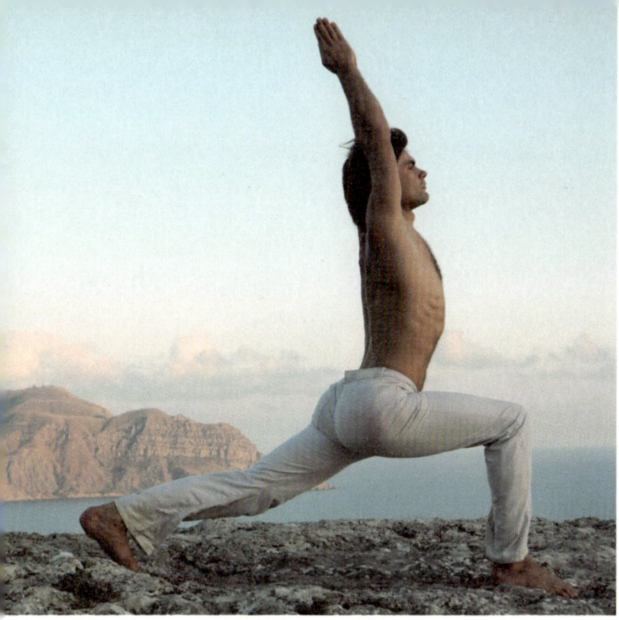

요가도 근막을 적용하는 움직임이다.

전 세계적으로 인기가 많은 요가는 근막 조직 스트레칭에 기반되어 있다. 장기간 동안 견뎌야 하는 느리고 체계적인 스트레칭은 생리적인 효과가 있다. 바로 혈압과 맥박이 확연하게 줄어드는 것이다. 그러므로 근막 조직이 스트레칭 될 때, 자율신경계로 신호가 전달되고, 이것은 부교감 신경계를 활성화하는데 이것이 곧 이완반응을 일으키는 것이다. 현대인의 스트레스를 가라앉히는 마음가짐과 명상 속에서 이뤄지는 요가의 신비로운 효과는 이러한 사실에 기반하여 필수적이라 할 수 있다.

그러나 요가는 심지어 더 많은 효과를 불러일으킨다. 근막에도 영향을 주는 것이다. 요가는 허리통증을 앓는 사람들을 도우며, 이것은 이제 과학적으로 증명되었다. 이것의 필수적 요소는 바로 스트레칭 조합이다. 미국 연구는 요가 스트레칭 운동을 한 허리통증 환자들이 일반 허리통증 트레이닝 프로그램을 수행한 환자들과 똑같은 결과를 얻었다고 밝혔다. 이것은 요가가 널리 알려지는데 도움이 되어 이젠 건강보험 회사들도 하나의 치료법으로 인정하고 있는 추세이다. 이것에 관한 더 자세한 정보는 제4장에 나와 있다.

스트레칭은 그러나 1980년대 이래로 현대 운동 과학의 이론에 의해 혼선을 앓고 있다. 수십 년간 스트레칭이 운동 전에 부상 방지를 위해 좋다고 알려져 왔지만, 많은 운동 과학자들이 나중에 이것의 보호 효과에 의문을 갖고 심지어 운동 전 정적 스트레칭(static stretching)에 주의하라는 경고까지 날렸다. 그러나, 점점 더 많은 연구들이 스트레칭의 장기간 조직 리모델링 효과를 밝혀내면서 이제 그 과학자들은 자신들의 주장을 조금씩 거둬내고 있다.

오늘날, 역동적인 탄력 스트레칭(예를 들어, 손가락 끝으로 바닥에 닿아 짧은 시간동안 스트레칭을 하는)과 느리고 긴 시간 정적인 스트레칭(조심스럽게 스트레칭 자세를 잡고 굳어짐 없이 장시간 버티는 것)과 같은 여러 종류의 스트레칭들이 있다. 근막의 시각으로 보면, 우리는 스트레칭 된 자세에서 작은 탄력으로 움직이는 것과 느리고 정적인 스트레칭, 이 두 개 모두를 사용한다. 그것들은 각기 다른 목적을 가지고 다양한 생리학적 결합조직들을 도와준다. 우리는 단일근육을 목표로 적용하는 스트레칭 법을 쓰지 않는다. 반대로 우리 프로그램에 있는 운동법은 재미있고 창의적이면서 온몸을 운동시키고 긴 근막 체인을 사용하는 특정

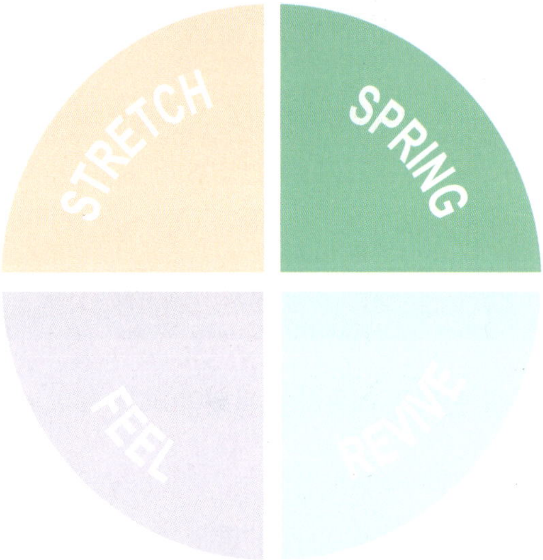

스트레칭을 이용한다. 이것은 간단한 운동법이며 스트레칭 법이라 알려진 것들을 일부 바꾸어 모든 근막 시스최적으로 자극할 수 있게 한다.

2. 탄성-스프링 (기본 기능: 움직임)

높이뛰기처럼 상체를 흔들어 튀어오르는(탄성) 운동은 근막 안의 탄력 저장력을 자극시키게 되는데, 이것은 기본 운동 기능에 있어서 중요하다. 이것은 보통 모든 근육 근막 조직에 해당되지만 특히 힘줄 부위에 해당된다. 저장 이론과 인장 에너지의 발산은 이러한 종류의 모든 운동법에 해당되고 그들은 탄력있는 반동 운동에 포함된다.

그 중 하나는 힘줄과 근막이 늘어나고 인장력을 받는 준비되는 반작용(countermovement)

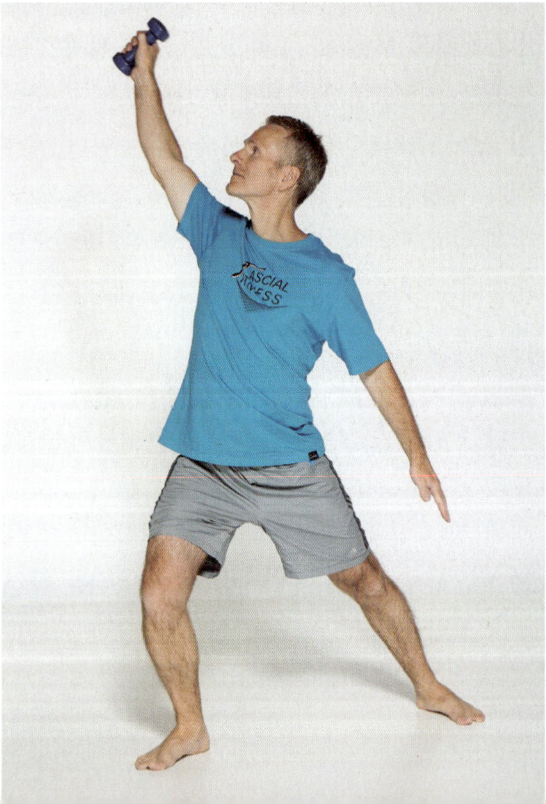

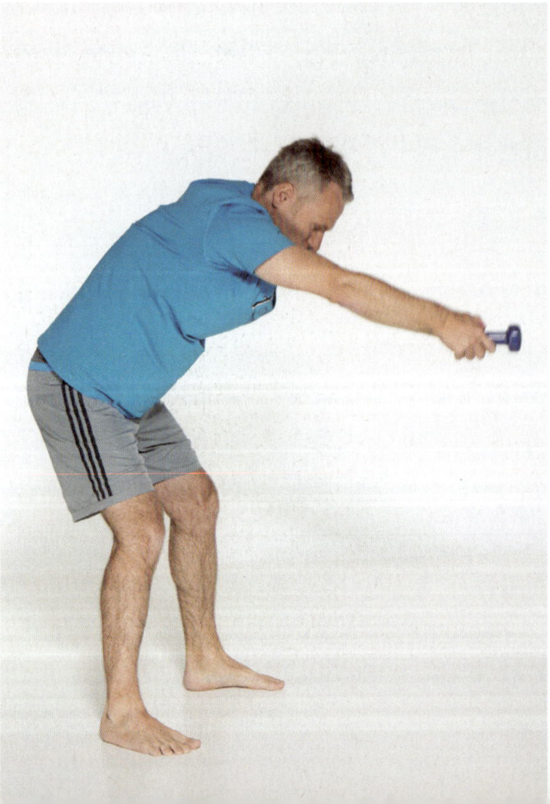

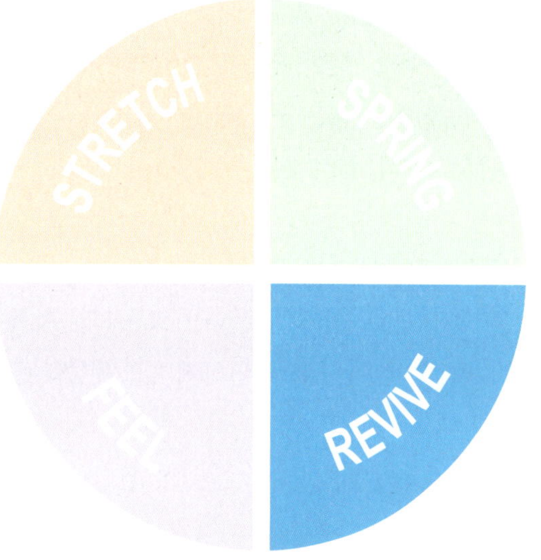

이며, 투창 선수가 등을 늘이는 것과 비슷하다. 이러한 긴장상태는 일상생활 움직임의 중요한 요인이 된다. 구부리기, 다시 일어나기 그리고 가볍거나 무거운 물건 들기들은 근막의 준비되는 긴장 통제에 기반된다. 온 몸으로 하는 스프링 운동법은 긴 근막 체인을 자극한다. 여러분이 모든 방향으로 운동하면, 이 기다란 체인은 움직이게 될 것이다.

3. 회복하기– 리바이브 (기본 기능: 공급)

우리 프로그램의 근막 회복은 셀프 마사지 같은 운동을 통해 일어난다. 이 운동을 위해 폼롤러(foam roller)를 구매할 수 있지만, 테니스 공이나 고무공같은 대체용품을 사용해도 된다.

이러한 모든 운동법에서는 기계적 압력과 전단 운동이 결합조직에 적용되고, 이것은 곧바로 근막의 액체 교환으로 이어진다. 조직체가 말 그대로 스펀지처럼 쥐어짜지면서 대사와 림프를 옮겨내고 작은 모세혈관의 혈장으로부터 새롭고 신선한 수분을 교체한다. 이러한 교환은 신진대사를 자극하고 근막뿐만 아니라 연관된 장기들을 위한 체액 공급을 발전시키며, 그렇게 함으로써 근막을 기운나게 하고 회복시킨다.

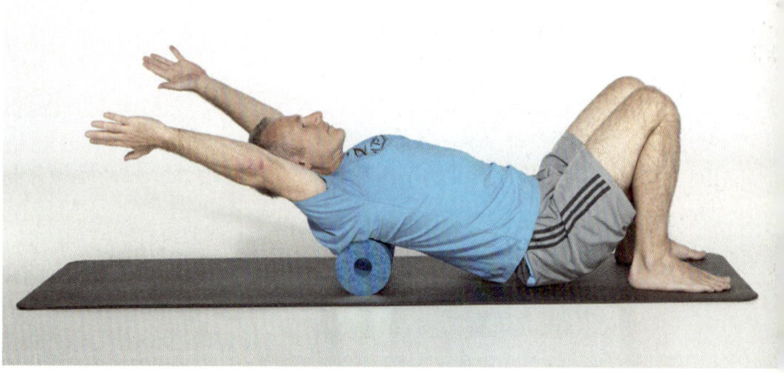

이 체액 재개 효과는 다양한 도수치료 기법을 통해 얻을 수 있다. 근막은 압력, 특히 스펀지를 비틀고 짜내는 것처럼 다양한 압력의 정적인 치료 방법을 좋아한다. 근막은 특히 이러한 꾸준하고 느리고 부드러운 압력에 반응한다. 우리는 롤프식 치료법에서 이러한 기법을 사용한다. 근막이완치료와 많은 정골 요법과 같은 치료법들 또한 같은 효과를 누린다. 제1

장에서 알아냇듯, 압력은 또한 자율신경계와 우리의 근육을 향한 연속 신호들을 자극한다. 압력의 올바른 양은 근막과 근육 뭉침을 줄이고 긴장상태와 점착성을 풀어낼 수 있다.

근막 트레이닝에 의한 마사지와 활성화 운동은 조직체를 젊게 만든다. 그 결과 회복된 몸이 될 뿐만 아니라 확연하게 더 활성화된다.

이러한 셀프 근막 마사지, 블랙롤(blackroll) 트레이닝, 멜트 방법(MELT method), 근막릴리저(FasciaReleazer), 롤 모델(ROLL model) 등등과 같은 근막 치료법을 위한 시장은 이제 빠르게 성장하고 있다. 이 책에 소개된 폼롤러를 이용한 운동법은 긴장을 풀고 통증과 뻣뻣함을 완화할 수 있기 때문에 일일 트레이닝이나 간단 셀프치료로 쓰일 수 있다.

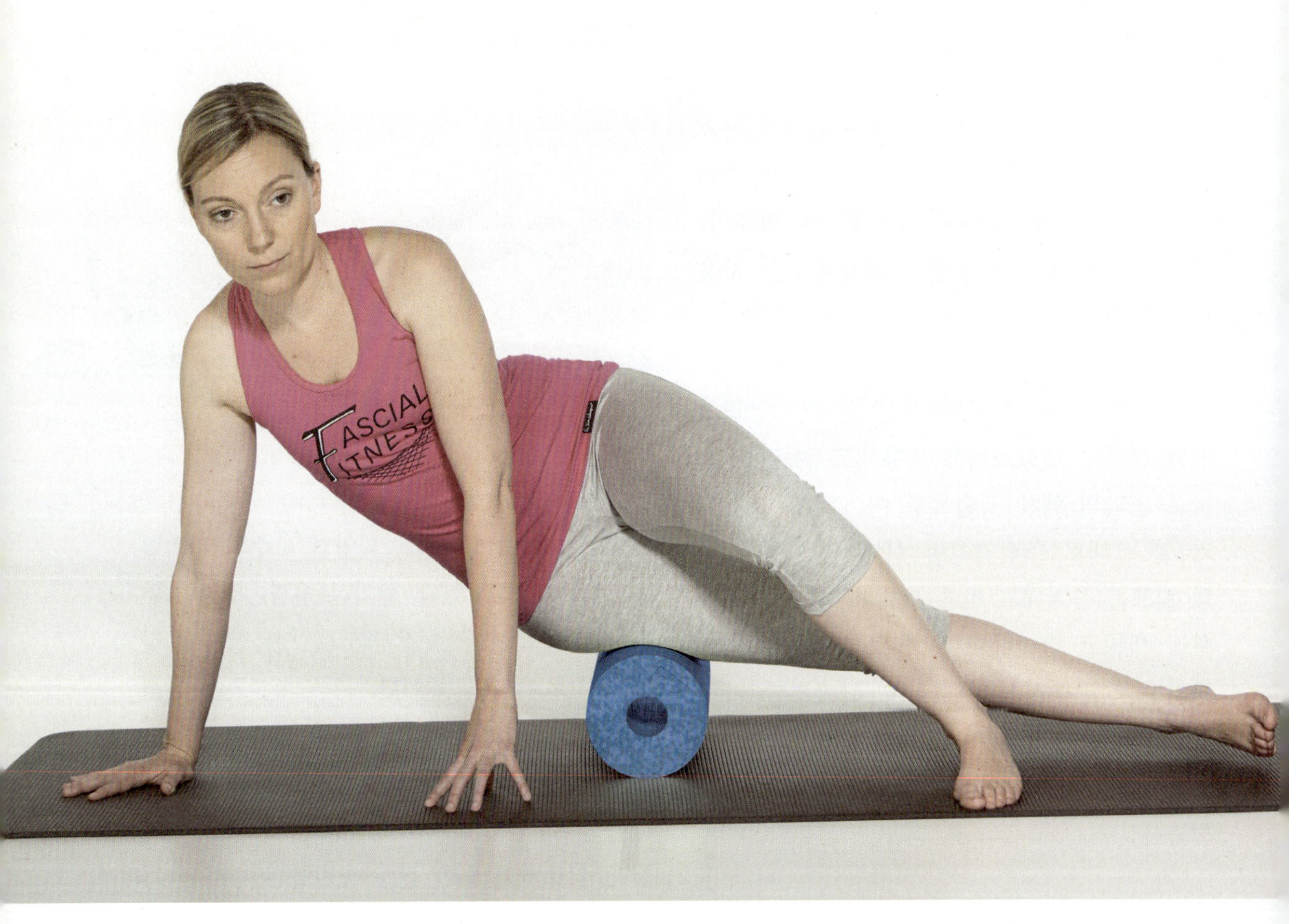

4. 느끼기(기본 기능: 소통)

신체동작의 인식은 제1장에 나와있듯 모든 동작과 뇌에 있어서 아주 중요하다. 운동 과학은 물론 생리학에서도 뇌의 신체 이미지에 대한 신체 지각과 그 효과는 오늘날 매우 중요하다고 인식된다. 움직임의 지각적 퀄리티는 특히 오늘날 요즘같이 신체 활동이 점점 줄어들고 있는 측면에서 아주 중요하다. 이것은 또한 많은 뇌의학과 생리학 질병에서 눈에 띄게 주요 역할을 맡고 있다. 체화된 인지 과학에 대한 일반적 주제를 다루는 연구 논문은 이제 많이 있다.

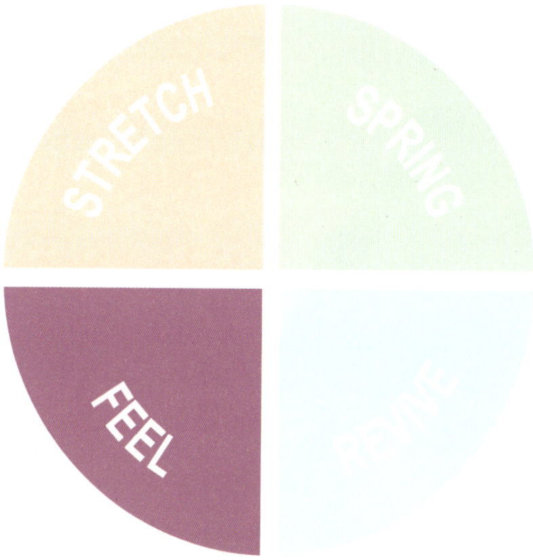

근막 트레이닝에서 우리는 감각 자극과 신체 자각을 키우는 운동법을 통해 신체 인식을 자극한다. 작은 움직임들—한 자리에서 또는 여러분이 집중하려는 한 방향에서 만드는 다양한 움직임들—은 여러분이 자각하는 미세한 차이를 마치 흥미로운 발견에 대한 묘미를 느끼며 즐길 수 있도록 도울 것이다. 이러한 자극은 다양한 운동법을 통해 나타나는데, 이것들은 운동을 즐길 수 있도록 재미 위주로 구성되었다. 근막을 통한 이 모든 것들은 당신의 운동 지각과 구성력의 동조를 높일 것이고 여러분의 민첩성과 스피드를 개선시킬 것이다.

중요한 팁: 훈련 중에 딴짓을 하거나 산만해지지 않도록 주의하자. 오로지 여러분의 몸에 집중하도록 하라. 그래야 몸이 받는 느낌들을 뇌가 인식할 것이다. 이러한 방법으로 트레이닝을 통해 영구적인 변화를 얻을 수 있다.

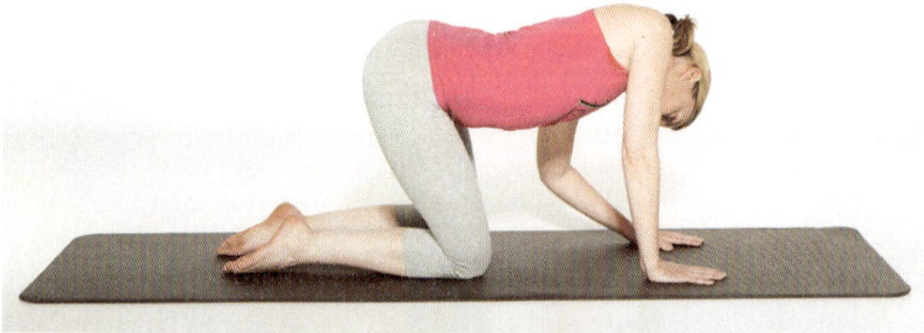

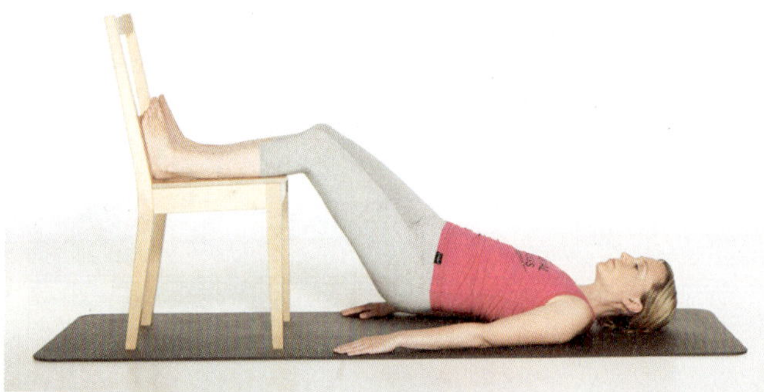

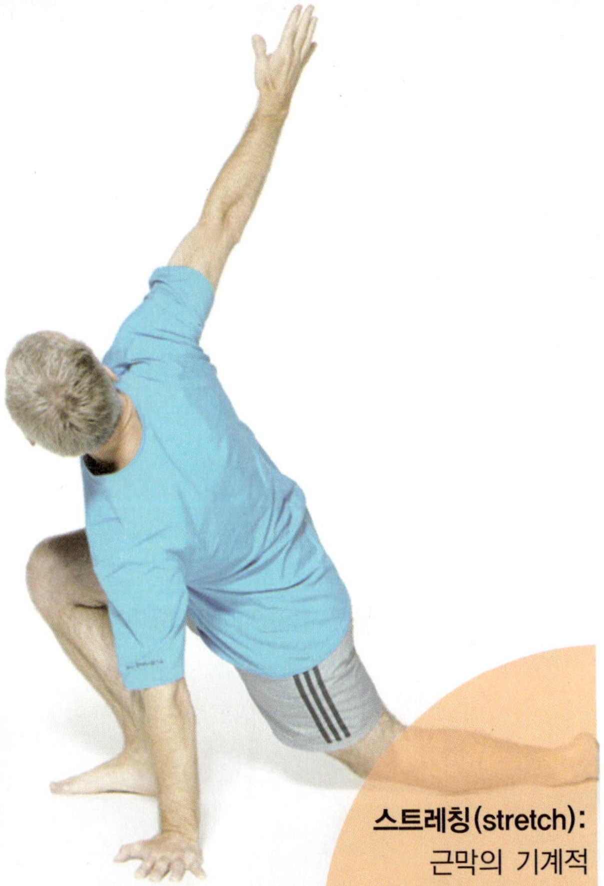

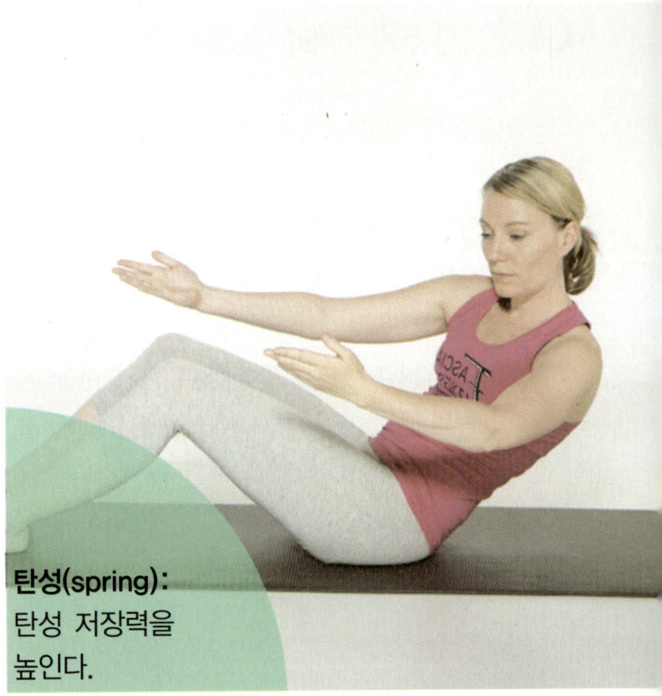

훈련의 원리

스트레칭(stretch): 근막의 기계적 요소를 개선한다.

탄성(spring): 탄성 저장력을 높인다.

느끼기(feel): 신체 인식을 자극하고 다듬는다.

회복하기(revive): 체액 교환을 통해 조직력을 회복시킨다.

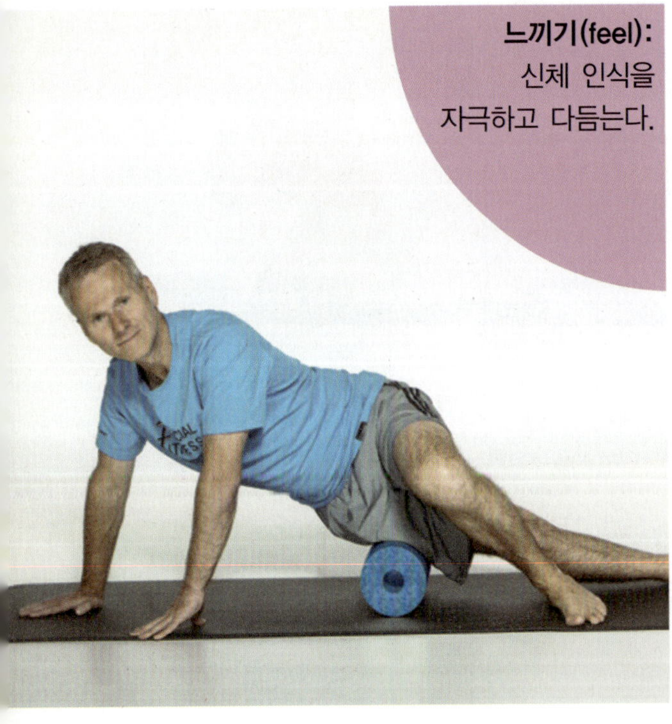

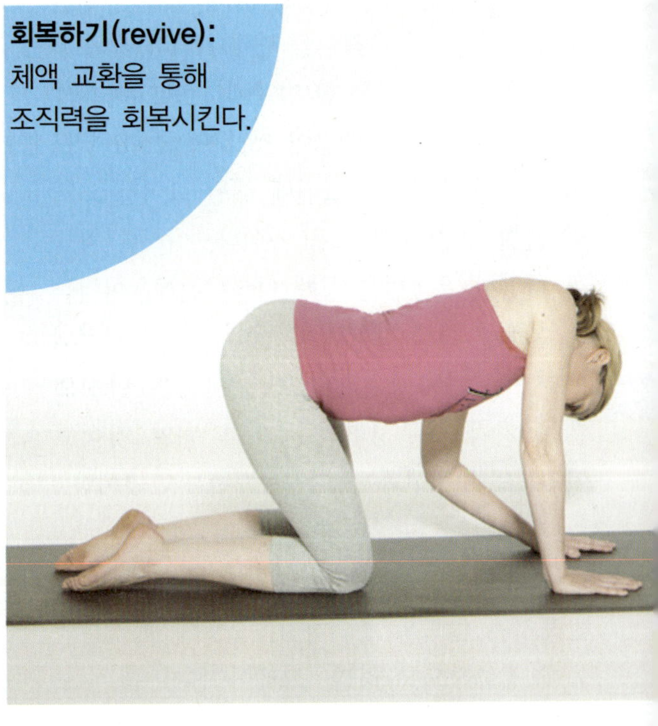

시작하기 전에: 당신은 어떤 종류의 결합조직일까? BEFORE WE START: WHAT CONNECTIVE TISSUE TYPE ARE YOU?

이론적 기초와 원칙들을 나눴으니 이제 여러분은 빨리 시작하고 싶을 것이다. 여기 운동을 시작하기 전에 소개하고픈 짧은 테스트가 있다.

여러분 결합조직의 기본 타입을 알아보자. 이 테스트는 자연스럽게 나타나는 결합조직의 범위가 나와 있기 때문에 유용하다. 연속 스펙트럼의 양끝은 다음과 같이 두 개의 타입으로 나뉜다. (1) 단단하고 튼튼한 조직을 지닌 사람 (2) 자연스럽게 느슨하고 부드러운 결합조직을 가진 사람. 어떤 결합 조직 타입들은 트레이닝 도중 특징적인 약화나 장애를 겪기 쉽다. 모든 운동법이 모든 타입에게 알맞은 것은 아니다.

두개의 타입은 다음과 같이 묘사된다:

- 바이킹 타입: 단단한 결합조직—튼튼하고 밀집된 타입으로 안정성이 높고 유연성이 부족하다.
- 유연한 댄서 타입: 느슨하고 부드러운 결합조직—더 섬세하고 더 유연한 타입으로 곡예사나 인도 사원의 댄서나 서커스 단원에서 볼 수 있다.

- 두가지 모두 정상적이고 반발 빈도수는 같다. 남자들은 좀 더 자주 바이킹 타입에서 찾을 수 있으며 여성들은 좀 더 유연한 댄서 타입에 속한다. 이러한 경향은 두 성별의 생리학적 차이점에서 온다:
- 남자는 근육 질량이 많다. 그들은 더 튼튼한 근육과 단단한 근육 결합 조직을 지닌다.
- 남자의 피하지방 속 콜라겐 섬유질은 여자들의 것보다 더 단단히 구성되어 있다.
- 여자들은 더 느슨한 결합조직을 지니는 경향이 있다. 관절의 단단함이 임신과 출산에 맞춰 변화할 수 있어야 하기 때문이다.
- 여자들은 각종 지방 종류들을 저장하며 남자들이 갖고 있는 피하지방에 비해 더 많다. 이것은 임신과 수유를 위한 자연스러운 구조(매커니즘)이다.

그러나, 더 단단한 결합 조직을 지닌 바이킹 타입의 여성들도 있다. 비슷하게 더 유연하고 댄서같은 남자들도 있다. 이들은 대부분 어린시절부터 남달리 더 많이 유연했다. 태생적으로 유연한 소녀, 소년들은 더 쉽게 스프리츠(체조동작)를 할 수 있고, 그렇지 않은 이들은 연습을 해야하거나 절대 성공하지 못한다. 비록 많은 근육의 힘을 요구하더라도 발레리나와 체조선수들은 대부분 유연한 타입에 속한다.

남자들 사이에서 바이킹 타입들은 외관이 더 균형잡혀 있고(오벨릭스처럼) 무거운 것을 잘 든다. 유연성이 높은 남자들은 반면에 댄서나 체조선수, 곡예사에 가깝다. 그러나 여기에는 자연스러운 중간단계가 있다. 몇몇 신체 타입이 정반대이긴 하지만 어떤 신체 타입들은 그 중간의 성격을 갖고 있기도 하다.

이 두가지 결합조직 타입 모두 특정 증상에 예민하다. 부드러운 조직을 지닌 유연한 댄서 타입들은 보통 셀룰라이트, 추간판탈출증과 임신후 튼살을 발달시키기 쉽다. 바이킹이라 언급되는 강한 결합조직 타입은 자주 종골근 파열, 그리고 상처받은 후 더 심한 흉터를 남긴다.

손에서는 결합조직의 문제가 손가락의 기형으로 이어질 수 있다. 이 병은 보통 양성으로 판단되지만 꽤 불편할 수 있다. 이것은 *섬유종증*의 일종인데, 결합조직의 구축 질환이다. 주요 원인은 근막의 관리되지 않은 콜라겐 합성과 근섬유모세포(상처를 닫고 수축할 수 있는 세포들)가 더 활발한 경우이다.

남자들은 여자보다 2배에서 8배 정도 이러한 근막 구축에 걸릴 확률이 더 높다. 바이킹 타입들은 뭉침이나 오십견(frozen shoulder)같은 어깨문제들을 더 많이 갖는다. 위에서 언급한 손 문제와 비슷하게 결합 마디(connective nodes)와 굳어짐은 발에서도 흔하게 일어나는데, 의학적으로 *발바닥 섬유종증(plantar fibromatosi)(근막염)*이라 불린다—이것 또한 바이킹 타입이 평균보다 더, 또는 유연한 댄서 타입들보다 더 자주 앓는다.

여기서 볼 수 있듯, 두 개의 타입이 갖는 장점과 단점은 꽤 공정하게 분포되어 있다. 어떤 결합조직 타입에 속한 사람이든, 바이킹이든 댄서이든, 각기 다른 스타일의 트레이닝을 추천한다. 우리는 그러므로 운동법을 소개하는 다음 장에 두 개의 타입별로 특정 주석을 달았다.

여러분은 이제 셀프 테스트를 통해 어느 위치에 있는지 알 수 있을 것이다. 테스트 A는 누구에게나 해당된다. 테스트를 하고 나면 어떤 카테고리에 자신이 속해 있는지 알게 될 것이다. 그러나, 만약 여러분이 점수를 적게 얻었다면, 바이킹 테스트를 추가적으로 할 것을 권한다. 이 바이킹 테스트가 보여주듯, 많은 사람들이 두가지 타입의 면모, 즉 평균적 양질의 결합조직과 부분적으로만 뻣뻣하다면, 그들은 상당히 유동적이며 그리 쉽게 세포염을 앓지 않으며, 트레이닝으로 아주 민첩해질 수 있고, 평범한 연습으로 체조동작들도 할 수 있다.

유연한 댄서 타입 Flexible Dancer Type

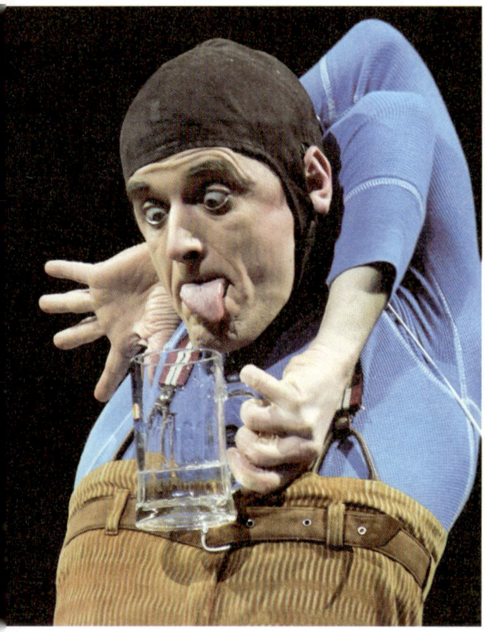

곡예사이자 코미디언인 바토

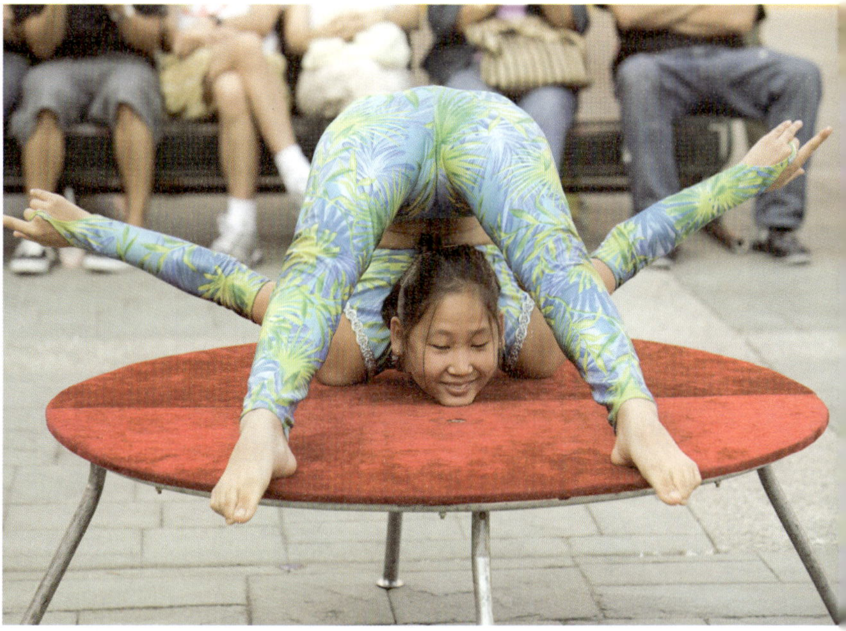

어린 몽골리안 곡예사 댄서 앵크무루마하는 여섯살부터 훈련을 시작했다.

곡예사, 아크로바틱 선수들 그리고 아주 유연한 댄서들은 보통 어린 시절부터 그들의 움직임을 훈련한다. 특히 그들은 그들의 관절이 움직이는 범위를 늘이고 그들의 결합조직을 체계적으로 늘린다. 이러한 종류의 트레이닝 덕분에 그들은 아주 민첩하고 그들의 몸을 자유자재로 움직일 수 있다. 서커스에서 그들은 매우 경이로우며 이 곡예사 "교육"은 특히 아시아에서 동쪽 서커스 학교에선 전통적으로 내려오고 있다.

유연한 댄서 타입의 대부분은 여성이다. 이 종류 사람들은 다른 사람들보다 더 민첩하게 타고난다. 그럼에도 불구하고 그들은 보통 타고난 결함을 지닌 결합조직으로 부터 생기는 병적 과운동성 증후근(마르팡 또는 앨러스-단로스 신드롬)을 앓지 않는다.

셀프 테스트: 당신의 결합조직 타입을 알아보자.
The Self-Test: Determine Your Connective Tissue Type

테스트 A: 당신은 유연한 댄서 타입인가?

- 무릎을 쭉 펴고 두 손바닥을 바닥에 닿을 수 있나요? - 1점

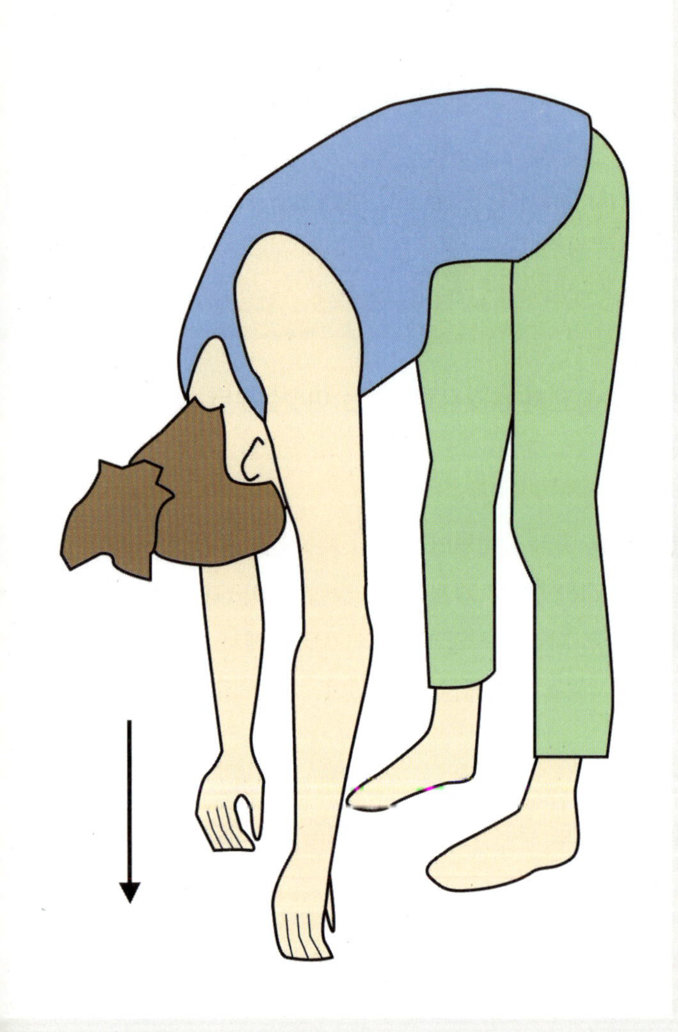

- 팔꿈치를 쭉 필 수 있을 뿐만 아니라 더 멀리 늘일 수 있나요? - 팔 한 개당 1점

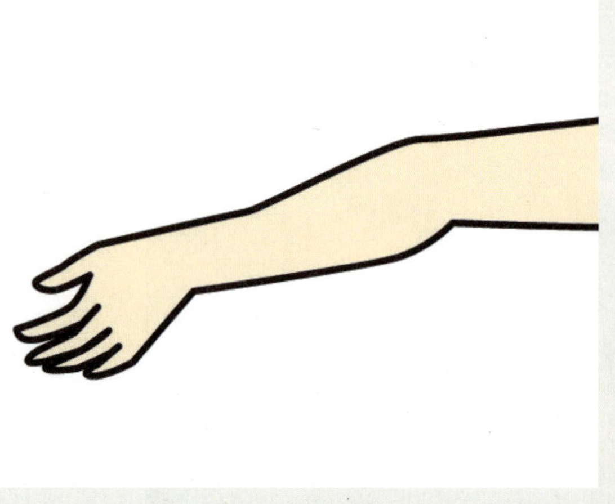

- 무릎 관절을 정상 범위를 넘어 더 늘일 수 있나요? - 다리 한 개당 1점

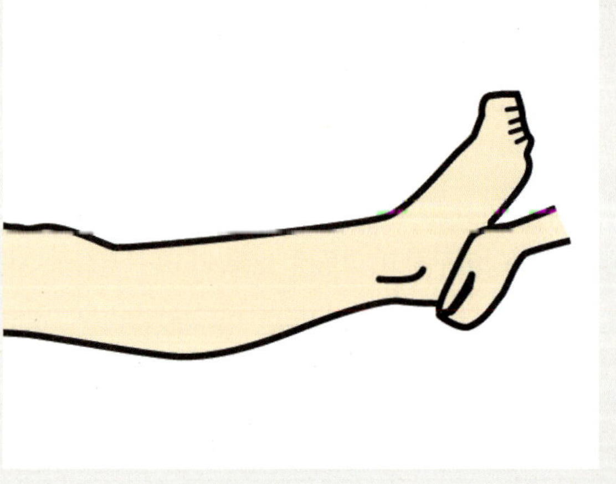

- 엄지를 팔에 닿을 때까지 뒤로 구부릴 수 있나요? -팔 한개당 1점

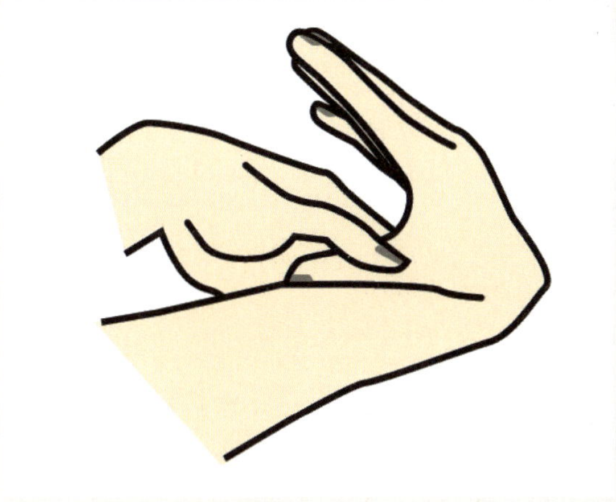

- 새끼손가락을 팔쪽으로 향하여 90° 이상 뒤로 넘길 수 있나요? - 팔 한 개당 1점

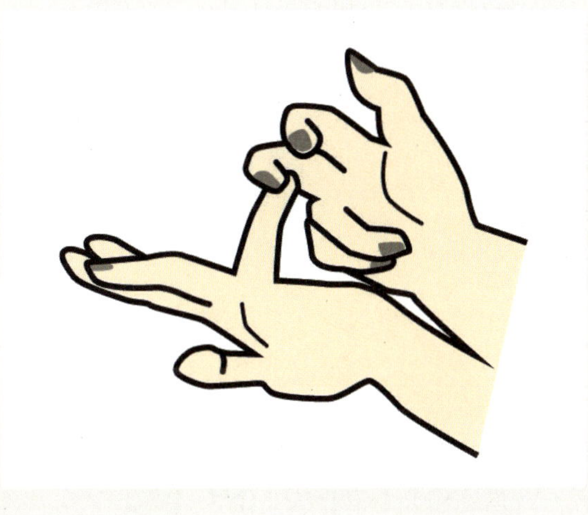

평가

총 점수는 9점입니다.

6점 이상: 당신은 높은 확률로 유전적으로 유연한 결합조직을 타고난 유연한 댄서 타입입니다.

6점 아래를 받은 경우, 우리는 바이킹 테스트(테스트 B)를 해보기를 권합니다. 그리고 테스트 A에서 2점 아래로 점수를 받았다면, 테스트 B를 볼 때 바이킹 3점을 미리 추가하고 보도록 하세요.

테스트 B: 당신은 바이킹 타입인가요?

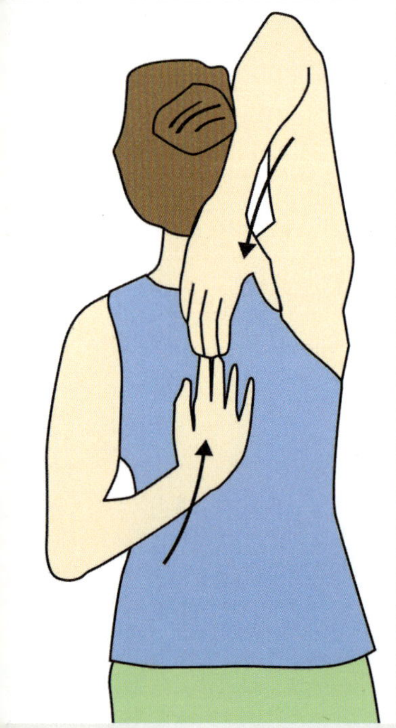

- 만약 등 뒤로 두 손을 모일 때(오른손이 위에 있든 아래있든 상관 없이), 두 손 사이의 최소 거리가 손바닥 길이보다 크다면 – 바이킹 1점

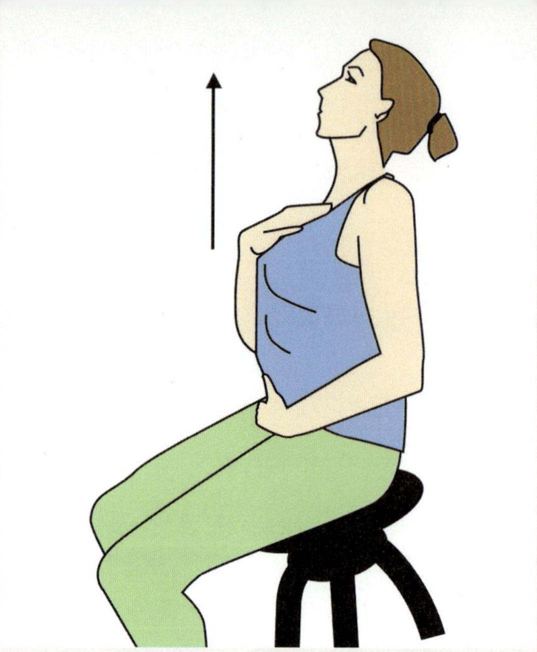

- 등받이가 없는 의자에 똑바로 앉으세요. 한 손을 아랫배에 올리고 당신의 엄지를 배꼽에 놓으세요. 다른 손은 흉골에 놓으세요. 아랫배와 아래에 놓은 당신의 손을 움직이지 않고, 흉골과 흉골에 놓은 손을 최대만 머리 위로 늘여보세요. 스트레칭을 한 자세가 손의 두께보다 높아지지 않았다면 – 바이킹 1점

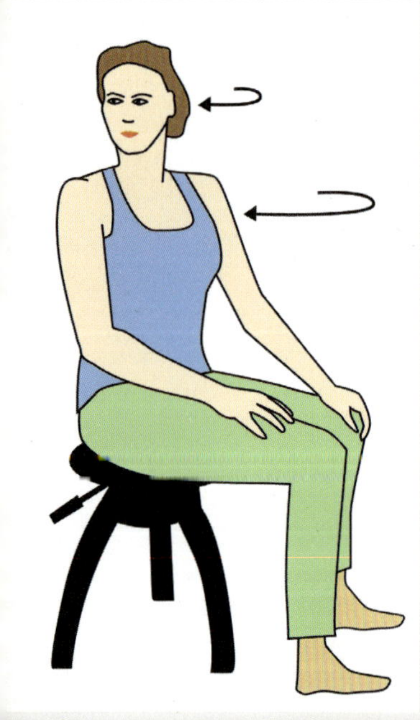

- 의자에 등을 대고 앉으세요. 상체를 돌려 오른쪽과 왼쪽으로 최대한 머리를 돌리세요. 당신의 골반과 다리는 제자리를 지켜야 합니다. 만약 어느 방향이든 90° 이상 돌리지 못한다면 – 바이킹 1점

- 서서, 무릎을 편 다음, 손가락이 바닥에 최대한 닿도록 앞으로 구부리세요. 만약 손가락 끝과 바닥 사이의 최소 길이가 손의 길이보다 같거나 넓다면 – 바이킹 1점

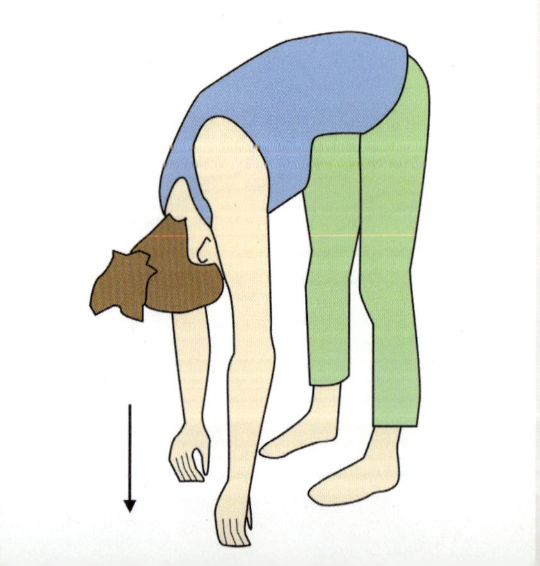

• 다리를 벌려 앉으세요. 만약 넓게 편 다리가 50°도 이상 넘어가지 못하면 - 바이킹 1점

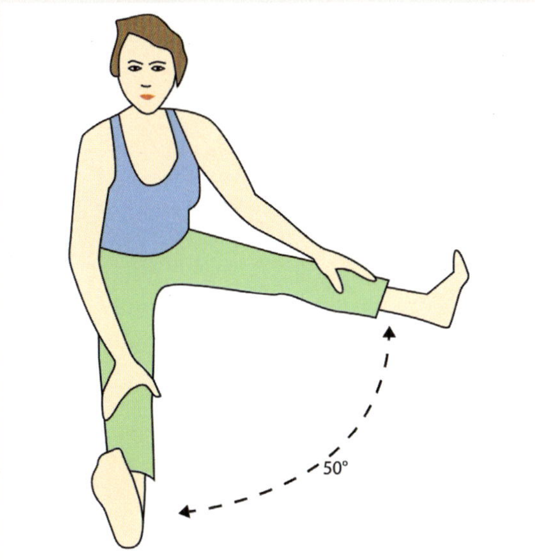

• 앉아 있는 채로, 다리를 들어 무릎 각각에 이마를 대어보세요. 만약 다리 둘 중 하나라도 닿지 못하면 - 바이킹 1점.

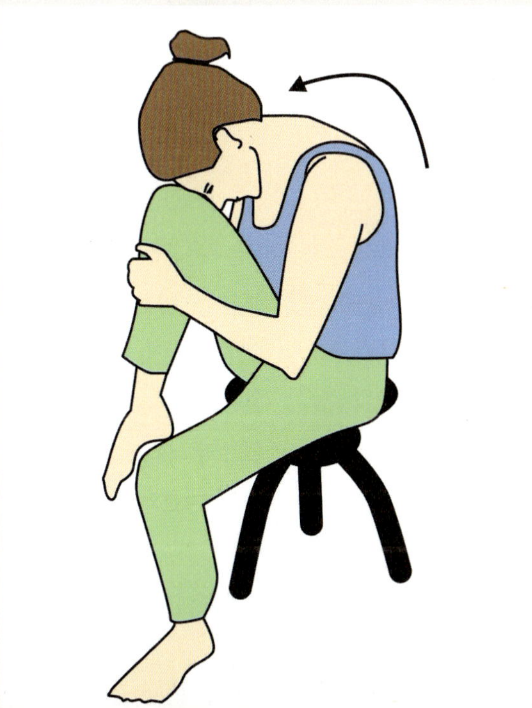

당신의 나이와 성별에 따라 다음과 같은 바이킹 점수를 깎습니다. 만약 당신이:

35세 이상의 남성이라면: 2점을 깎으세요.

35세 이하의 남성이라면: 1점을 깎으세요.

35세 이상의 여성이라면: 1 점을 깎으세요.

35세 이하의 여성이라면: 0점을 깎으세요.

평 가

5-9점:

당신은 향상된 관절 안정성과 덜 유연한 결합조직의 유전적 기질이 있는 바이킹 타입에 가깝습니다.

3-4점:

당신은 제한된 움직임을 지닌 바이킹 타입에 가깝지만, 완전히 유전적 바이킹 기질이라 할 수 없습니다. 당신의 트레이닝 상태와 생활 방식이 아마 당신의 유전적 기질에 맞는 유연성을 되찾게 할 것입니다.

1-2점:

당신은 부분적인 뻣뻣함이 있지만 전체적인 구성은 바이킹 타입이 아닙니다. 당신은 서양 사람들의 정상(또는 평균) 범위에 속하는 유연성을 지니고 있습니다.

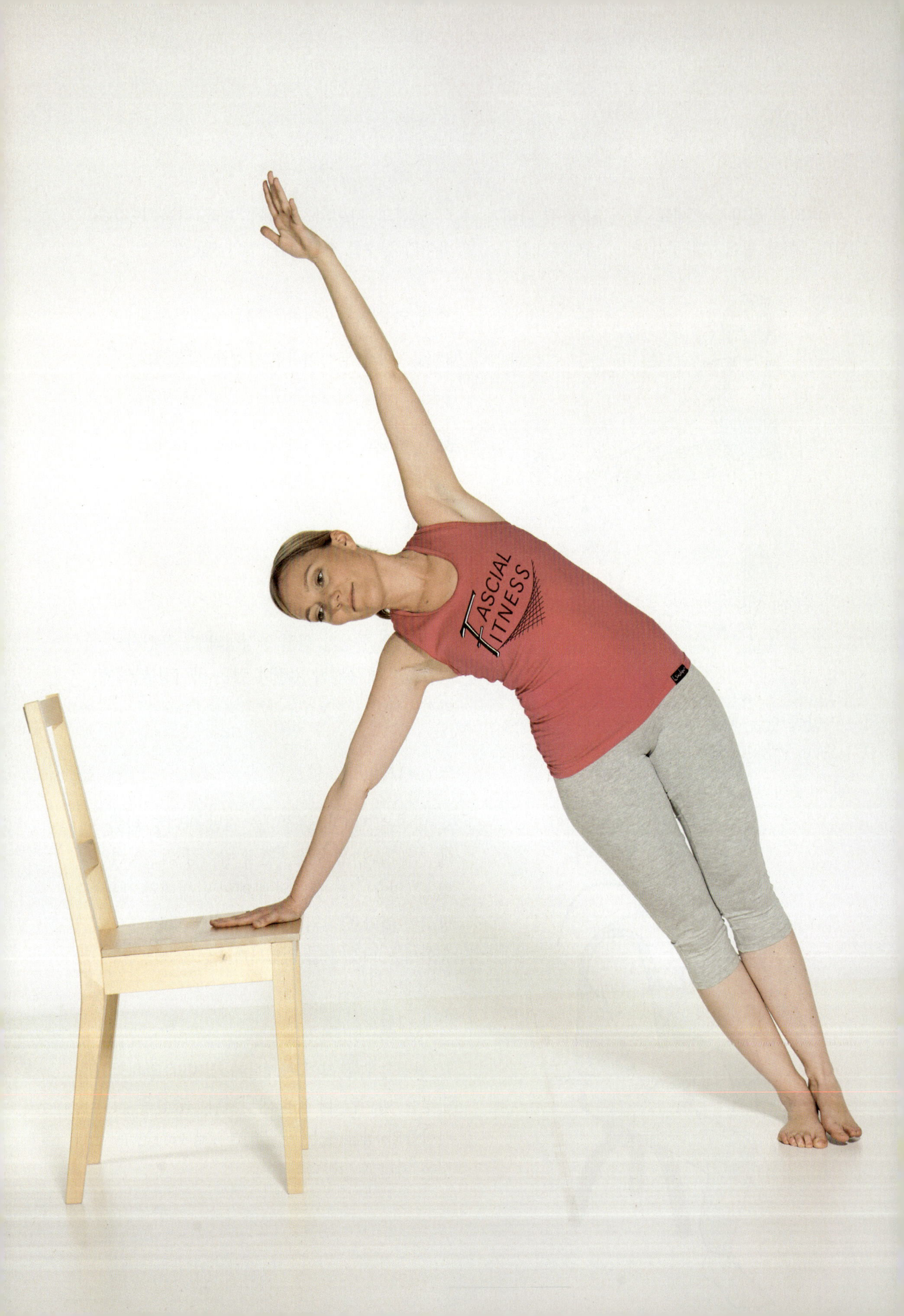
FASCIAL
FITNESS

제 3 장

운 동

The Exercise

마침내—운동이다! 몇 장을 거쳐 긴 이론을 배웠으니 이제 연습해 볼 차례다. 우리의 근막 운동 프로그램은 몇 개의 구성으로 나뉘어있다.

- 10분 트레이닝 프로그램—기본 프로그램
- 문제가 있는 부분 운동: 등, 목, 팔, 둔부, 발
- 결합 조직 타입 별 주석—바이킹과 댄서
- 여성 남성 둘 다 해당되는 운동
- 운동선수들을 위한 팁
- 근막친화적, 창의적 움직임을 위한 팁
- 나이 드신 분들을 위한 근막 운동

제3장은 두 명의 근막 피트니스 트레이너 대니엘라 마이넬과 마커스 로스맨이 고문이자 사진 모델로서 운동법을 설명해 줄 것이다. 모든 운동법들은 근막 피트니스 협회(the Fascial Fitness Association)의 프로그램에서 가져왔다(더 많은 정보와 웹사이트 링크는 부록에서 살펴볼 수 있다).

기본 트레이닝 프로그램은 가장 중요한 근막 체인을 위한 여섯개의 운동법을 담고 있다. 여러분은 천천히 시작하되 일주일에 두 번 프로그램을 진행하도록 한다. 이것은 대략 10분 동안만 진행되기 때문에 여러분이 이미 하고 있는 피트니스 프로그램에 넣거나 준비운동으로 써도 된다. 관심사나 걱정이 되는 부위에 따라, 또는 각각 개인의 사정에 따라, 다른 운동법들을 추가하는 것을 자유롭게 하길 바란다.

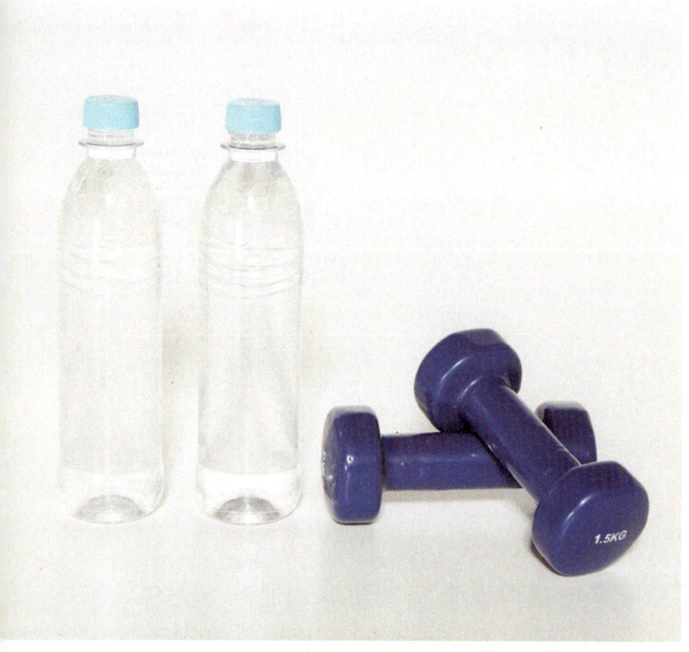

물이 채워진 작은 물통(500ml)은 아령을 대체할 수 있다.

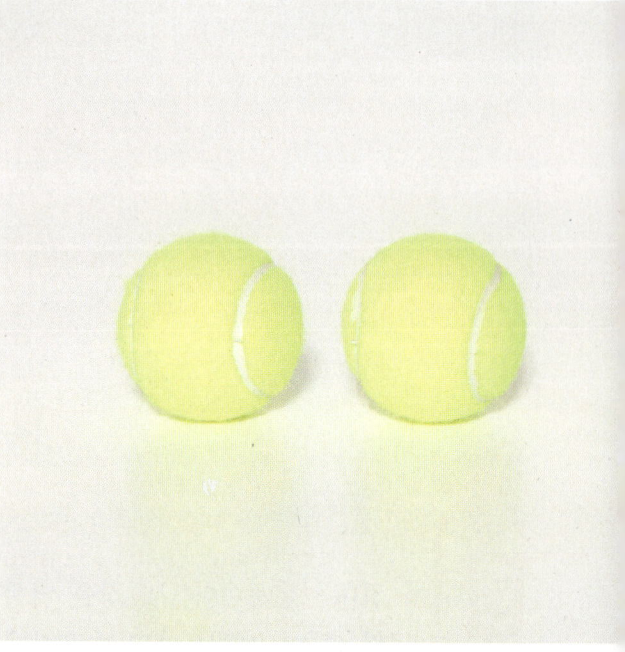

일상에서 찾을 수 있는 테니스 공

전반적으로, 근막은 몸 전체의 긴장 네트워크로서 온전한 근막 그물 형태를 구성한다는 것을 명심하는 것이 중요하다. 이러한 시스템은 몸의 독단적 영역이나 분리된 부위로만 운동하는 것은 사실상 불가능하다. 모든 운동들은 전체적인 긴장 네트워크 시스템에 영향을 주는 것을 목적으로 한다. 여러분이 일주일에 두번 기본 프로그램을 진행하거나 거기에 다른 운동을 몇가지 추가한다면, 여러분의 근막을 전인적으로 훈련하고 이 트레이닝 프로그램의 모든 혜택을 누릴 수 있을 것이다.

필요한 것 WHAT YOU WILL NEED

프로그램을 시작할 때, 기구들을 특별히 살 필요없이 일상용품을 이용하면 거의 대부분의 운동을 할 수 있다. 그러나 여기 딱 한 가지 예외가 있다. 스포츠용품 가게에서 구매할 수 있는 폼롤러는 꼭 필요하다. 특히 근막 운동을 위해서 폼롤러를 구매할 것을 추천한다. 이것을 대체할 수 있는 용품은 찾기 힘들다. 몇 가지 버전이 준비되어 있는데, 부록에 나온 인터

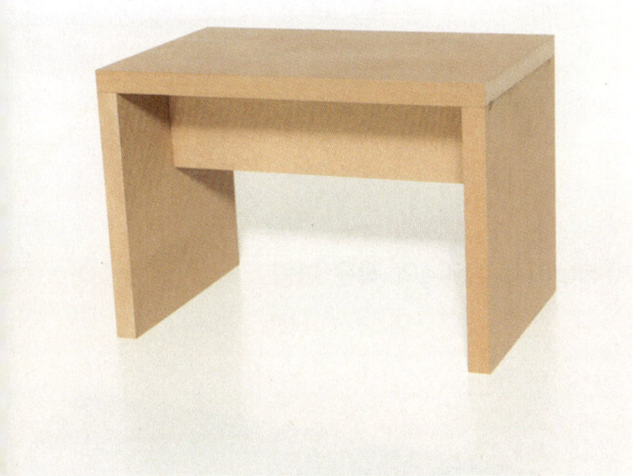

어떤 운동들은 작고 튼튼한, 약 20-30cm 높이의 발의자가 필요하다. 이 운동은 계단으로 대체할 수 있다.

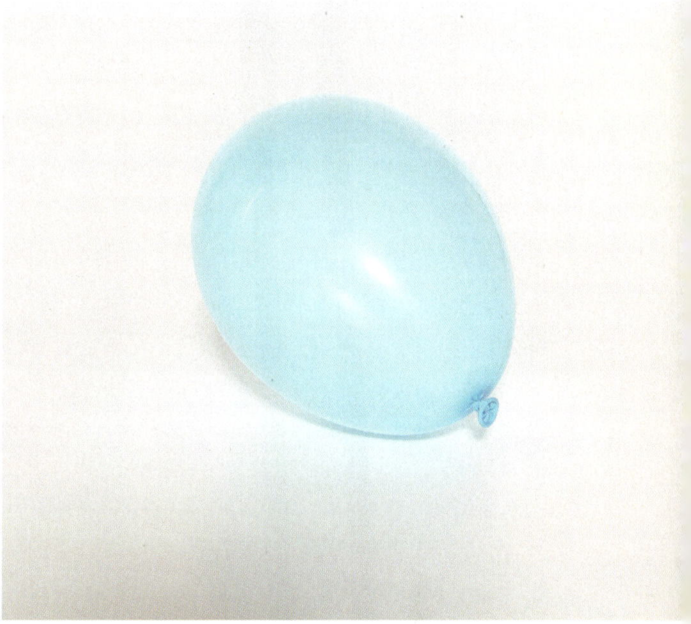

이미지: 부푼 풍선

넷 정보에서 찾아볼 수 있다. 간단하게 설명하자면, 딱딱한 폼롤러는 주로 블랙롤, 블루롤, 페이시아 롤, 필라테스 롤이라 불린다. 초보자는 중간 정도의 딱딱함이 적당하다. 헷갈린다면 운동 '1. 허리 근막 굴리기'(132쪽)를 할 수 있는 롤을 사면 된다. 이 때 단단한 압력이 있어야 하지만 날카로운 통증이 유발되어서는 안된다.

만약 꾸준히 운동할 예정이라면, 유용하게 쓸 수 있는 아이템이 몇 가지 있는데 이것 모두 스포츠용품 가게에서 구매할 수 있다.

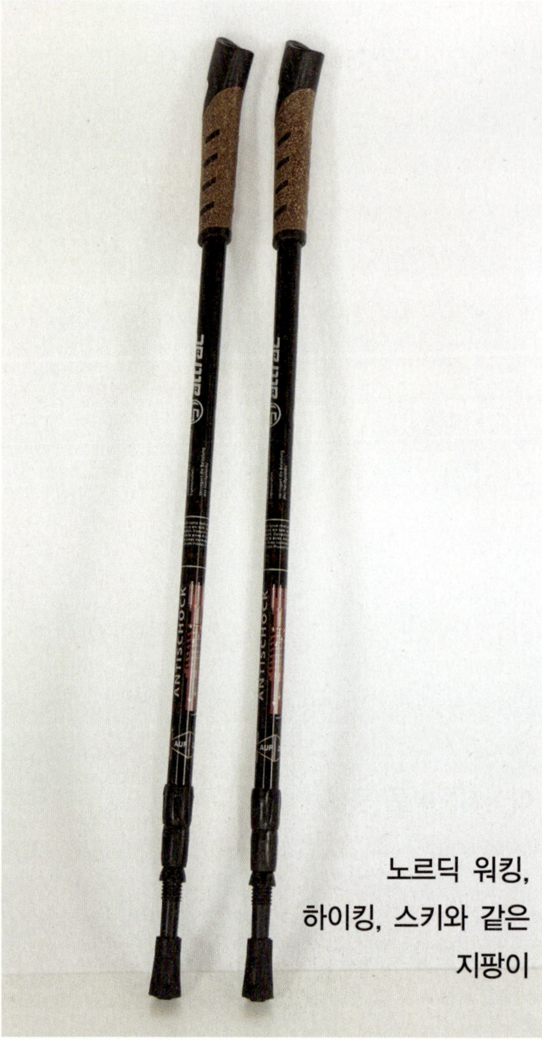

노르딕 워킹, 하이킹, 스키와 같은 지팡이

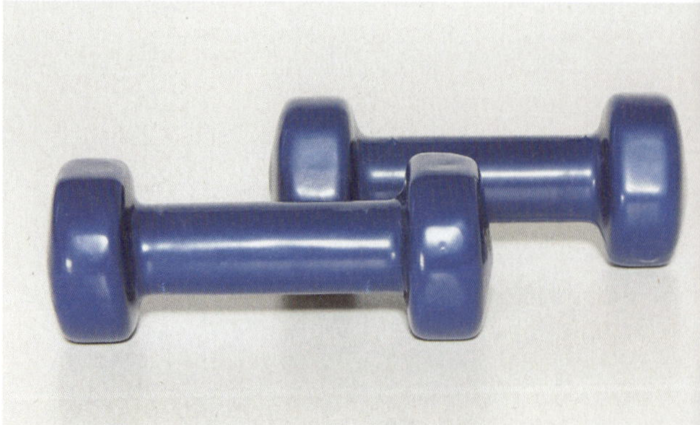

0.5kg에서 1.5kg의 작은 아령

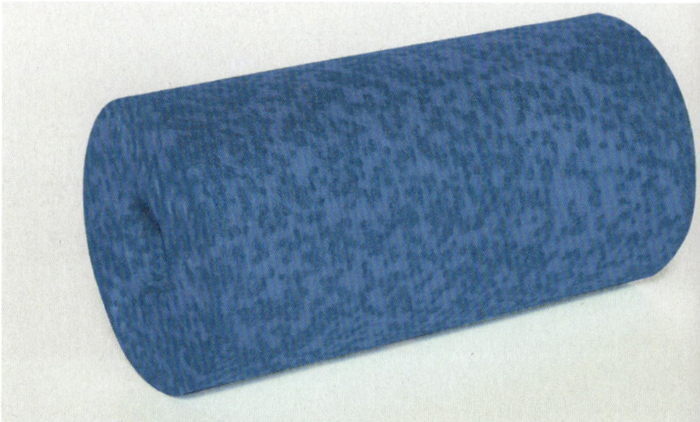

중간 폼롤러

옷 신발 CLOTHING AND SHOES

요가복이나 티셔츠나 트레이닝 바지, 또는 레깅스같은 평범한 스포츠 옷을 입으면 된다.

무엇을 선택하든, 옷의 재질은 신축성 있고 편안해야 하며 스포츠 친화적이어야 한다. 특별한 신발은 필요없다—맨발로 운동할 것이고 몸의 자극을 강화하기 위해 밖에서도 가능하면 맨발이 좋다.

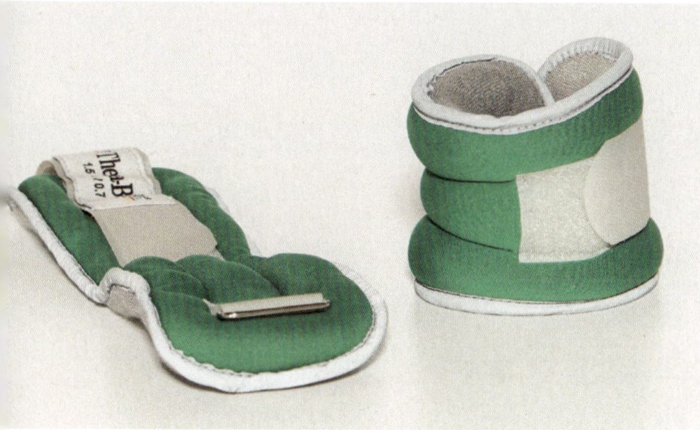

웨이트커프는 스포츠용품 점에서 구할 수 있다.

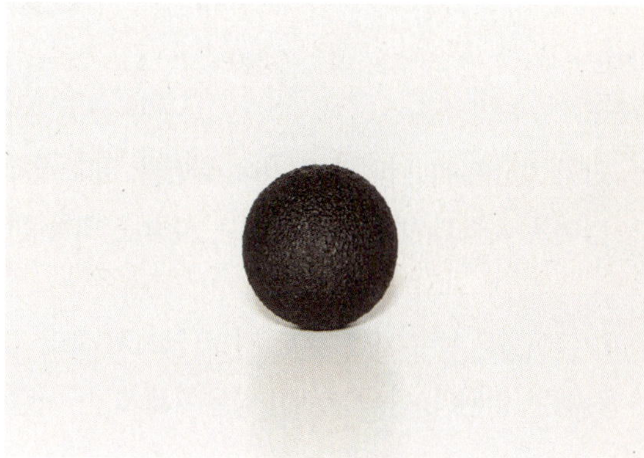

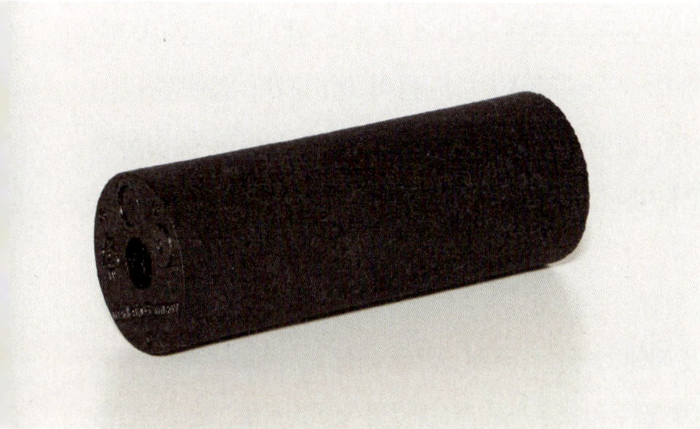

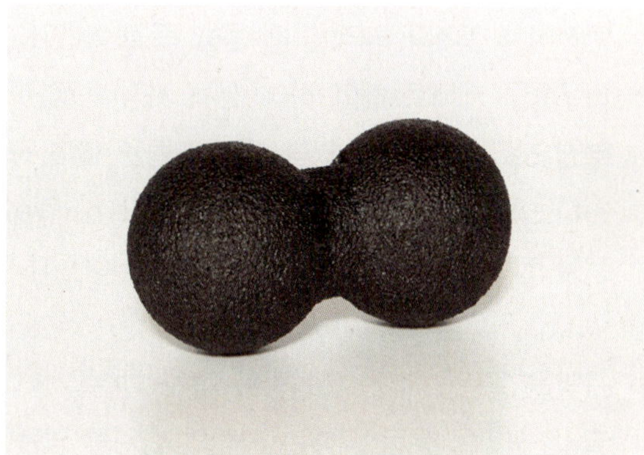

다양한 폼롤러도 스포츠용품에서 찾을 수 있다.

많은 운동들은 옷을 갈아입을 필요가 없어서 직장이나 사무실에서 진행 할 수 있다. 그러나 폼롤러로 하는 경우 당신의 옷이 주름질 수 있으니 사무실에서 하게 될 때는 알맞은 운동을 선택하길 바란다. 얇은 운동 매트는 유용하지만 필수적인 것은 아니다.

시작하기 전에: 중요한 노트

- 만약 여러분이 나이가 있거나 질병을 앓고 있다면 조심해야 한다. 누구나 근막을 훈련할 수 있지만, 나이든 사람과 만성질환을 앓는 사람은 의학 전문의와 상의를 한 후에 하는 것이 바람직하다.

- 어린이들은 반드시 보호자 관리 안에서 해야 한다. 그들은 혼자서 하는 훈련, 특히 폼롤러를 가지고 해서는 안된다. 근막 트레이닝은 6세 미만 어린이에게 적합하지 않다.

- 안전이 우선이다. 시작할 때 몸을 꼭 풀어주어야 한다. 모든 스프링 타입의 운동을 할 때는 반드시 준비운동을 제대로 해야 하며 신체 지각이 좋은 상태에서 진행되야 한다. 몸이 풀어지지 않은 상태는 부상으로 이어질 수 있다. 운동법들을 한데 모을 때, 탄성력 스프링 운동을 먼저 시작하지 않도록 한다. 특히 느끼기(feel)와 회복하기(revive) 부분에서는 워밍 업 운동을 먼저 시작해야 한다. 몸을 잘 풀어준 다음, 천천히 무게를 실어준다.

- 근막을 운동할 때는 운동량을 적게 할수록 좋다. 조직에 부담을 주지 않아야 한다. 근육 트레이닝과 달리, 근막을 운동할 때는 자신의 한계를 넘는 것이 필수가 아니다. 당신만의 근막 프로그램을 만들고 주기적으로 시행해본다. 근막은 천천히 변화하지만, 얻은 것은 오래 지속된다. 스프링(spring)같은 경우에는 휴식구간과 함께 여러번 반복하는 것이 최고다. 점프나 스윙을 3번에서 5번 정도 한 다음, 반복하기 전에 1분 정도 휴식을 취하고 진행하면 좋다. 이와 같은 방식으로 당신의 조직이 회복할 수 있는 시간을 주도록 한다.

- 의식적으로 연습해야 한다. 연습을 할 때 정신적으로 인식하는 상태를 항상 유지하고, 당신의 동작들이 부드럽게 이어지도록 한다. 인식하는 것을 훈련하고, 훈련하는 동안 정신이 산만해지지 않도록 한다. 훈련 중에 텔레비젼을 보거나 긴 대화는 금물이다.

- 주기적으로 운동한다. 첫 트레이닝 후 당신은 몸이 점점 좋아지고 있음을 눈치채게 될 것이다. 그러나 근막 구조 안에서 지속적인 변화는 대략 3개월 후에 나타난다. 만약 일주일에 두번씩 주기적으로 운동한다면, 당신은 좀 더 유연하고 날렵해질 것이다. 2년 후, 몸 안의 전체적으로 새롭게 변한 근막 네트워크를 자랑스러워 할 수 있을 것이다.

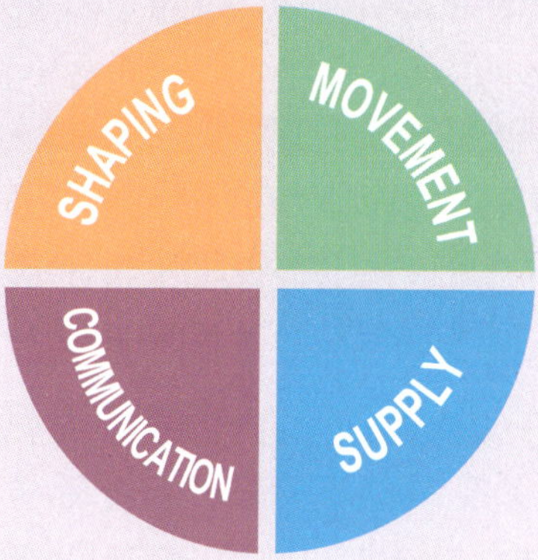

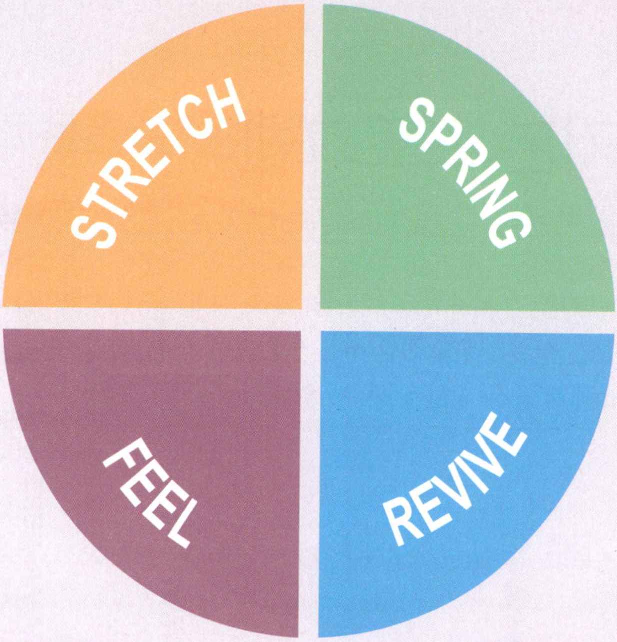

당신의 가이드:
근막 트레이닝의 4가지 요소

지난 챕터에서 훈련의 4가지 요소를 읽었다. 4가지 요소를 담은 이 원형은 여러분을 각각의 운동으로 이끌어 줄 것이다. 원형의 부분마다 특정 색깔로 칠해져 있고 각 운동의 기원을 지칭한다. 이것은 여러분이 운동을 구분하는데 도와줄 것이며, 여러분 스스로 프로그램을 만들 때 이것을 이용하여 원형의 다양한 부분에 반응하는 알맞은 운동을 쉽게 찾을 수 있을 것이다. 개인 운동을 할 때 항상 이 4가지 요소를 전부 염두해야 한다.

제1장에서(30페이지) 4가지 요소는 4가지 기본 원리에 상응한다는 것을 배웠다.

트레이닝:

스트레칭(stretch) + 탄성(spring) + 필(feel: 느끼기) + 리바이브(revive: 회복하기)

기능:

모양 만들기(shaping) + 움직임(movement) + 소통(communication) + 공급(supply)

훈련의 기본 4가지 원리에 집중한다면, 여러분은 근막의 4가지 기본 기능을 자극하게 될 것이고, 그리하여 근막 네트워크를 최적으로 관리하고 유지할 수 있을 것이다.

기본 프로그램

기본 프로그램은 모두를 위한 일상 훈련 루틴이다. 초보자, 스포츠를 막 시작한 사람들, 경험 없는 사람들에게 적합하다. 여러분은 이 간편한 시리즈 운동법으로 몸에 분포된 중요한 근막 체인들에게 좋은 영향을 줄 수 있다.

기본 트레이닝 팁 Basic Training Tips

- 일주일에 한 두번 대략 10분 정도 훈련한다—이것이 우리가 추천하는 최소의 프로그램이다. 여러분은 물론 더 자주 길게 훈련할 수 있다. 필요에 따라 일주일에 3, 4회가 좋다. 탄성 구간의 운동들은 같은 신체 부위에 일주일에 2회 이상 반복하지 않도록 주의한다. 그리고 세션마다 이틀이나 삼일 정도 휴식을 취하도록 한다. 탄성 외의 다른 구간의 운동들은 더 자주 운동해줘도 좋다. 더 격렬한 프로그램에서도 최적의 회복을 위해 일주일에 하루 정도는 어떤 의도된 운동 자극 없이 충분히 휴식을 취하라고 조언한다.

- 각 운동마다 몇 분씩 반복하는 것만으로도 충분하다—예를 들어, 아침에 일하러 가기 전에 한다. 여러분은 이 운동들을 이미 하고 있는 운동 프로그램에 접목시켜 집이나 직장에서 할 수 있다. 기본적인 트레이닝 프로그램은 달리기나 스포츠 활동 전 워밍 업(준비 운동)에 적합하다.

- 우리는 준비 운동으로 시작하며 발 운동 먼저 진행하고 등, 휘두르기 그리고 목 운동 순서로 나아간다.

- 항상 이 기본 트레이닝의 운동으로 준비운동을 하자. 이것이 골절이나 부상을 방지할 것이다.

개 요 OVERVIEW

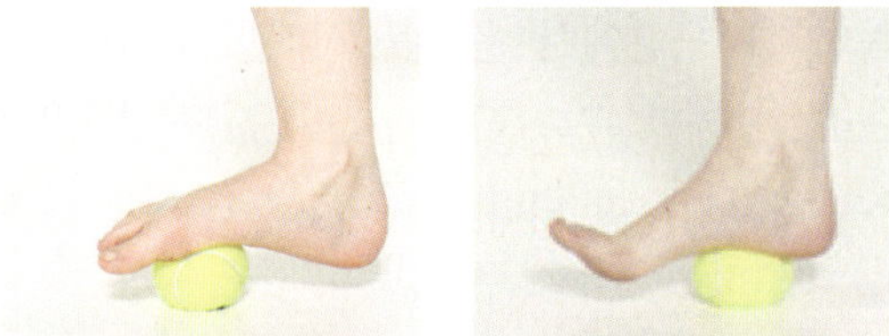

1. 발바닥 마사지

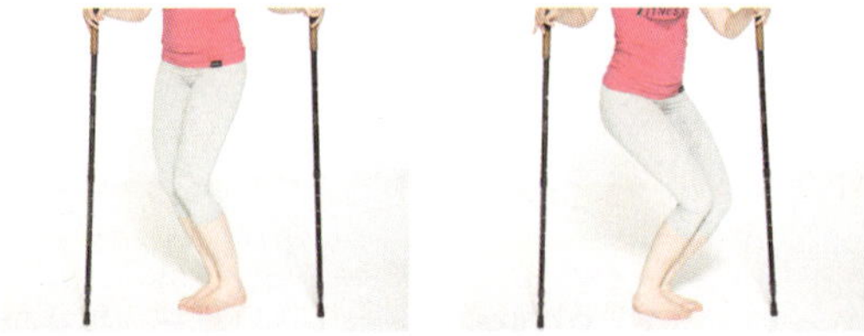

2. 종아리와 아킬레스건: 탄력 점프

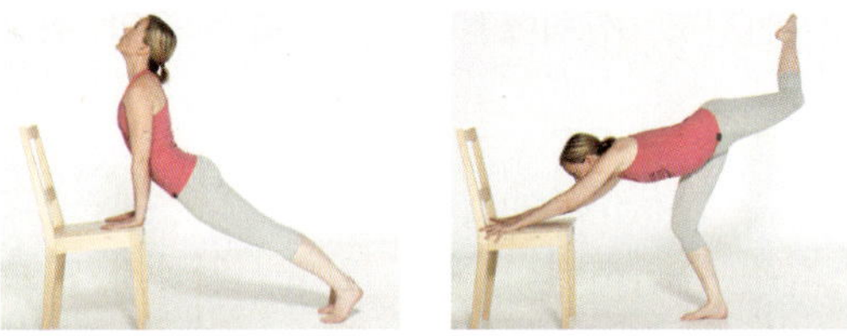

3. 전방과 후방 라인 스트레칭: 독수리 비행

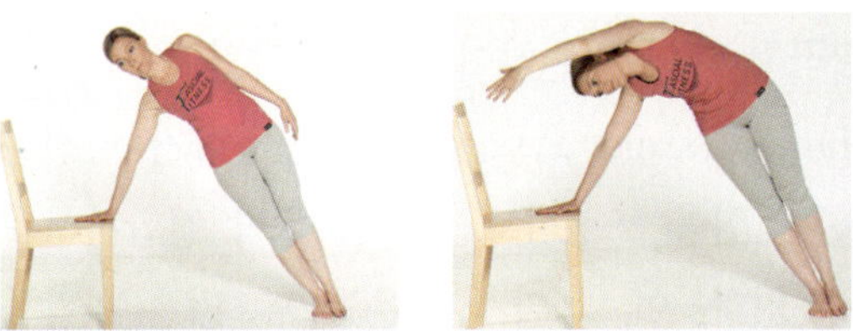

4. 허리와 측면 라인 스트레칭: 의자를 이용한 독수리 날개

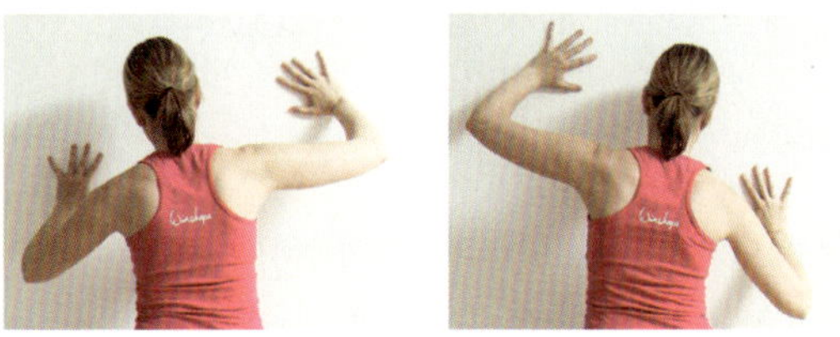

5. 어깨와 견갑대 활성화: 벽을 이용한 등 탄성 만들기

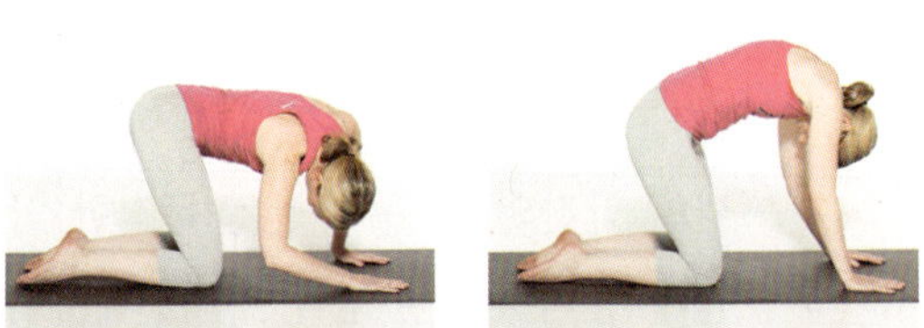

6. 목과 등의 휴식: 스네이크 댄스

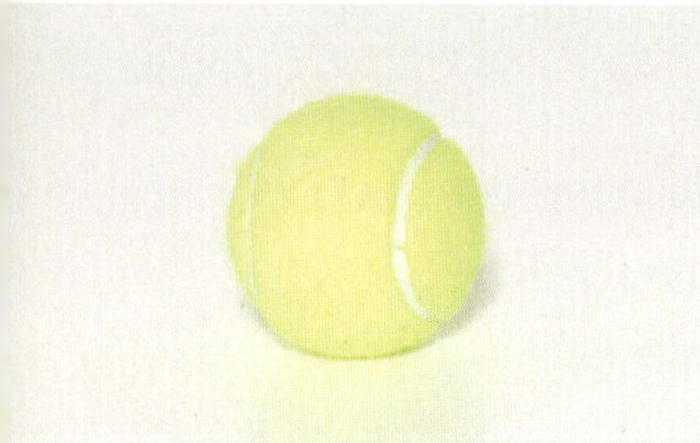

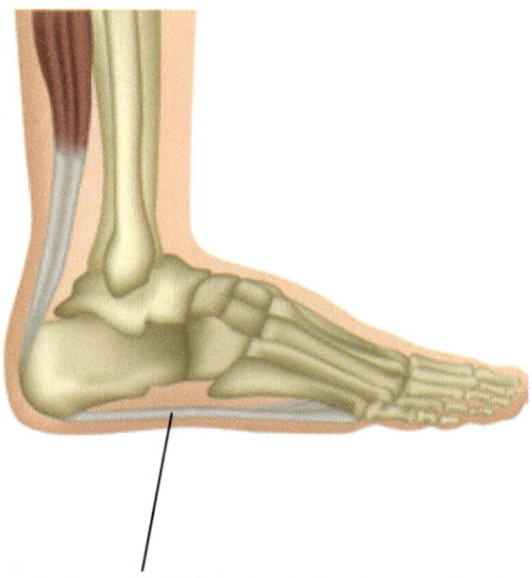

발의 건강한 탄성을 유지하기: 발바닥 근막

1. 발 마사지 ROLLING OUT THE FEET

우리는 리바이브(회복하기) 구간에서 운동을 시작한다. 테니스 공이나 그와 비슷한 것으로, *발바닥 근막(plantar fascia)*이라 불리는 발 밑에 있는 큰 근막을 마사지하면 된다.

이 방법을 이용하면, 발바닥 근막(plantar fascia)은 반복적으로 쥐어짜여 새로운 유체로 채워지고, 기계적 센서들이 활성화되어 좋은 움직임을 갖게된다.

발바닥 근막(plantar fascia)은 발 아래에서 발뒤꿈치부터 발가락의 둥그스름한 부분까지 이어진다. 신체에서 가장 두꺼운 근막 조직 중 하나이다.

그러나 이 두꺼운 조직은 유연해질 필요가 있다. 그렇지 않으면 염증이나 발뒤꿈치 통증 같이 아주 아픈 부정적인 반응을 일으킬 수 있다. 이상적으로, 발뒤꿈치 패드는 밑에 있는 발뒤꿈치 뼈와 관련하여 앞으로 약간 움직일 수 있어야 하는데, 이것은 아킬레스건이 발바닥 근막(plantar fascia)으로 압력을 전달하거나 전달받을 수 있게 해준다. 공을 이용한 발 마사지는 이런 움직임을 조성하고 중요한 근막 결합부분을 자극한다. 이 운동은 또한 등 부위에 바로 영향을 줄 수 있다. 이 발 마사지 운동 후, 많은 사람들이 몸을 더 쉽게 구부릴 수 있고 무릎을 편 상태에서 땅에 손을 더 쉽게 닿을 수 있었다고 한다—시도해 보라!

❶ 맨발로 살짝 앞으로 나아가는 듯한 자세로 선다. 테니스 공이나 그것과 비슷한 것을 앞쪽발 아래, 발가락들 바로 뒤에 놓는다

❷ 이제 앞발에서 뒷발로 공에 무게를 점점 싣는다. 편안하다고 느끼는 정도로 앞 발에 실은 무게를 천천히 늘려간다. 아마 몸이 건강하면서도 기분좋은 느낌인 약간의 통증이 있는 묵직한 압력을 느낄 것이다. 이 느낌은 짐작할 수 있는 것으로, 근막이 한데 뭉쳐있는 부분을 가리킨다. 이

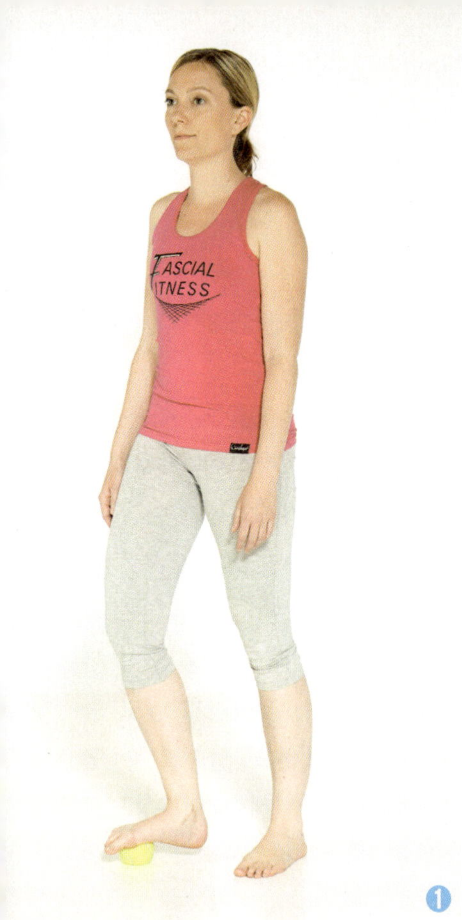

❶

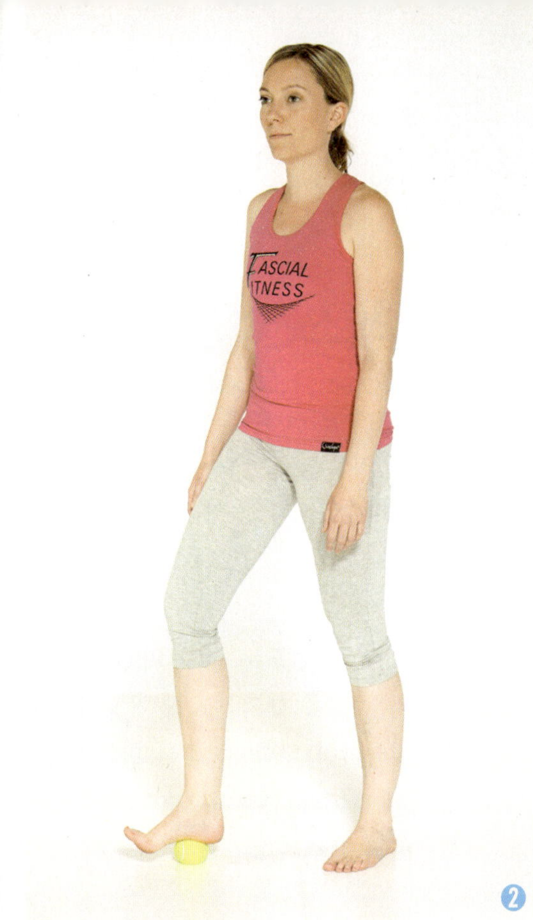

❷

부분에 한 박자 더 길게 머무르고, 작은 움직임으로 이 곳을 마사지한다.

❸ – ❺ 다음엔 발을 앞으로 움직여 공을 아주 천천히 굴린다. 마치 슬로우 모션에 있는 것처럼 발가락에서 발뒤꿈치로, 지속적인 압력을 가한다. 공이 거의 발바닥에 흡수 되는 것처럼 움직인다. 그리고 다양은 각도와 방향을 시도해본다. 이와 같은 방식으로, 당신은 발바닥 전체를 자극할 것이다.

이 운동을 대략 2분정도 진행하며, 한 발을 먼저 끝낸 다음, 다음 발로 넘어가자.

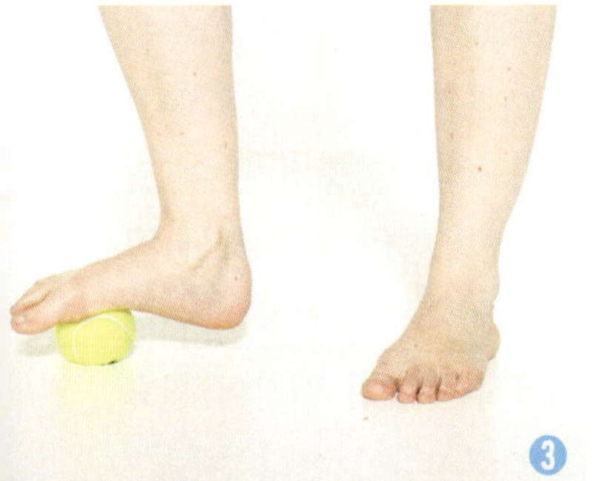

❸

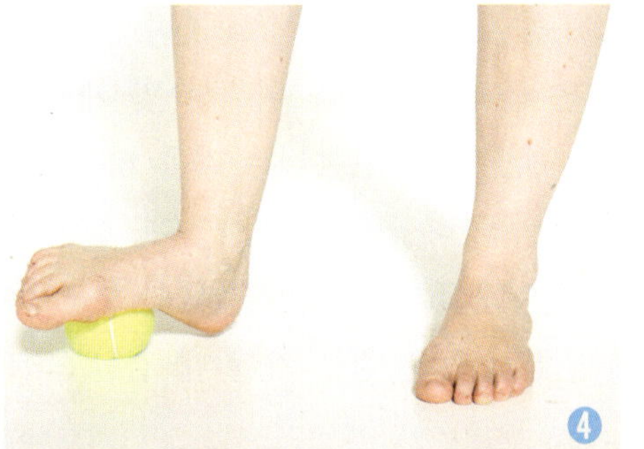

❹

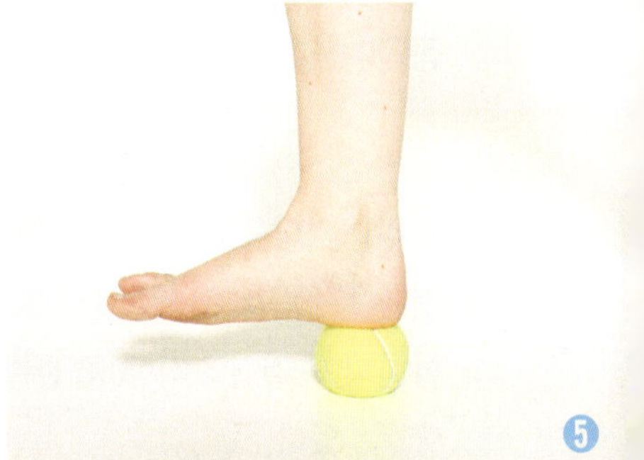

❺

2. 종아리와 아킬레스건: 탄력 점프

CALVES AND ACHILLES TENDON: ELASTIC JUMPS

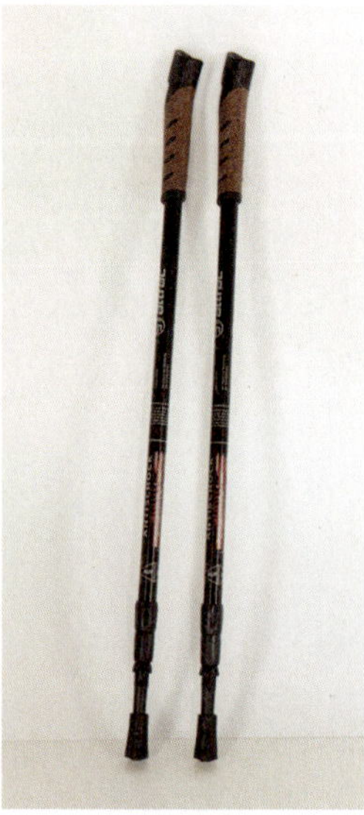

이 작은 범위의 부드러운 점프는 막대기를 이용하여 지지대로 쓴다. 그러나 지지대 없이 진행하여도 좋다. 막대기를 이용하여 운동하고 싶다면 노르딕 지팡이나 비슷한 장대를 사용하면 된다.

탄력 점프는 특히 아킬레스건 또는 발뒤꿈치를 훈련시킨다. 이 부위는 걸을 때와 뛸 때 가장 중요한 섬유 조직이며, 찢어지지 않고 늘어나야만 한다. 힘줄이 만약 훈련이 잘 되어 있지 않고 늘어날 수 있는 길이가 충분하지 않다면, 뒤이은 문제들은 아킬레스건 부상으로 이어질 수 있다.

장딴지 널힘줄(calf aponeurosis)도 역시 걸을 때와 뛸 때 중요한 역할을 한다. 이 부위는 아킬레스건이 위쪽으로 연장되어 있는 부분이며 무릎 바로 밑 부분까지 닿아있다.

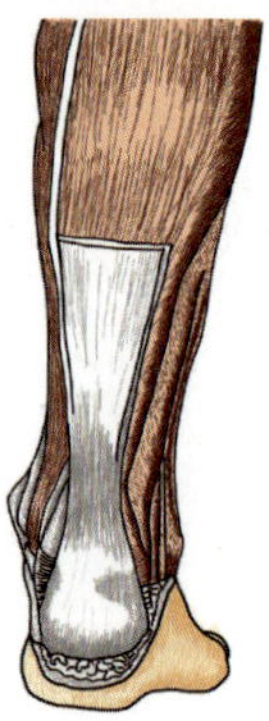

아킬레스건과 장딴지 널힘줄

서양인이 성인이 되어서 어렸을 때처럼 스쿼트를 잘하지 못하는 이유는 아마 아킬레스건과 장딴지 널힘줄의 단축 때문일 것이다. 문화에 따라서 이 현상은 달라지는데, 스쿼트나 앉는 것이 일상생활인 문화에선 특히 다르다—그 결과로 그 문화에선 성인이 되어도 그 부분의 힘줄이 잘 늘어나있는 상태로 남게 된다.

운동을 한다고 해서 하룻밤 만에 이 힘줄에 변화가 일어날 수는 없다. 근막의 변화를 위해선 몇 개월 정도의 시간 투자가 필요하다. 또한 맨발로 뛰거나 걷는 것을 더 자주 해주면 좋다. 껑충뛰기, 점프, 조깅, 러닝을 맨발로 해주면 발과 종아리 근막의 변화에 도움이 될 것이다. 그러나 기억해야 할 것은, 적응할 수 있는 충분한 시간이 필요하고—몇 달 동안 여러번에 걸쳐서 점점 무게를 실어줘야한다—결합조직에 습관화되어 있지 않은 힘을 가할 때 결합조직은 적응하는데 긴 시간이 필요할 수 있다.

준비를 위해, 맨발로 몇 걸음 걸어보고 바닥에 닿는 발뒤꿈치에 특정 압력을 가해보자. 그런 다음, 증가한 속도로 발뒤꿈치를 바닥에 닿아 가벼운 충격을 준다. 바닥에 닿을 때 발뒤꿈치에 가해지는 압력을 느껴본다. 이제 진짜 운동을 시작해보자.

❶ – ❷ 막대기에 손을 얹고 약간 윗쪽으로 껑충 뛰어보자. 최대한 가볍게 해야한다. 발뒤꿈치가 쾅 내려 앉거나 발바닥 전체가 바닥에 부딪히는 걸 피하자. 발쪽에서 작은 소리가 날수록 더 좋은 운동이 된다.

점프하는 게 마치 고무공처럼 쉽게 느껴진다면 당신의 근막은 활발하게 움직이고 있다는 것이다. 세 번에서 다섯 번 정도 반복 후 짧은 휴식을 취하라. 다음 세트를 시작하기 전에 발뒤꿈치를 바닥에 놓거나 제자리 걸음을 몇 번 해보자. 이 준비는 세트 중간중간 조직이 회복할 수 있게 하기 때문에 중요하다. 게다가 이 동작을 통해 체내의 유동체가 빠져 나갔다가 다시 근막으로 흘러 들어올 수 있게 한다.

❸ – ❹ 변형: 좌우로 비스듬히 점프하거나, 발가락을 안팎으로 회전하여 트위스트 동작으로 점프하자. 만약 경험이 없다면, 막대기를 생략해도 된다. 항상 점프를 최대한 조용히 해야하는 것을 명심하자. 시간이 흐르면 의식적으로 몸을 제어하고 발가락과 발의 앞부분에 무게가 실린다는 것을 느낄 수 있을 것이다.

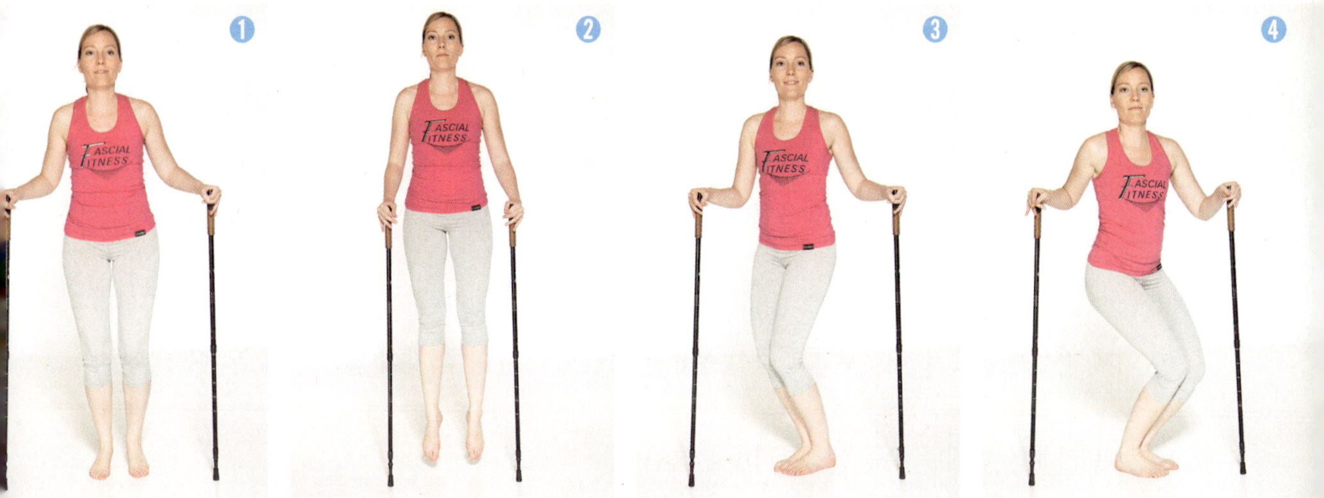

3. 전방과 후방 라인 스트레칭: 독수리 비행
FRONT AND REAR LINE STRETCHES: EAGLE FLIGHT

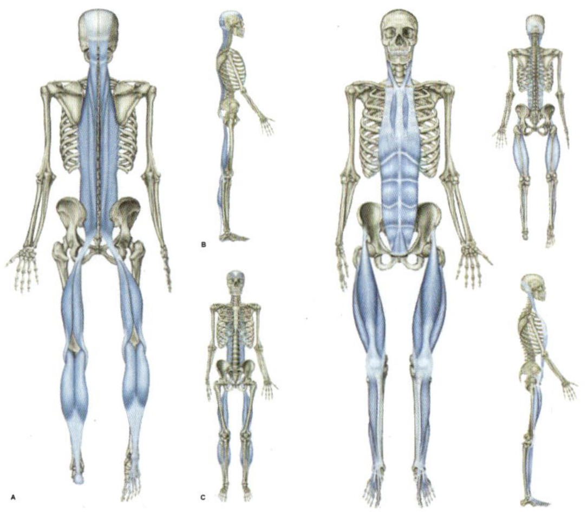

독수리 비행 – 후방 라인 독수리 비행 – 전방 라인

이 운동은 둔부에 위치한 안쪽 허벅지의 결합 조직을 스트레칭한다. 그리고 전방과 후방에 위치한 긴 근막 체인을 자극한다.

앉은 자세에서 많은 시간을 보내는 사람들은 주로 등 라인을 따라 다리까지 도달하는 근막이 짧아진다. 그것을 확인하는 테스트가 있다: 서 있는 상태로 앞으로 몸을 기울여라. 무릎을 굽히지 않은 상태에서 손가락 끝을 바닥에 닿을 수 있는가? 만약 할 수 없다면, 당신의 허벅지 뒷부분의 근막이 짧아진 것이다. 결합 조직은 허벅지부터 치골까지 이어진 다음 등으로 이어진다; 그러므로 아랫등은 적어진 움직임에 의해 영향을 받는다. 이것은 허리통증을 유발하며 엉덩관절의 움직임을 줄어들게 하는 결과를 초래한다.

❶ 단단한 의자 앞에 선다. 두 다리를 골반너비로 벌린다. 약 1미터 뒤로 물러나 반듯히 편 자세를 유지해 의자의 좌석에 손바닥을 얹는다. 당신의 무게 중심은 발에 있어야 하며 손은 좌석에 가볍게 닿아야 한다.

❷ 이제 좌석을 손으로 내려누르고 한쪽 무릎을 약간 구부린다. 의자에 닿은 손에 무게를 싣는다.

❸ 같은 자세를 반대편 무릎을 구부리며 반복한다.

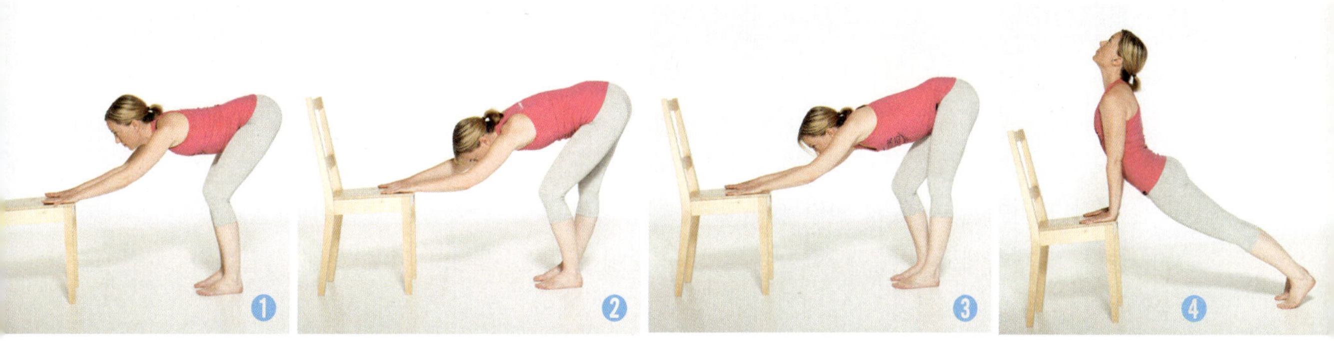

❹ 그 다음 두 손에 무게중심을 얹으며 등을 쭉 편 다음 고개를 높게 든다.

❺ – ❻ 등을 위로 잡아당기며 발끝으로 선다. 처음자세로 돌아온다.

❼ – ❽ 이제 한 다리를 몸과 일직선을 만들며 뒤로 들어올린다. 다른 다리로 같은 자세를 반복한다. 다양한 스트레칭 움직임을 시도해라: 등을 뒤쪽으로 밀어내어 굽어진 아치형을 만든 다음, 한쪽 다리를 들어올린다; 다양한 동작에서 구부리기와 스트레칭을 한다.

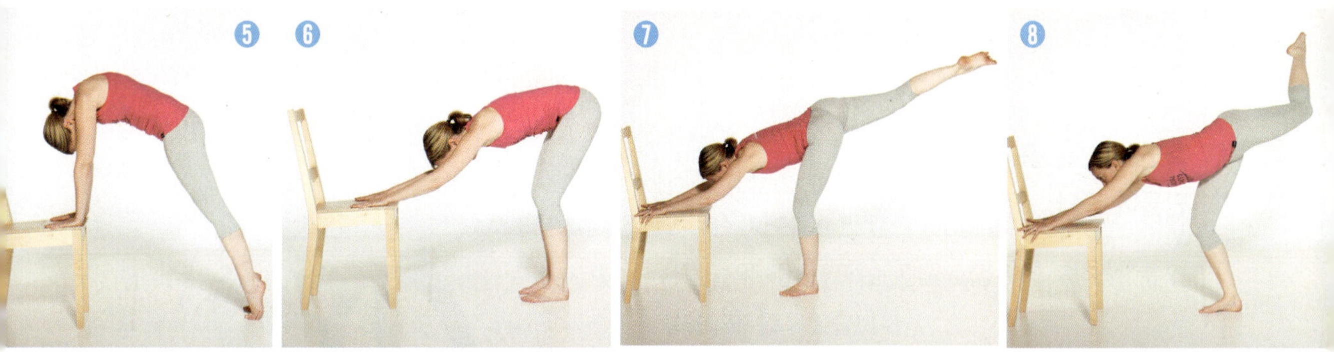

4. 허리와 측면라인 스트레칭: 의자를 이용한 독수리 날개

WAIST AND SIDE STRETCHES: EAGLE WINGS ON A CHAIR

긴 시간 자리에 앉아 있게 되면 골반과 허벅지 그리고 몸의 중심은 충분히 사용되지 않을 가능성이 높다. 불행하게도, 많은 사람들이 일상 생활에서 앉은 자세로 너무 오래 생활한다. 다음 운동은 이러한 몸의 구조들을 스트레칭하고, 측면 근막 체인, 즉 몸의 안정성을 담당하는 측면 라인(lateral lines)을 움직이게 할 것이다.

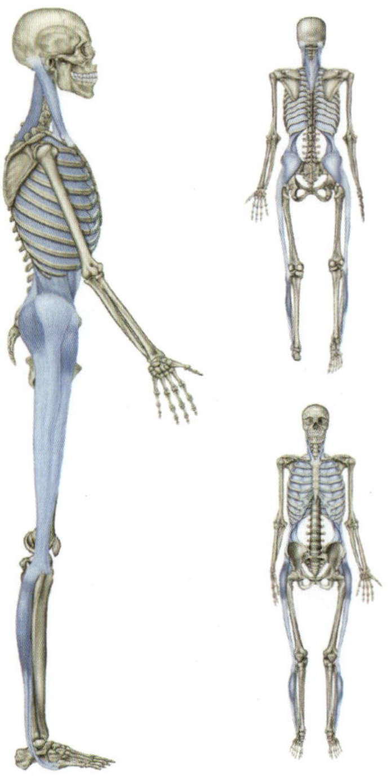

측면 라인은 몸에 안정성을 만들어 준다.

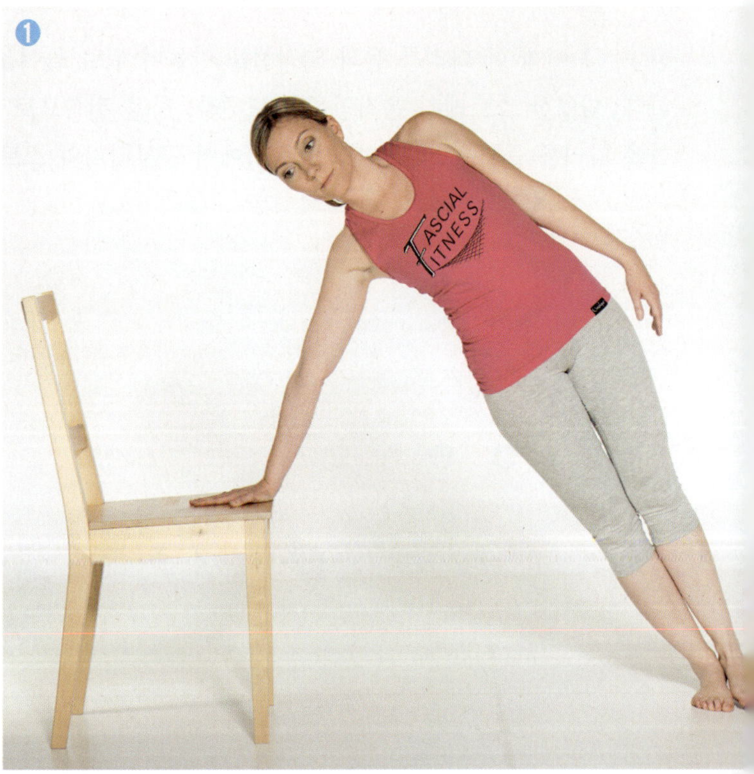

❶ 안정감 있는 의자를 벽에 가까이 두어 미끄러지지 않게 한다. 한 손으로 버티면서, 기울어진 자세로 두다리를 뻗어 측면으로 기댄다.

❷ 온 몸을 이용하여 긴 스트레칭을 한다. 아랫몸이 밑으로 처지지 않게 주의한다—반듯하게 스트레칭이 되도록 해야한다. 그 다음 위쪽에 놓여진 팔을 머리 위로 들어올린 뒤, 아치형태로 몸의 측면을 스트레칭한다.

❸ – ❹ 손의 자세를 변형할 수 있으며, 팔뚝을 각기 다른 각도와 방향으로 시도해라. 당신만의 변형된 자세를 만들어보는 것도 좋다.

항상 몸이 바닥으로 처지지 않도록 주의해라. 필요하다면 자세를 교정해도 좋다. 바르게 서기 전까지 몸을 천천히 일으켜라. 그리고 몸을 돌려 다른 측면으로 같은 운동을 반복해라. 이 운동을 각 측면마다 10번씩 수행한다.

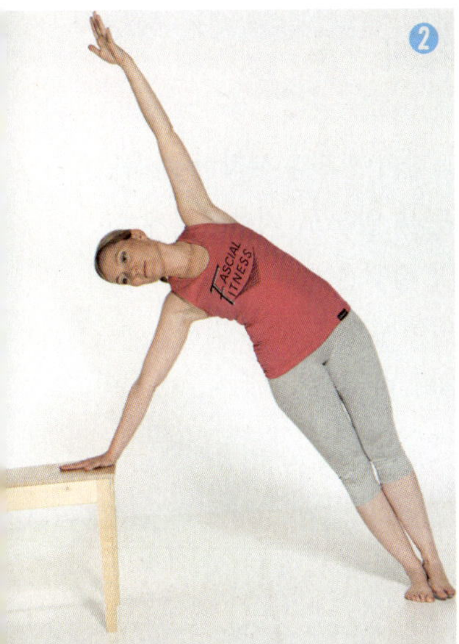

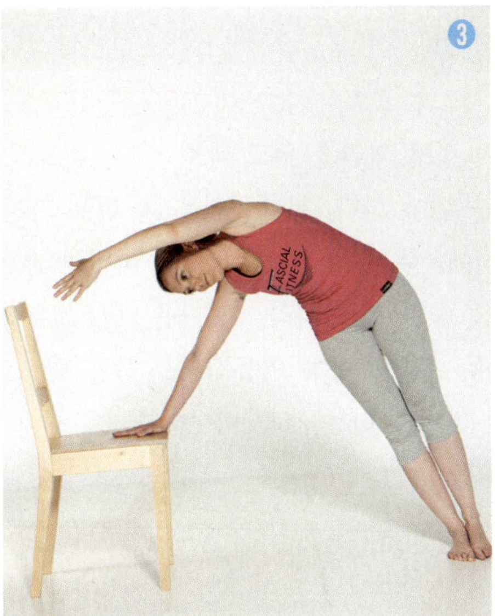

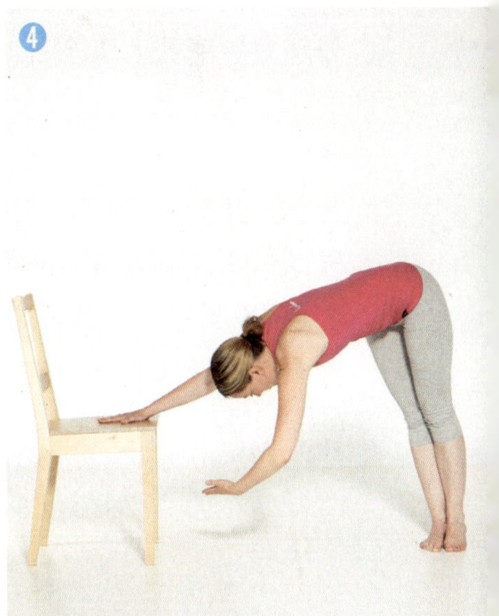

5. 어깨와 견갑대 활성화하기: 벽을 이용한 등 탄성 만들기

SHOULDERS AND SHOULDER GIRDLE ACTIVATION: SPRING - BACKS AGAINST A WALL)

장시간 책상에 앉아 있는 사람들은 대개 어깨 통증으로 고통스러워 한다. 이것은 장시간 정지된 자세로 인해 일어나는 것인데, 우리 몸은 그런 자세에 특화되어 있지 않다. 어깨 부근은 전면 근육과 흉근을 이어주는 아주 단단하고 두꺼운 근막을 지니고 있다.

이 시스템은 등과 허리까지 이어지는 전면의 두 팔을 연결한다. 우리가 진화되면서, 우리의 근본적인 신체 디자인은 나무에서 다른 나무로 휙 움직일 수 있게 한다. 그러나 장시간 앉아 있는 것, 특히 책상에 부자연스러운 자세로 앉아 있는 것은 몸의 많은 부분에 긴장을 유발시킨다. 어깨 관절의 근막 부위들은 굳어지고 고통스러워지면서 스트레스를 유발하고, *오십견(frozen shoulder)*으로 유도할 수도 있다.

유연하고 잘 훈련된 어깨 부근은 잘 굳어지지 않는다—다음과 같은 간단한 운동은 집이나 사무실에서 벽만 있으면 쉽게 진행할 수 있다. 이 운동은 꽤 다목적으로 쓰일 수 있는데 배, 어깨와 등을 전부 훈련할 수 있기 때문이다. 이 운동은 견갑대의 구조를 활성화한다.

❶ – ❷ 벽에서 0.5에서 1미터 정도 거리를 두고 바로 선다. 비교적 벽 가까이에서 시작한 다음, 운동을 진행하며 서서히 거리를 둬야 한다. 무게중심을 손 위로 가져가면서 앞으로 기울어지게 될 것이다. 하지만 시작하기 전에, 두 손을 몇 번 빠르게 비벼서 손 안의 감각을 풀어줘야 한다. 손바닥을 벽에 대고 벽과의 접촉을 잠시 느껴라. 그 다음, 벽으로부터 떨어져서 휴식을 취하고, 벽을 향해 다시 몸을 기댄다. 두 손을 이용해 역동적으로 몸을 벽으로부터 다시 밀어내라. 이 움직임은 벽에 대고 팔굽혀 펴기를 하는 것과 비슷하다.

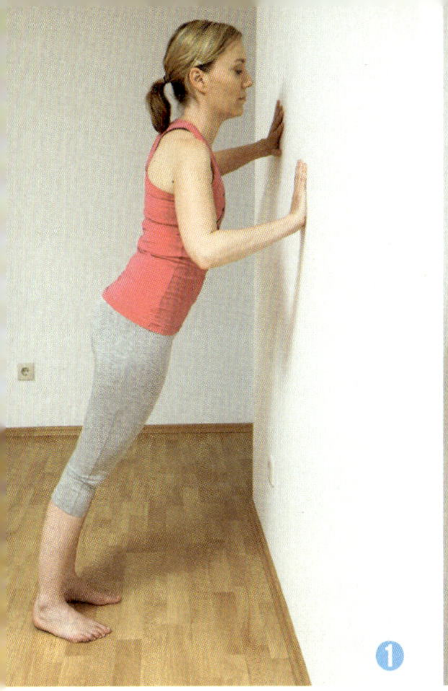

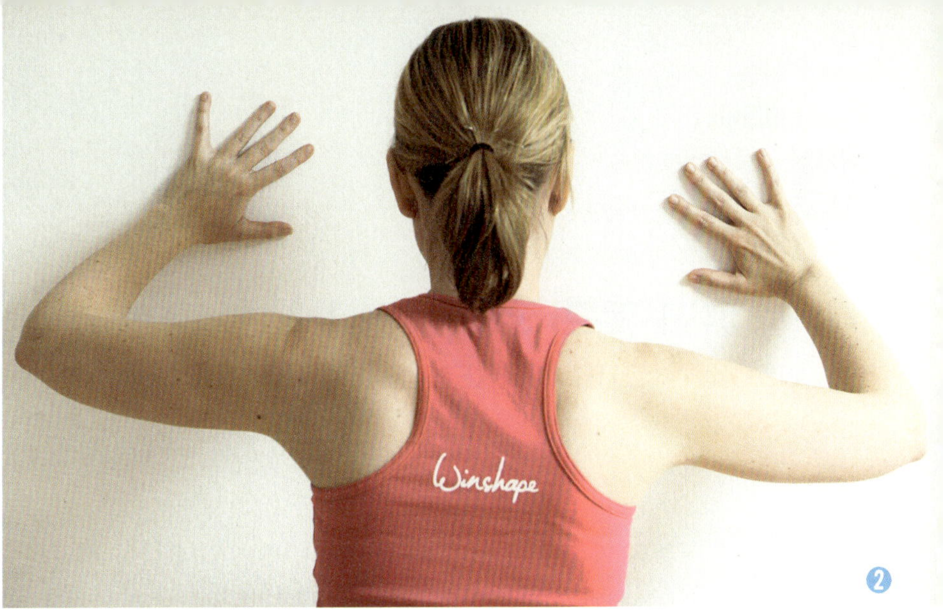

스프링 백은 벽이 마치 트렘플린이라고 생각하면 쉽고 수월하다. 이 운동이 힘들다면 근육을 너무 세게 사용하고 있는 것이다. 이 경우, 당신의 근막을 사용하도록 해라—벽에 가까이 움직인 다음, 역동적이고 수월한 근막의 리듬을 찾아라.

③ – ④ 중간 부분에 균형잡고 등이 꺼지는 걸 방지하기 위해 아랫배를 약간 안쪽으로 잡아당겨라. 몇가지 변형된 동작을 시도해보라: 손을 왼쪽으로 대각선으로 놓고, 오른쪽으로도 움직여라.
6번에서 7번 반복하자.

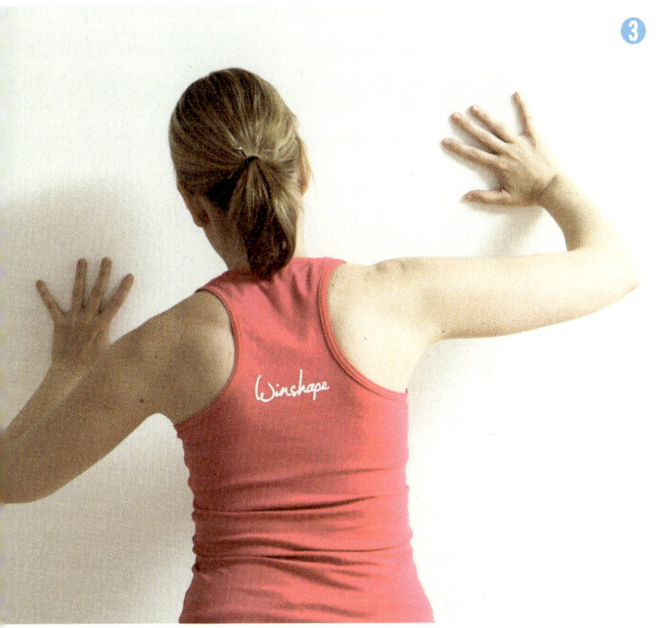

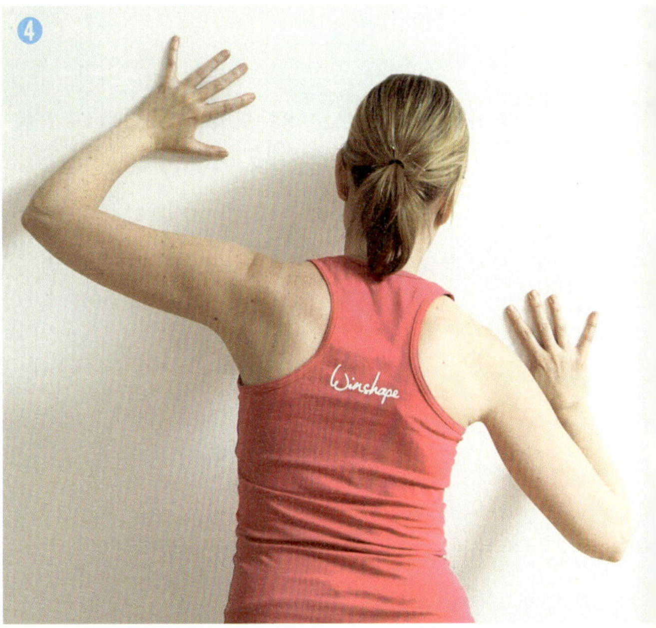

6. 목과 등의 휴식: 스네이크 댄스

NECK AND BACK RELAXATION: SNAKE DANCE

목의 통증은 자주 두통과 함께 찾아온다. 그것은 우연이 아니다: 목의 근막은 뒤에서 시작해 머리를 지나 눈썹까지 이어진다. 목을 살짝 더 지나 어깨를 감싸는 근막은 아주 부드럽다. 머리를 쉽게 움직일 수 있는 충분한 가동성을 가질 수 있도록 목은 아주 유연해야 한다. 그러므로 목 근막의 가동성을 보존하는 것과 강화시키는 것은 중요하다. 목 주변의 모든 운동법은 아주 조심스럽고 천천히 진행한다.

❶ 무릎을 엉덩이 너비로 벌리고 바닥이나 매트 위에 무릎을 꿇은 뒤 두 팔을 어깨너비로 벌린다. 뱀 같은 움직임으로 척추를 따라 파도 모양을 만들기 시작하라.

❷ 가슴뼈를 들어올리고 등을 아치형으로 만드는 것으로 시작해라. 그 다음, 가슴뼈를 천천히 바닥을 향해 내리자. 허리뼈를 조절하면서 꼬리뼈를 스트레칭하라. 움직임은 유동성있고 느낌이 꽤 좋아야 한다.

❸ – ❺ 이제 옆으로 움직여보자. 어깨 사이로 왔다갔다 옆으로 크게 움직여라. 그 다음 최종적으로 등으로 8자모양과 둥그런 모양을 만들자.

❻ – ❽ 각기 다른 방향과 파도 모양을 경험해보자. 완전한 동작들을 몇 분 가량 진행한다. 끝으로 움직임을 작고 섬세하게 만든 다음, 자세를 천천히 똑바로 한 다음 몇 분간 휴식을 취해라.

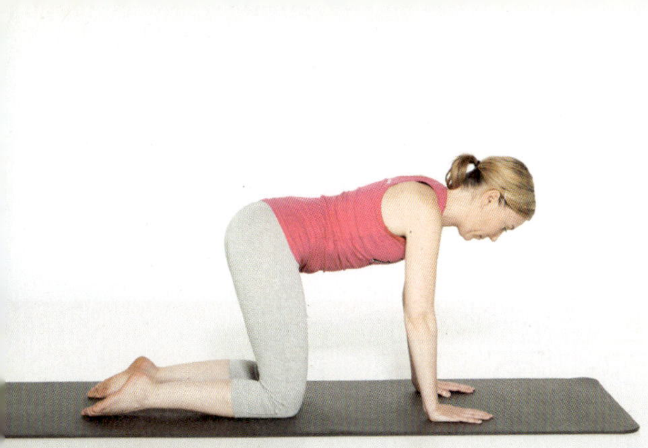

1

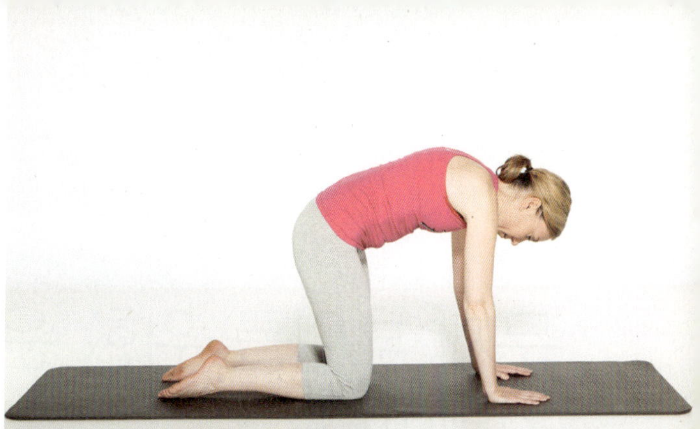

2

3

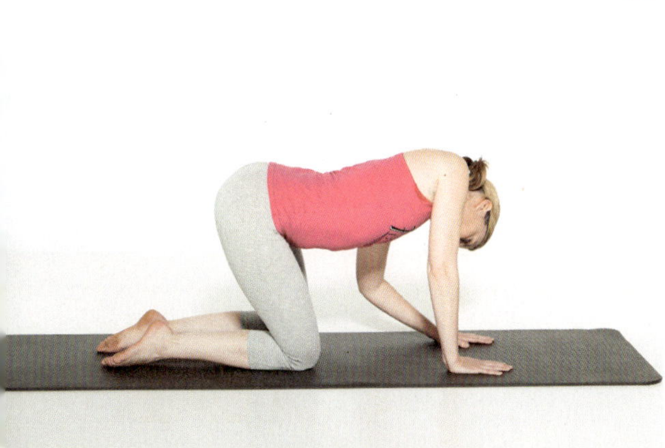

4

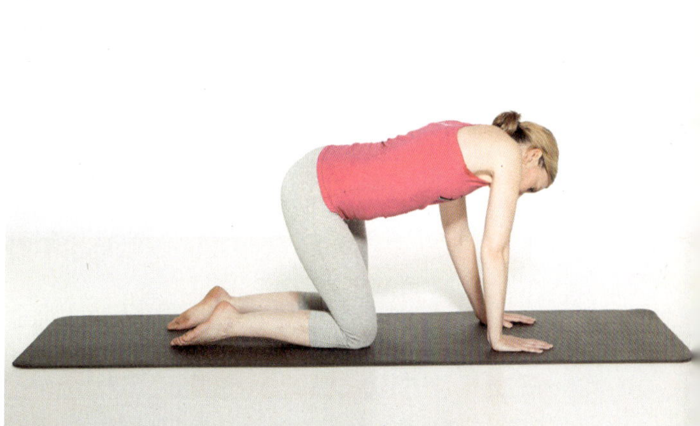

5

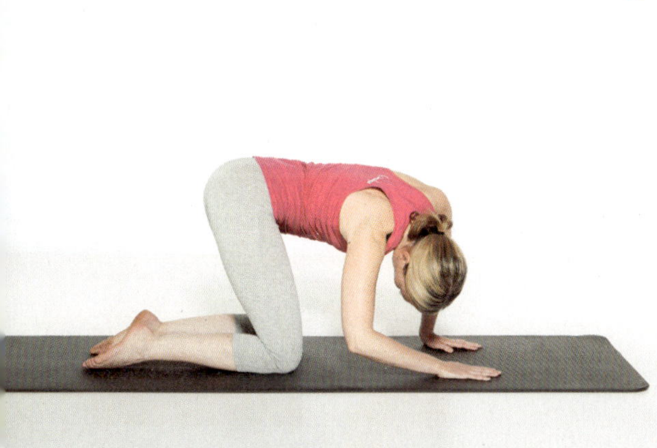

6

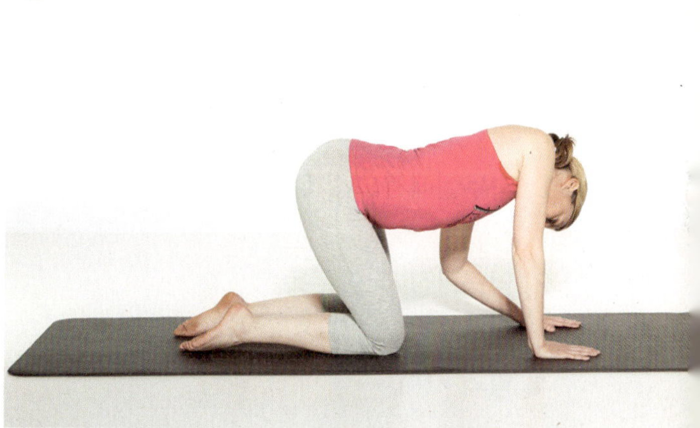

7

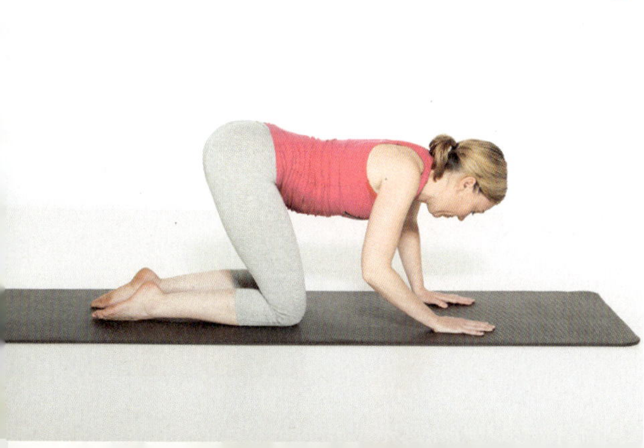

8

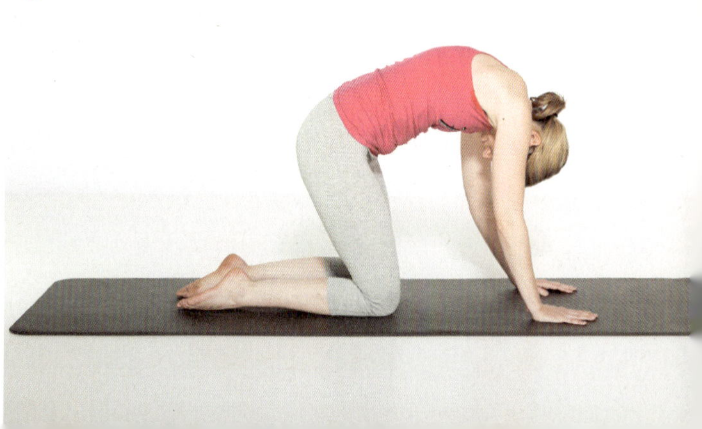

문제 부위를 위한 운동: 등, 목, 팔, 엉덩이, 발

다음 운동 시리즈는 특정 각도에서 일어나는 각각의 문제 부위나 문제점들을 다룬다. 항상 당신 근막의 전체 네트워크를 생각하고 전인적으로 운동하자. 이 작은 시리즈, 또는 선택된 운동들을 평소 시행하는 기본 트레이닝 프로그램에 접목하라.

문제 부위를 위한 프로그램
PROGRAMS FOR PROBLEM AREAS

1. 등을 위한 짧은 운동

2. 사무실에서: 목, 팔, 어깨의 문제

3. 엉덩관절 주변 운동

4. 발과 자세

A. 등을 위한 짧은 운동 SHORT BACK PROGRAM

여기 등을 위한 짧은 운동들이 있다 — 네가지 훈련 요소를 전부 포함하면서 특히 등허리 근막을 노린 다섯개의 운동이다. 이 운동은 허리통증을 방지하는데 탁월할 뿐만 아니라, 장시간 앉아 있거나 서 있는 사람들에게 좋다. 일주일에 두세번 이 운동을 하거나 평소 하는 운동에 접목하면 된다. 적어도 처음 할 때는 다음과 같은 순서로 하기를 추천한다.

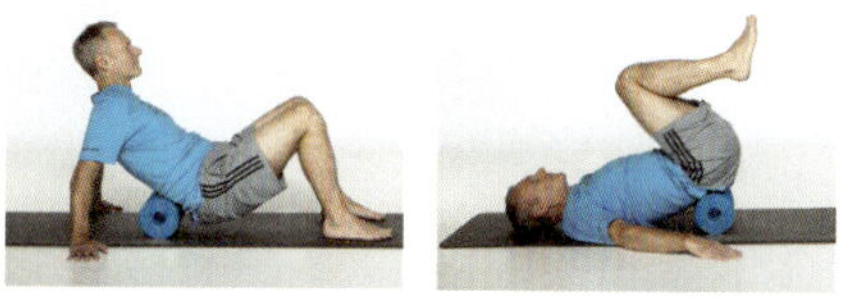

1. 등허리 근막 롤링

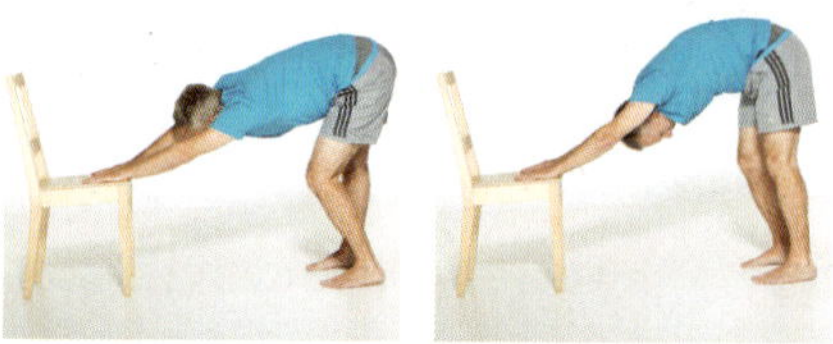

2. 등 스트레칭: 고양이 자세

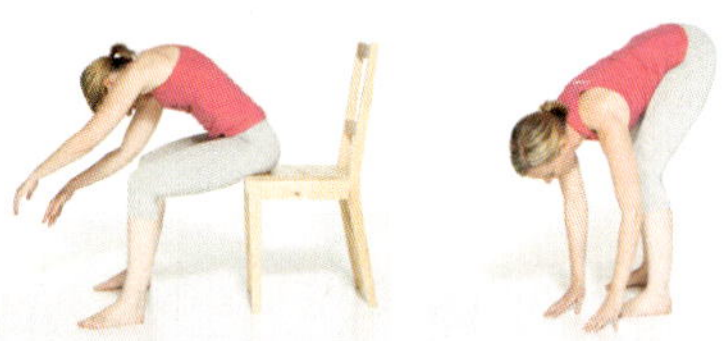

3. 아프리칸 벤드

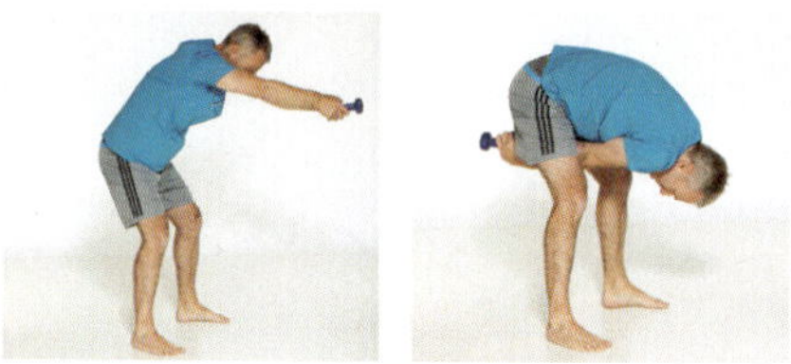

4. 플라잉 스워드(칼 휘두르기)

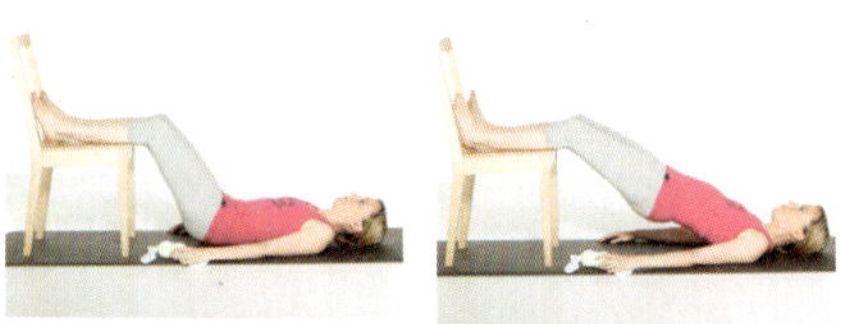

5. 척추 사슬 완화

1. 등허리 근막 롤링
ROLLING OUT THE LUMBAR FASCIA

등허리 근막 롤링이라는 운동은 조직을 활성화하고 액체 교환을 확실히 하여 근막을 재생시키고 훼손된 부분을 바로 잡게 해준다. 이 운동은 폼롤러(111쪽 참고)를 사용한다. 만약 등 운동을 더 자주하고 싶다면, 폼롤러가 아주 유용할 것이다. 허벅지와 종아리 운동의 경우에도 항상 폼롤러를 사용한다.

❶ 매트를 깐 바닥에 편안하게 앉아서, 팔을 이용하여 상체를 일으킨다. 그 다음 골반을 들어올리고 폼롤러를 허리 부근에 놓는다.

❷ 등 쪽으로 살짝 굴린 다음 다시 돌아온다. 팔은 머리 뒤로 겹쳐 놓는다.

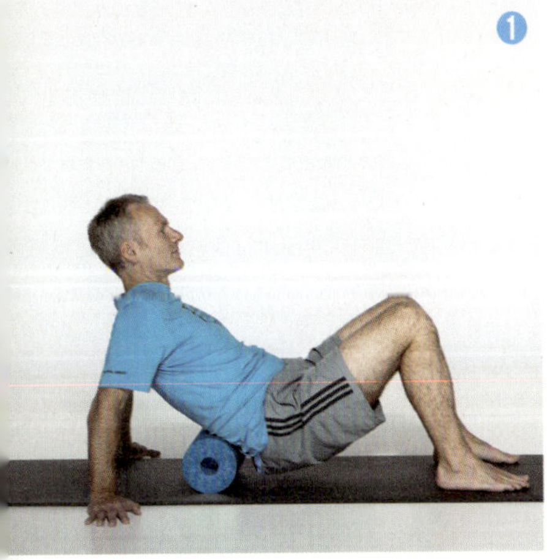

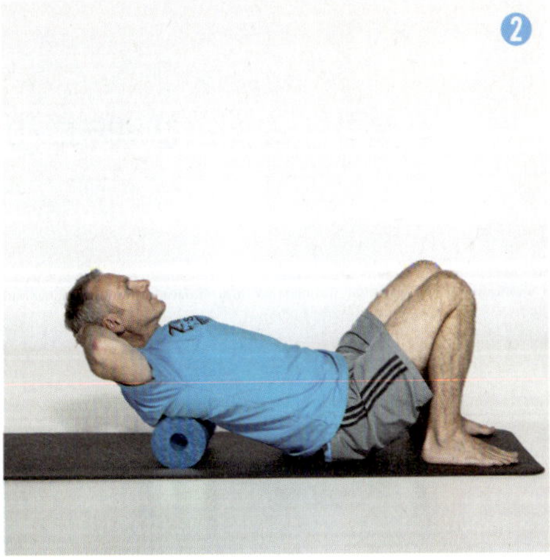

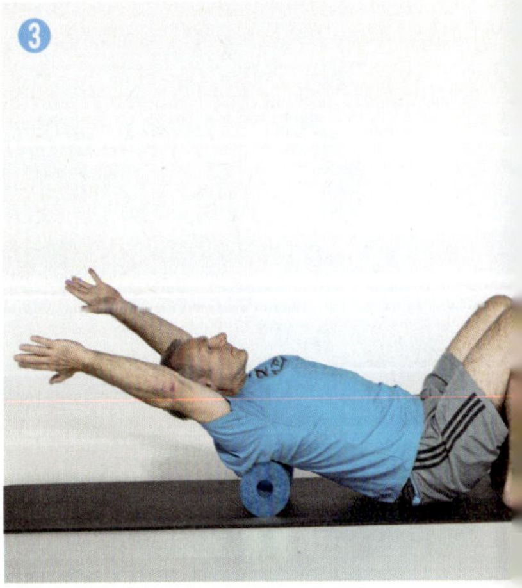

❸ 팔을 쭉 펴서 가슴을 활짝 펴라. 위아래로 천천히 롤링을 한다.

❹ 이제 폼롤러가 허리 아래에 위치해 있는 상태로 두 다리를 허공 위에 올려라. 이것을 무의식적으로, 천천히 한다.

❺ – ❻ 두 손을 바닥 위에 비스듬히 놓는다. 등이 둥그스름해지고 폼롤러가 허리의 푹 꺼진 부분 밑에 자리 잡도록 한다. 이제, 느린 동작으로 롤 위의 자세를 작은 각도로 변형하자. 롤의 위치를 변경하고 등의 근막 전체를 롤링하자.

압력을 조절하여 이 경험이 등 마사지처럼 느껴지게 하라. 날카롭고 심한 통증이 일어나서는 안된다.

만약 드러눕는 것이 힘들다면 다리를 지지대 삼아 등에 대고 일어나는 것을 연습할 수 있다. 그 자세로 압력을 더 쉽게 조절할 수 있을지도 모른다.

❹

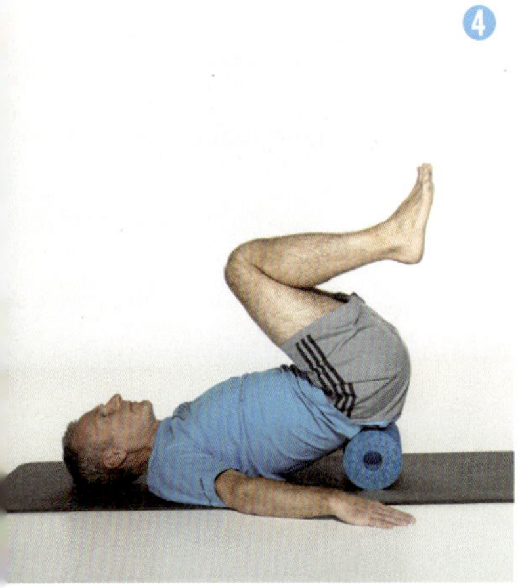

❺

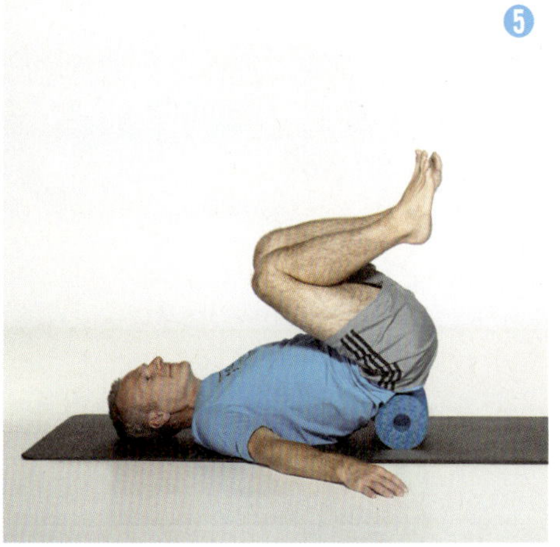

❻

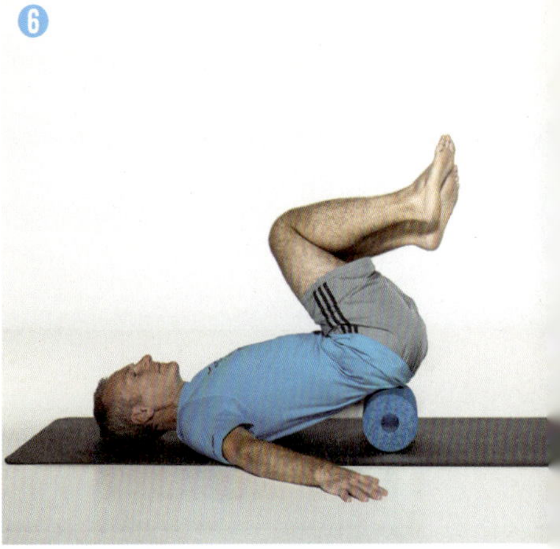

2. 등 스트레칭: 고양이 자세 BACK STRETCH: THE CAT

이 운동에선 등허리 근막의 얕은 막을 움직이는 연습을 할 것이다. 그리고 나서 등을 바르게 펴 더 깊은 막을 움직일 수 있게 운동을 반복한다.

❶ 의자를 꺼내 의자등받이가 벽에 기대도록 놓는다. 몇 발자국 의자에서 떨어진 다음 곧게 편 손을 의자 좌석 위에 놓는다. 무게 중심이 발에 있는 상태로 손은 의자 위에 가볍게 놓여야 한다.

두 다리를 엉덩이 너비로 벌려 두 팔을 늘어트리고 엉덩이 관절이 발뒤꿈치 위에 위치하도록 한다. 무릎을 천천히 앞으로 구부리고, 엉덩이가 위를 향하도록 몸을 늘이면서 동시에 꼬리뼈를 고양이처럼 위쪽으로 강조해라.

❶

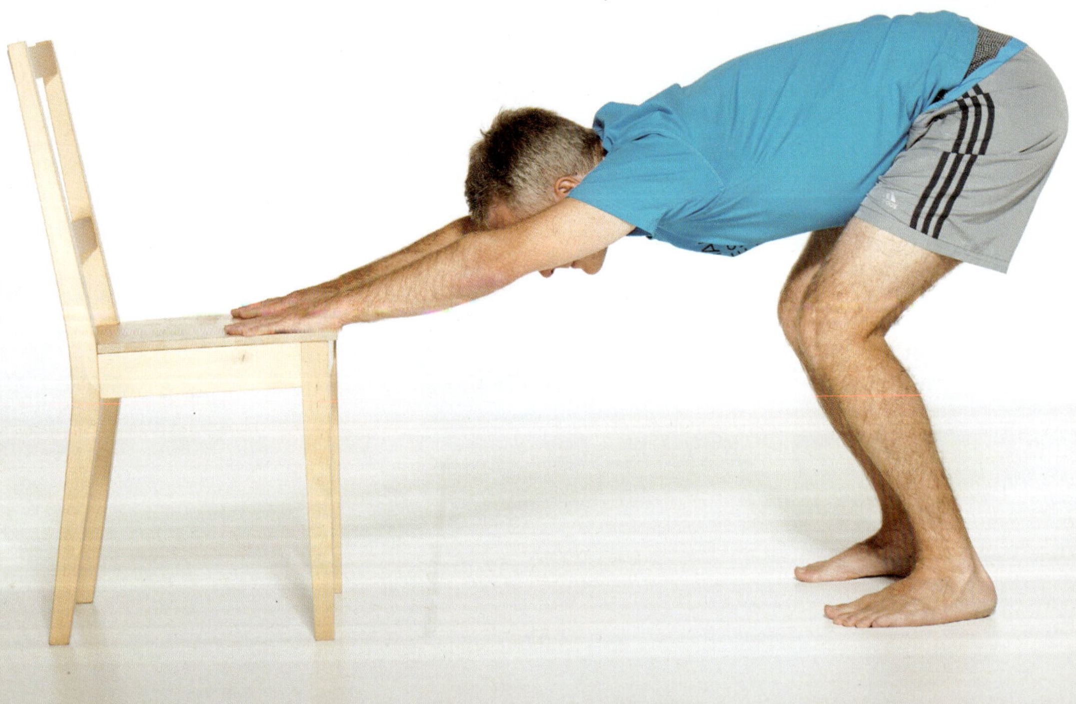

❷ 이제 오른쪽 엉덩이를 위로 올려 뒤로 옮기자. 오른쪽 무릎을 쭉 펴고 무게 중심이 왼발로 가게 하면 된다. 오른손을 펼치고 손가락을 의자 시트 쪽을 향해 밀어낸다. 오른쪽에 강한 스트레칭을 느껴야한다.

❸ 휴식을 취한 뒤 운동을 반복해라—오른쪽을 한 뒤 왼쪽을 해라.

이 운동을 할 때 아랫배가 안쪽으로 들어갈 수 있게 힘을 줘야 한다. 그렇지 않으면, 뱃 속의 기관들이 허리뼈가 앞쪽으로 처지게 만들 것이고 척주전만증이 일어날 것이다. 좀 더 심화과정을 하고 싶다면 의자 없이 서서 이 운동을 해 봐도 된다.

❷ ❸

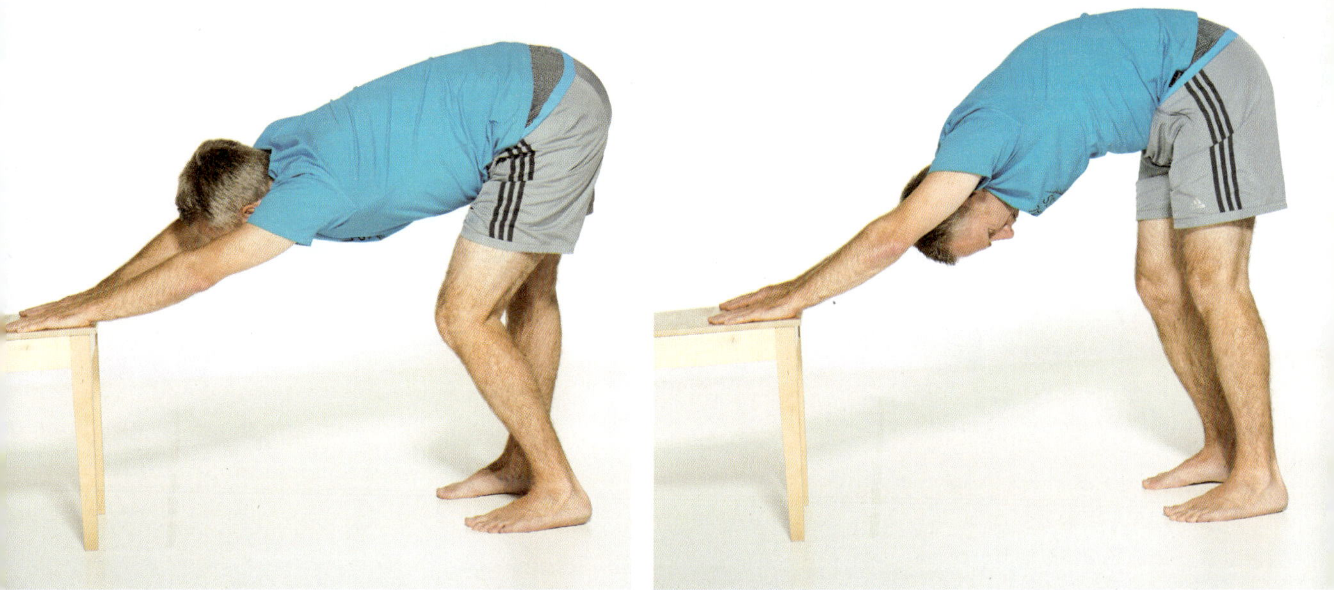

3. 아프리칸 벤드 AFRICAN BENDS

등허리 근막은 힘을 분산하고 근육을 붙들고 있을 뿐만 아니라, 인간의 자세를 위한 기계적인 컨트롤을 하는 역할도 한다. 우리는 그러므로 허리통증에 대항하여 허리뼈의 근막 탄성을 늘일 수 있게 노력해야 한다. 이 구부리기 운동은 연구가들이 아프리카의 몇몇 지역에서 관찰한 움직임에 기반하여 개발한 것이다. 아프리카 사람들은 들판에 나가 일할 때 이와 비슷한 스프링 동작을 취한다. 등을 구부린 자세이지만, 이 동작은 근막의 축적된 힘을 사용하는 놀라울 정도로 자연스럽고 부드러운 자세이다.

❶ 안정된 의자 앞 부분에 걸터 앉아 몸을 똑바로 세운다. 엉덩이 너비보다 살짝 넓게 두 다리를 벌린다.

❷ 턱은 가슴을 향해 내리고 손끝이 바닥에 닿을 때까지 천천히 머리를 숙인다.
이때 무릎은 발가락 위에 나란히 있어야 한다.

❸ – ❹ 이제 몸을 조금만 더 바닥을 향해 당겨보자. 좀 더 앞으로 나아갈수록 근막이 당겨지는 것을 느낄 것이다. 이제 몸을 풀고 등허리 근막이 되돌아가도록 놔두자.

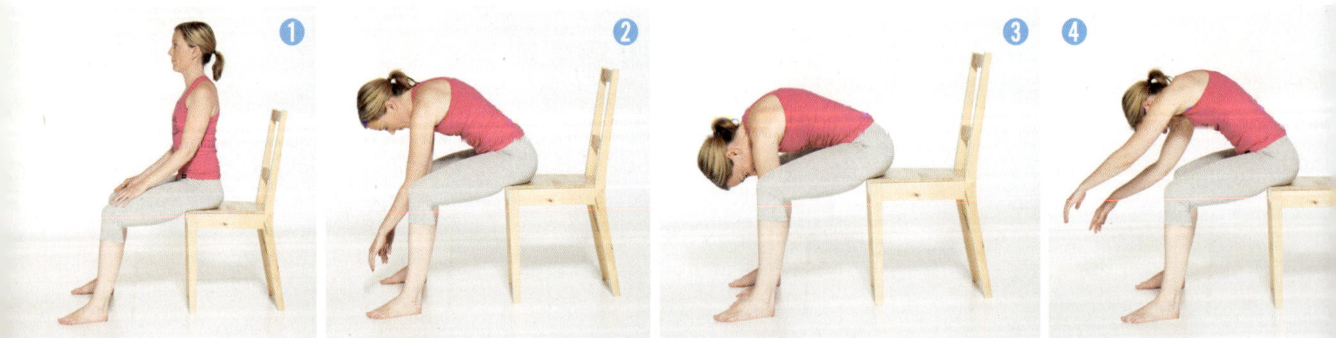

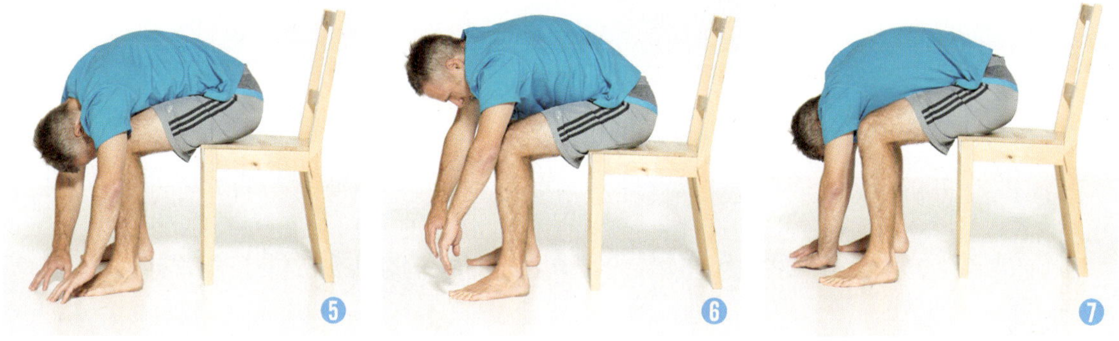

❺ – ❼ 움직일 때 어떠한 부담감도 느끼지 않게 몸에 맞는 리듬을 찾자. 등 아래가 탄력 있는 고무 공같은 느낌이 들어야 한다. 팔과 등 아래에서 각도를 조금씩 달리하면서 5번에서 6번 정도 동작을 반복하자.

❽ – ❿ **변형**: 자신감이 생겼다면, 이 운동은 서서도 가능하다. 무릎은 고정되지 않고 살짝 구부려야 한다.

어떤 사람들은 이 운동을 하면서도 등이 꽤 자연스럽게 곧은 채로 유지한다. 그러나 일반적으로 보통 사람들은 등이 살짝 구부러지는데, 이것은 개인의 유연성에 따라 다르다.

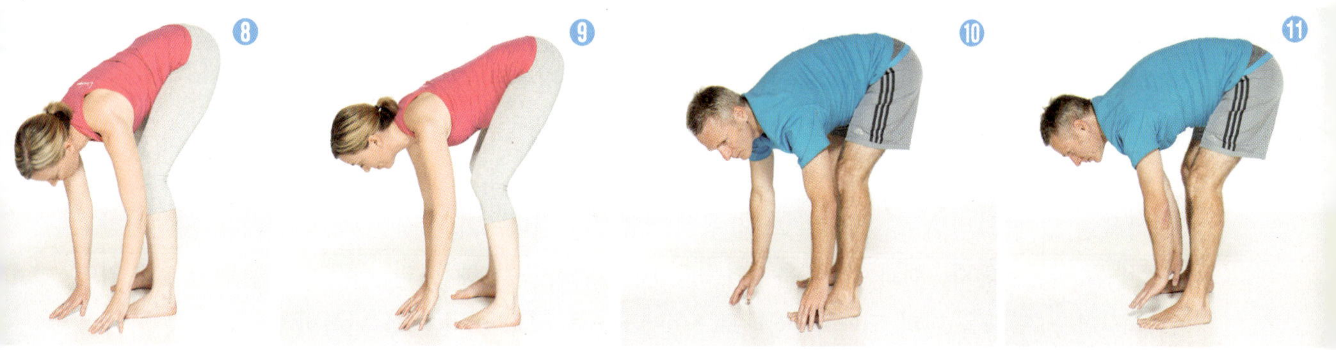

4. 플라잉 스워드(칼 휘두르기) FLYING SWORD

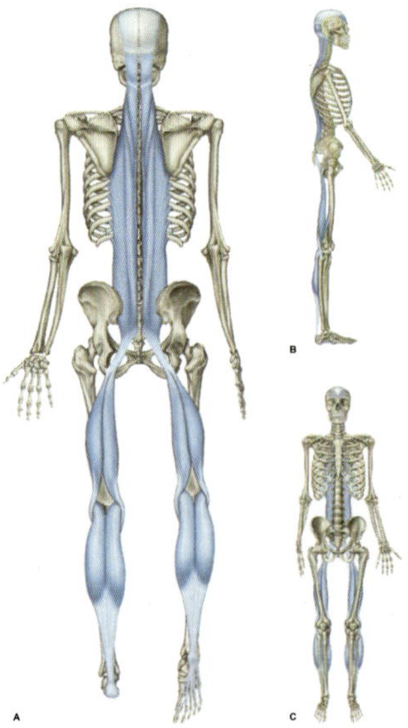

표층 후방 라인

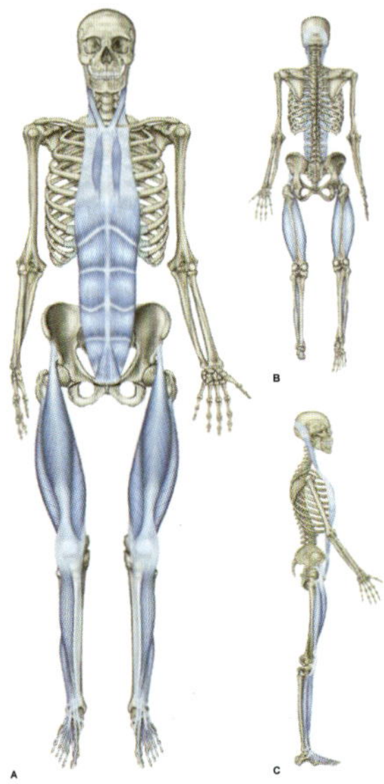

표층 전방 라인

이번 운동은 등허리 근막과 몸의 앞 뒤에 자리 잡은 긴 근막을 위한 것이다. 이 근막들은 척추의 힘과 안정성에 있어서 중요하다.

플라잉 스워드, 일명 칼 휘두르기는 아주 에너지 넘치고 활발한 운동이다. 그러나 이 운동은 워밍업을 충분히 한 후 진행되야 한다는 것을 명심하자. 게다가 허리통증이나 척추 불안정 문제를 앓고 있는 환자들의 경우, 이 운동을 할때 부드럽게 시작해야 한다. 처음에 한두번 가볍게 동작을 반복해봄으로써, 당신이 갖고 있는 몸의 구조로 인해 이 운동이 당신의 아래 등에 안정감을 가져오는지 불안정을 가져오는지 알아볼 수 있다. 만약 불안정을 가져오거나 확신이 들지 않는다면, 이 운동은 하지 말아야 한다.

❶ 작은 1.5kg 덤벨 한 개(또는 물이 채워진 작은 생수병으로 대체)를 양손으로 든다. 덤벨로 아치형 동작을 만들며 머리 위를 지나 뒤쪽을 향해 들어올린다.

다음엔 상체를 앞뒤로, 뱀같은 느린 동작으로 움직인다. 이 동작은 몸의 근막을 활성화하고 운동량을 만들어낸다. 뱀과 같은 움직임들은 배와 가슴을 통해 나타날 것이며 등뼈에 움직임이 생길 것이다. 덤벨을 머리 뒤에 든 상태로 5번에서 6번 정도 이 동작을 반복하자.

❷ – ❹ 이제 시선을 들어 가슴뼈로부터 앞으로 나아가자. 상체를 내리면서, 덤벨을 든 팔을 휘둘러 두 다리 사이로 넣었다가 다시 머리 위로 들어올린다. 두 팔을 자연스럽게 편 상태로 휘두르자. 이 동작을 부드럽고 가볍게 시행하자.

위에서 아래로 내려갔다가 다시 돌아오는 이 동작을 6번에서 7번 정도 반복하자. 그 다음, 팔을 휘두르면서 몸을 왼쪽 오른쪽으로 움직여보자. 적어도 이 동작을 20번 정도 반복하자. 그러나 진행할수록 몸이 무거워질테니 아랫등에 너무 많은 부담이 가지 않도록 주의해야 한다.

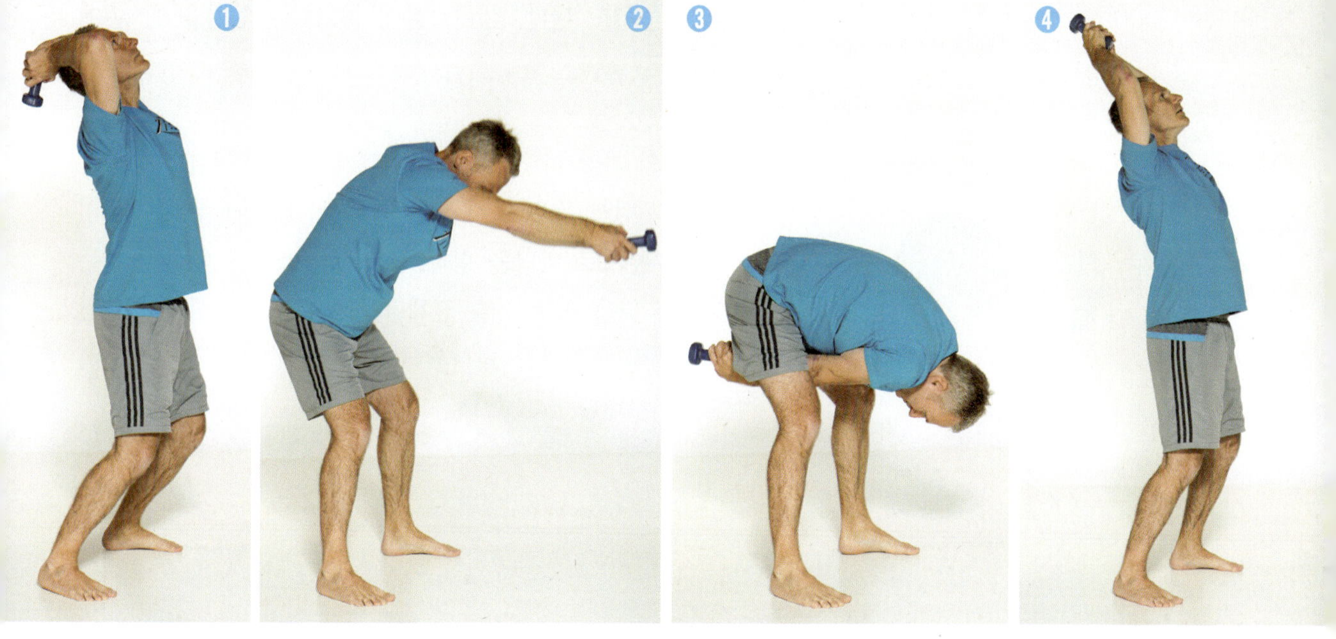

5. 척추 사슬 완화 VERTEBRAL CHAIN RELIEF

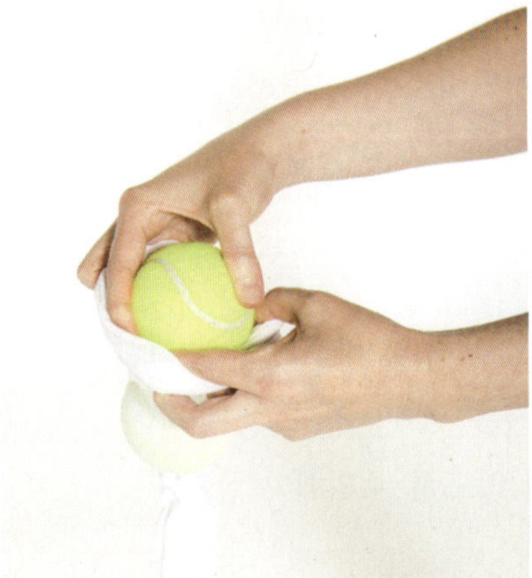

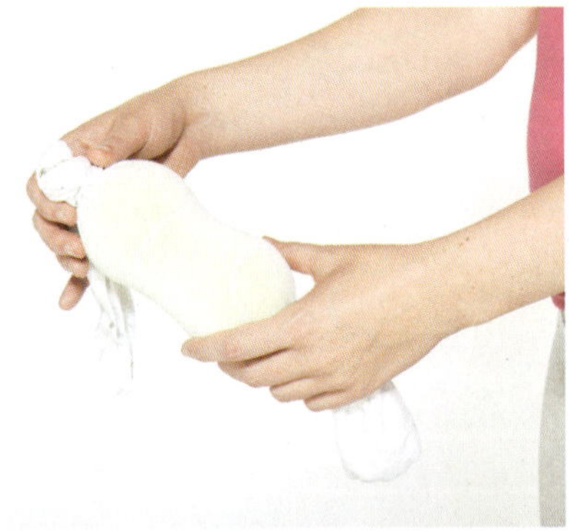

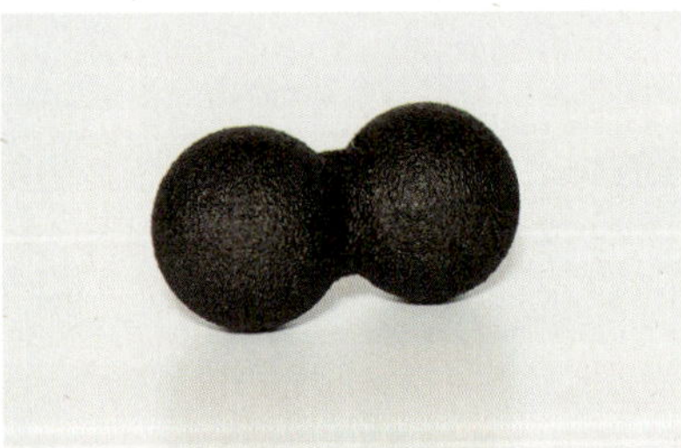

척추는 움직이는 연결고리의 사슬과도 같다. 근막의 긴장 시스템 덕분에 등은 균형있으면서도 곧게 선 자세로 유지된다(제2장에서 다루었다). 우리는 척추를 척추 사슬(vertebral chain)이라 부르며, 이 척추사슬(vertebral chain)의 자세근육의 근막 구조가 자극되고 진정되는 이 운동을 이용하여 척추의 움직임을 회복시킬 것이다.

이 운동에는 양말이나 스타킹에 묶인 두개의 테니스 공이 필요하다. 이러한 운동을 위해 특별히 디자인된 더블볼로 대체해도 되며, 스포츠 용품점에서 구입할 수 있다.

❶ 의자 앞에 평평한 자세로 누워 두 다리를 의자 좌석에 올린다. 편안함을 위해 담요를 골반이나 종아리 아래에 놓아도 된다. 테니스볼이 들어있는 양말을 한 손에 쥔다.

❷ 등의 가장 아랫부분인 엉치뼈가 바닥과 연결되어 있는 걸 느끼면서 등을 먼저 느슨하게 만든다. 이 부위는 등의 아랫부분으로 바닥을 향해 작고 조심스러운 움직을 만든다. 그 다음 척추 사슬 전체를 바닥에서 천천히 들어올린다. 그리고 척추를 하나씩 내리며 바닥으로 되돌아온다. 3번 반복한다.

❸ 이제 아랫등을 들어올리고, 테니스볼이 담긴 양말을 등뼈 밑에 집어 넣어 공이 척추의 양쪽에 자리잡도록 한다. 가시돌기(The spinous processes)는 이제 중간에 있는 공이 만든 틈으로 충분한 공간을 갖게 된다. 공이 뼈가 아니라 오직 근육과 접촉되어 있을 때 다음으로 넘어가자.

❹ – ❻ 이제 천천히 공 위로 무게를 실은 뒤 압력을 늘리자. 공과 접촉된 부분에 작은 범위의 변화를 만들자. 편안함이 느껴지는 동안 이 자세를 유지한다. 그다음 공을 척추 한 분절 씩 밑으로 움직이며 운동을 반복한다.

이 운동을 적용하는 동안, 순차적으로 엉치뼈를 향해 내려간다. 그곳에 다다랐을 때 공을 치워내고 바닥과의 접촉을 느껴본다. 달라진 것이 느껴지는가?

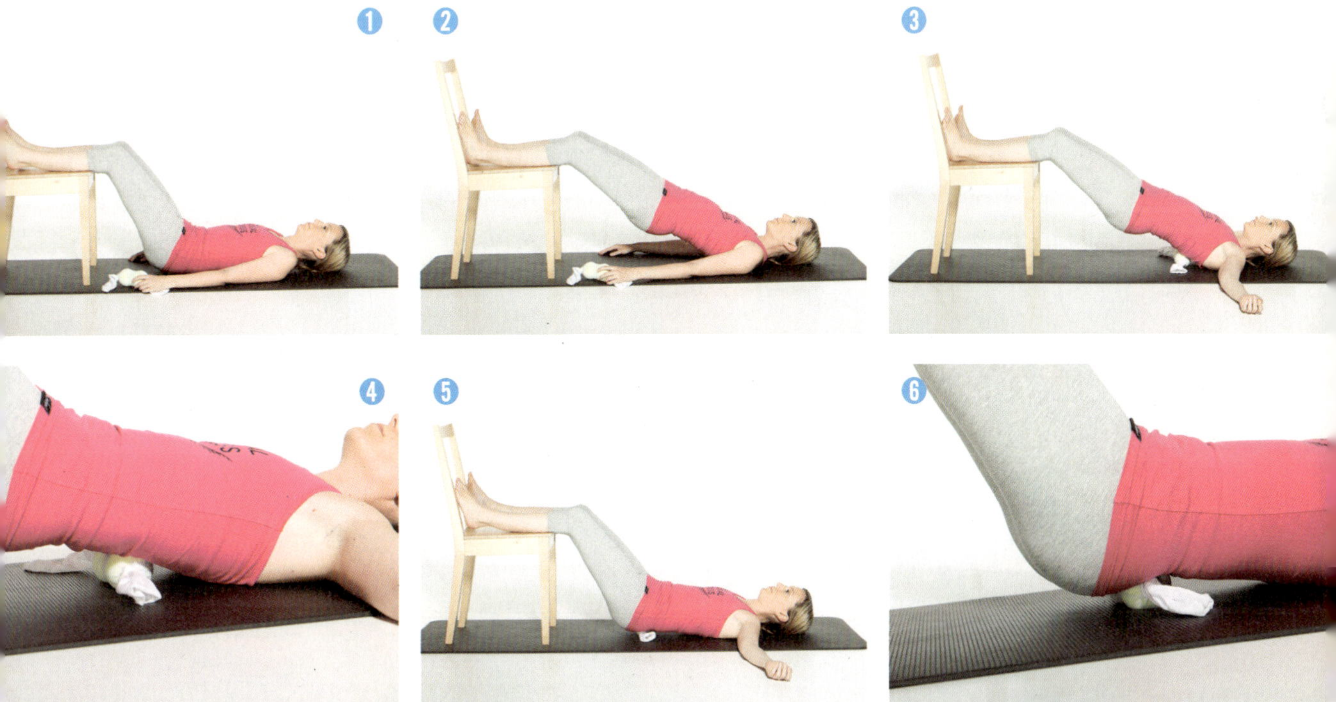

B. 사무실에서: 목, 팔, 어깨의 문제

AT THE OFFICE: PROBLEMS IN THE NECK, ARMS, AND SHOULDERS

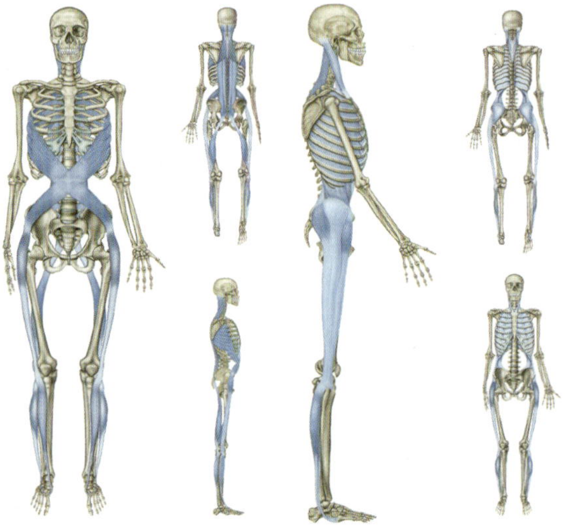

사무실에서 책상에 앉아 일하는 사람들을 위한 운동.

척추 라인과 측면 라인의 근막은 오래 앉아 있을 경우 효과적으로 사용되지 못한다. 어떤 사람은 거의 모든 하루를 앉아 있는 자세로 시간을 보내기도 한다. 책상에 앉아 일하거나 컴퓨터 모니터를 보고 있을 때, 두 팔은 책상 위에 좋지 않은 자세로 놓여있다. 어깨-목-팔 신드롬은 앉은 자세로 생기는 영구적인 문제로, 심지어 허리 통증보다도 더 흔히 일어나는 문제이다. 아래의 운동들은 이 부위의 뭉친 근막을 풀어준다. 또한 이 운동들은 다리, 팔, 상체, 특히 제3장에서 언급되었던 오래 앉았을 때 금방 퇴화되는 측면과 척추 라인들을 활발히 움직인다.

이 운동들은 집이나 사무실에서 할 수 있으며, 또는 일주일에 두 번 운동하는 일반 근막 프로그램에 추가해 더 강화시킬 수 있다. 스윙 운동은(대나무 휘두르기, 146쪽) 준비 운동을 하여 몸이 충분히 데워진 후 진행해야만 한다. 벽을 이용한 등 탄성 만들기 운동은 기본 프로그램에 있었으며(126쪽), 이 시리즈 끝에 통합시킬 수 있다.

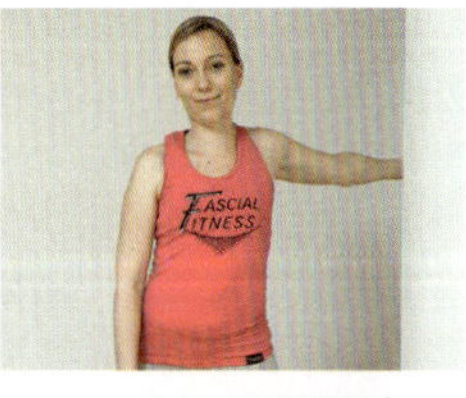

1. 어깨 스트레칭

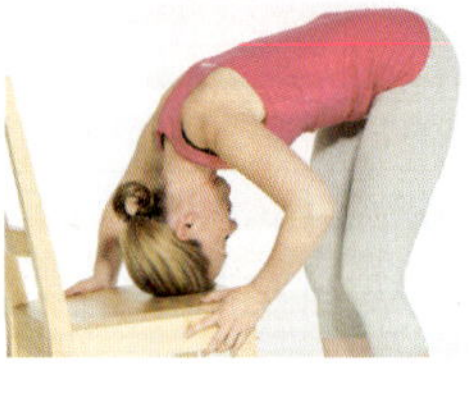

2. 목을 위한 자유

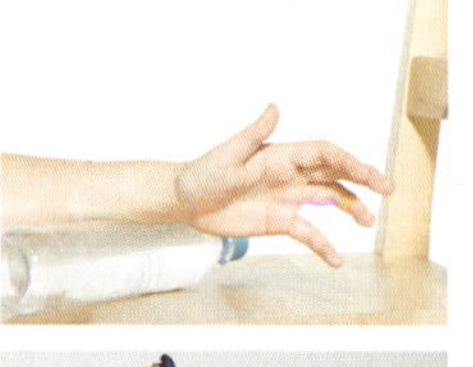

3. 피곤한 팔뚝 휴식 취하기

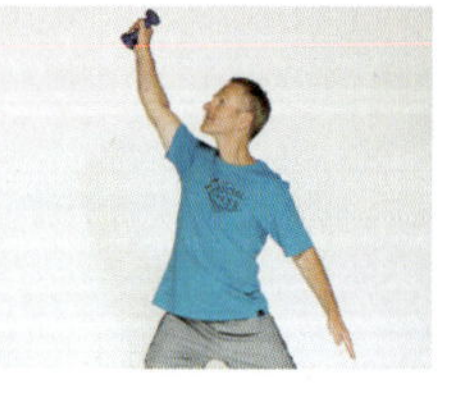

4. 몸 전체를 위한 모멘텀(대나무 휘두르기)

어깨 스트레칭 SHOULDER STRETCH

이 운동을 시행할때는 주변에 있는 각이진 모서리를 찾아보도록 하자.

❶ 이미지에 나와 있는 것처럼 문 틀, 벽, 또는 장롱 옆에 서자. 한 손을 평평하게 하여 접촉한 다음, 몸을 앞으로 움직여 팔과 어깨를 스트레칭 하자.

❷ – ❸ 작게 각도를 변경하면 각기 다른 섬유질이 활성화 되는 걸 느낄 수 있다. 좀 더 나아가, 손의 위치를 바꿔보자—높거나 낮게 바꿔보고, 스트레칭을 변형시키기 위해 벽을 향한 몸의 각도 또한 바꿔보자.

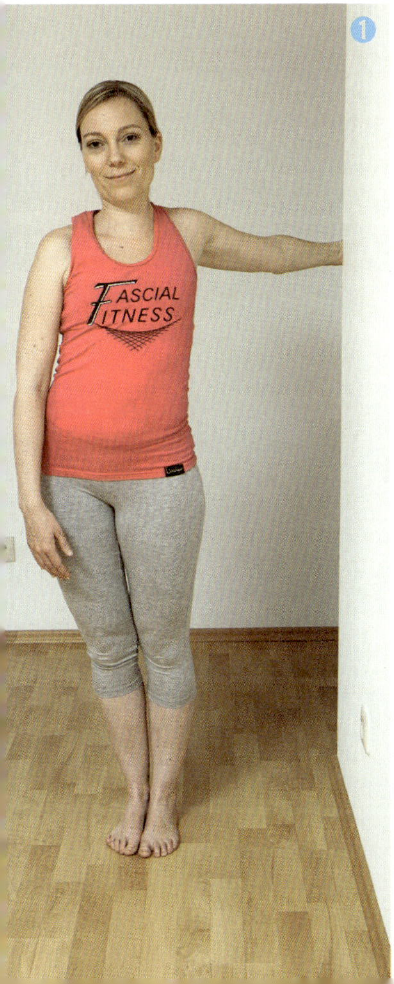

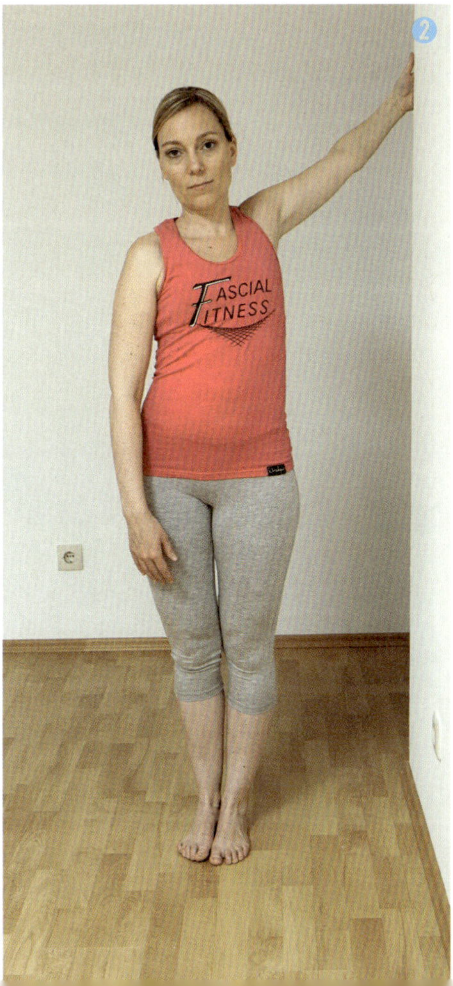

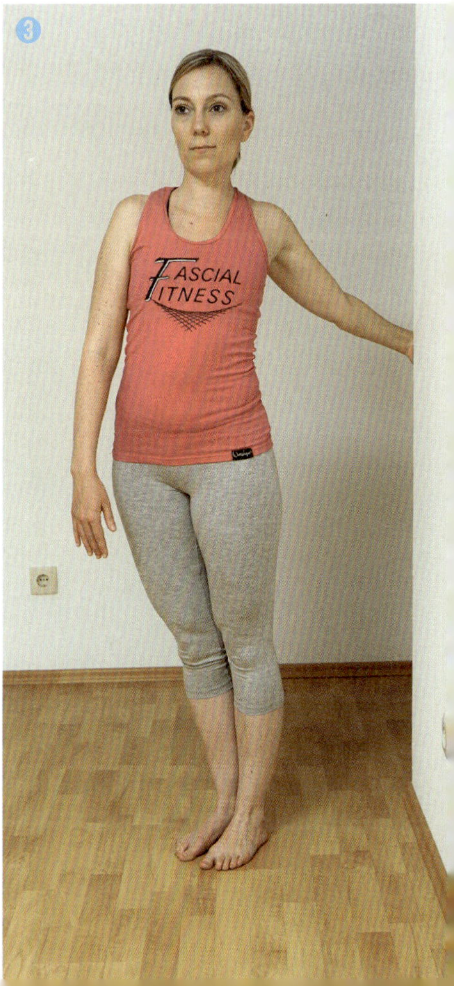

목을 위한 자유 FREEDOM FOR THE NECK

이 운동은 목과 목에서 이어지는 등 이음부, 어깨 그리고 머리 주위의 모든 근막 요소들을 안정시킨다. 머리의 무게가 신체 중력 중심선 바로 위에 떠있는 아주 정확한 자세로 앉아있는 것은 거의 드물다. 결과적으로 근육은 균형을 맞추는 일을 아주 많이 하게 되고 이것은 어깨 전체가 뭉치고 목에 힘이 실리게 되는 원인이 된다. 이 운동으로 이 특정 목 부위를 풀어보자.

❶ 이 운동을 위해 부푼 풍선이 필요하다. 의자 앞에 서서 다리를 엉덩이만큼 벌리고 두 손으로 풍선을 잡자. 배에 힘을 살짝 준 뒤, 척추를 하나씩 내리며 의자 시트 위로 상체를 구부리자.
풍선을 의자에 놓고 정수리를 풍선 위에 놓는다. 양 손은 의자 좌석을 가볍게 쥐어 몸을 지지한다.

목의 각도를 조금씩 바꿔보고, 오직 머리만을 이용해 풍선 안에서 가볍게 조금씩 앞뒤로 굴려보자. 목을 아주 느슨하게 해야하고 힘을 쫙 빼야 한다. 풍선 위에 놓인 머리의 무게를 제어한다—너무 세게 누르지 말자. 움직임을 더 작고 더 다양하게 시도한다.

❷ 이 운동을 풍선없이 머리를 직접 의자 시트 위에 대고 한다면 더 어려울 것이다.

❶

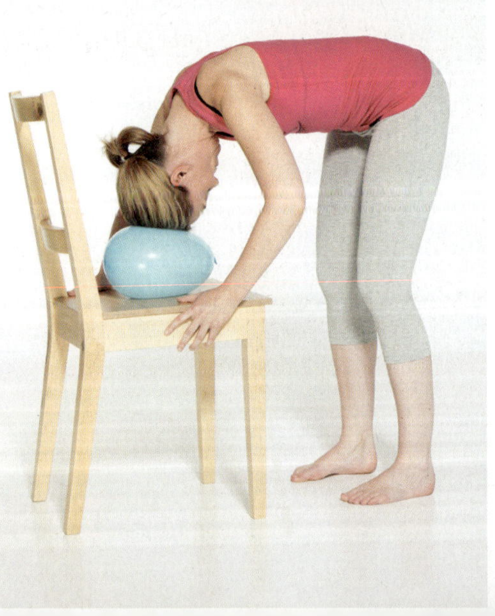

❷

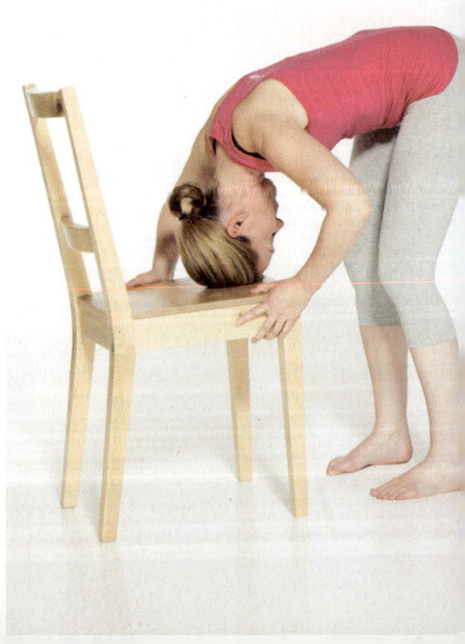

피곤한 팔뚝 휴식 취하기

RELAXATION FOR TIRED FOREARMS

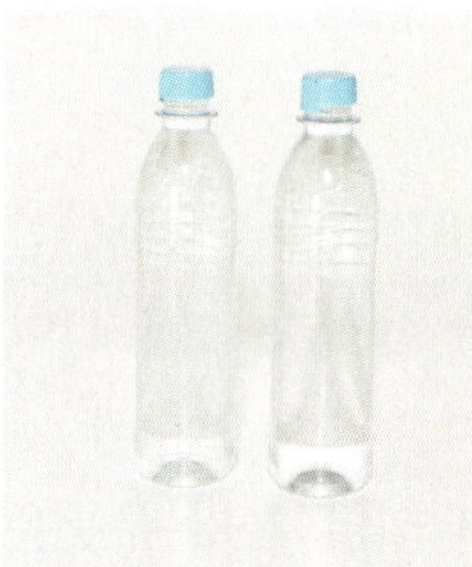

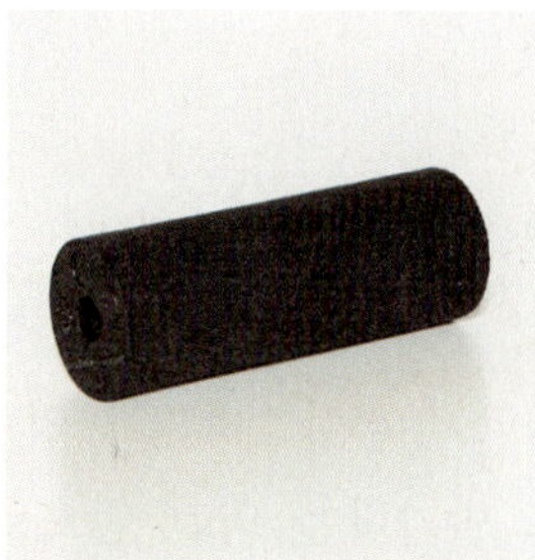

이 운동은 사무실에서 휴식시간에, 팔뚝이 장시간 동안 한자세로 시달렸을 때 하기 좋다. 이 운동은 물이 채워진 작은 물병이나 작은 폼롤러가 필요하다(이미지 참고, 검정 폼롤러는 15cm 길이에 5.4cm 두께이다).

❶ 물병이나 폼롤러를 식탁이나 책상 또는 의자에 놓은 뒤 팔뚝을 그 위에 올려놓는다.

❷ – ❸ 팔뚝의 무게를 물병이나 롤 위에 얹고 휴식을 취한다. 밀리미터씩 움직이는 동작으로 천천히 팔뚝을 굴리기 시작한다. 팔꿈치에서 손으로, 손에서 팔꿈치로 팔뚝의 길이 전체를 롤링한다. 다양한 각도로 작은 변화를 주어 롤링을 변경한다.

느린 동작으로 스펀지에서 물을 빼낸다는 느낌으로 운동을 해야한다.

❶

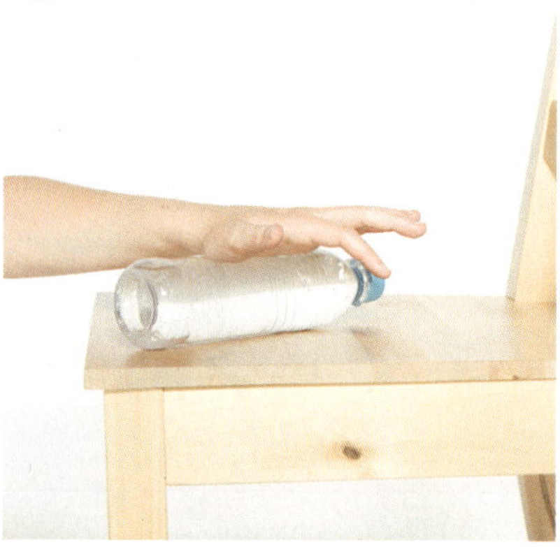

❷

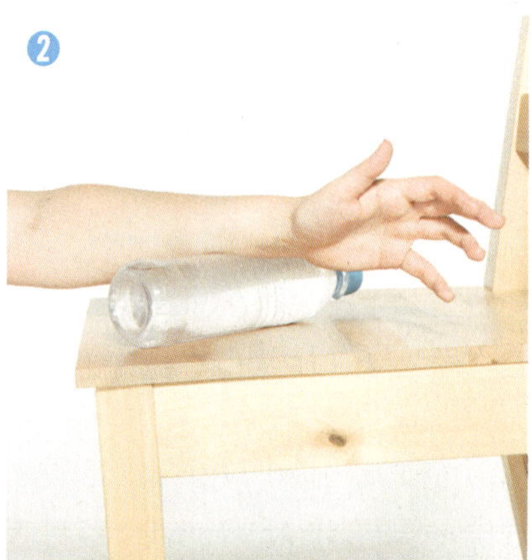

❸

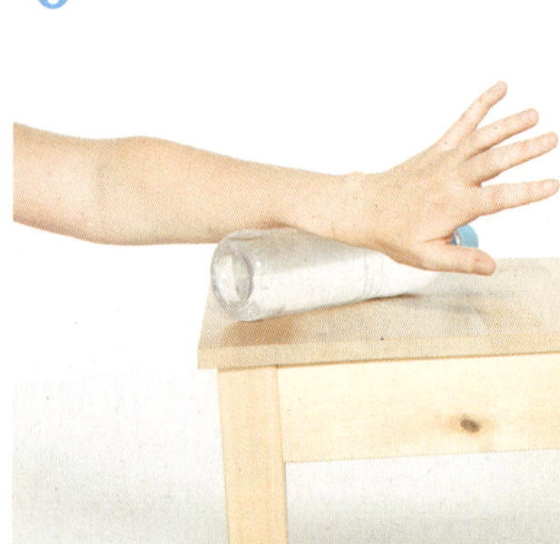

전신을 위한 모멘텀: 대나무 휘두르기
MOMENTUM FOR THE WHOLE BODY: SWINGING BAMBOO

이 운동은 0.5에서 1.5kg 사이의 작은 덤벨이 필요하다. 물이 채워진 작은 생수병으로도 대체 가능하다.

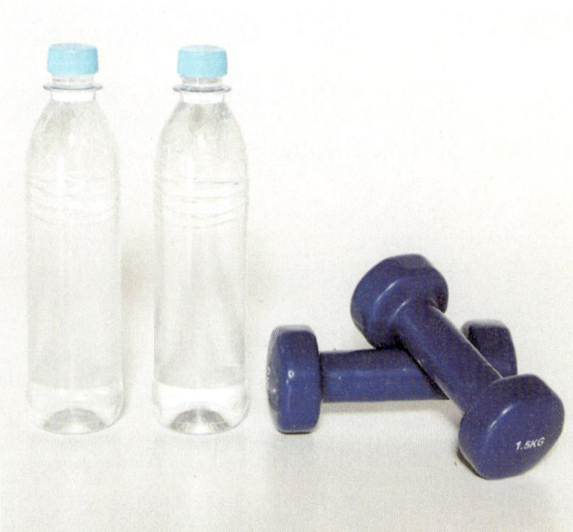

❶ – ❷ 스모 선수같은 안정감 있는 자세로 선다. 우리는 이 자세를 선행된 힘(Prior Force)이라고 부른다: 다리가 엉덩이 너비보다 살짝 넓고 발가락은 약간 앞으로 나와야 하며 무릎은 발가락 앞으로 살짝 구부려야 한다. 등을 반듯하게 펴 유지하고, 꼬리뼈를 향해 작은 무게를 잡아당긴다고 상상해라. 덤벨을 몸 앞에서 두 손으로 쥔 상태로, 척추 사슬(vertebral chain)의 회전력을 활성시키기 위해 작은 원모양으로 휘두른다. 이 동작은 천천히 몸을 워밍-업 시킬 것이다. 대략 일 분 정도 이 회전 운동을 해라.

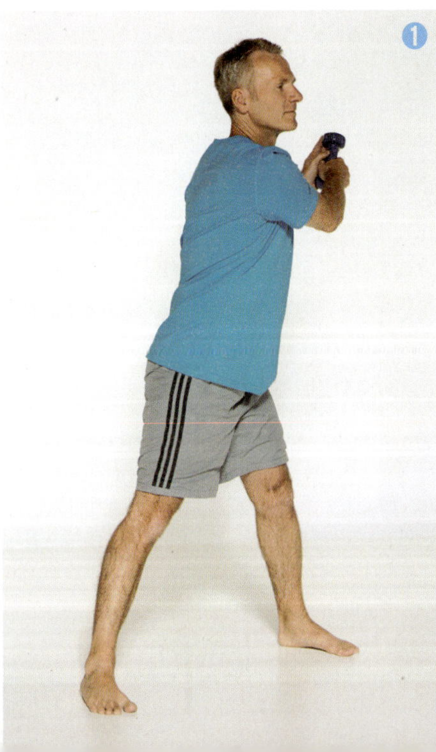
❶

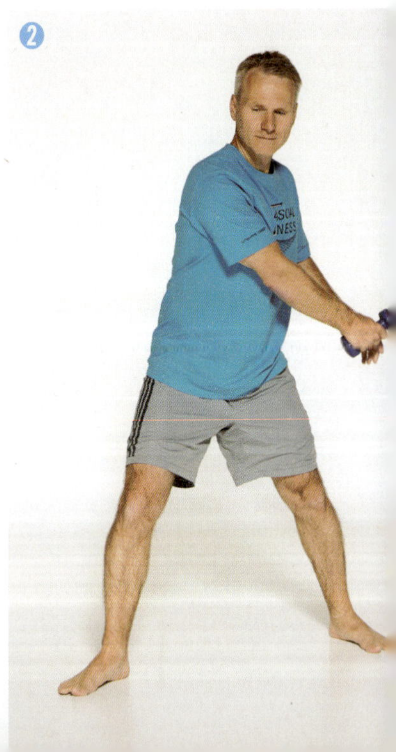
❷

❸ 이제 다리를 동시에 움직이며 동작을 대각선 위로 올렸다가 내리며 한쪽으로만 몇 번 반복해라. 팔을 휘두르는 쪽에 있는 무릎을 구부리고, 반대편 다리는 쭉 펴자. 휘두를 때 두 팔을 활짝 벌려야 한다. 오른쪽으로 휘두를 때, 두 손을 쥐고 있던 덤벨(또는 생수병)을 왼손에서 놓아준다. 덤벨을 쥔 오른팔을 대각선 오른쪽 위로 휘두르며, 상체를 오른쪽 위를 향해 회전하자. 이 동작은 긴 근막, 특히 스파이럴 라인에 힘을 주게된다. 참고할 것은 바깥 끝에 있는 왼발은 이 때 바닥에 단단히 고정되어 있어야 한다. 이 동작을 반대로 반복할 때도 오른발은 단단히 고정되어 있어야 한다.

❹ – ❺ 자세 그대로 잠시 멈춰있는 상태에서, 펼쳐 있는 다리의 발 바깥부터 덤벨을 쥐고 있는 손까지 아우르는 균형감을 유지한다. 그 다음 시선을 위로 보냈다가 다시 밑으로 내린다. 몸의 측면 전체가 긴장되어 있어야 한다. 가슴부터 밑으로 대각선 방향으로 팔을 휘두르며 내려온다. 이 동작은 부드러운 커브를 따라야 하며 무리하게 몸을 펼쳐서는 안된다. 몸이 보내는 신호에 주의하자. 만약 이 동작의 형태를 이해했다고 느끼면, 세 번에서 다섯 번 정도 위로 휘두르는 동작을 중간에 쉬는 것 없이 반복한다. 몸을 쉰 다음, 반대편으로 바꿔 반복하자.

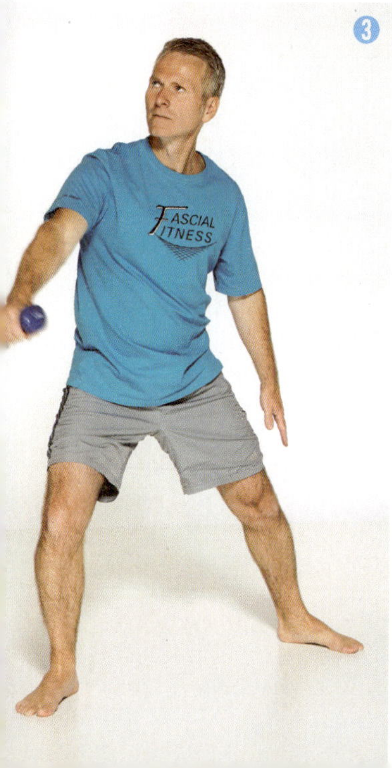

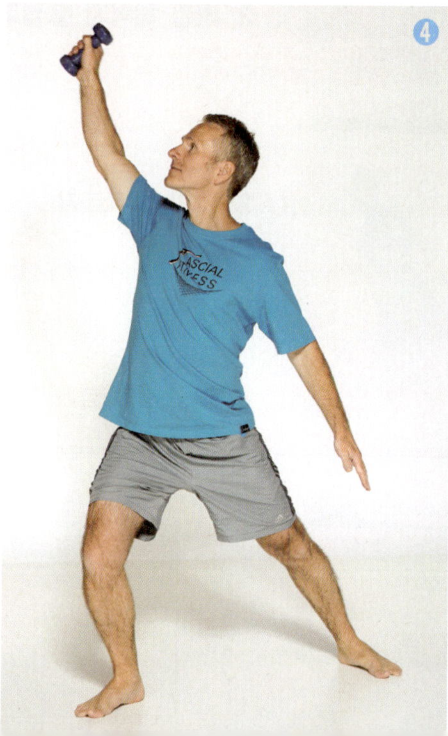

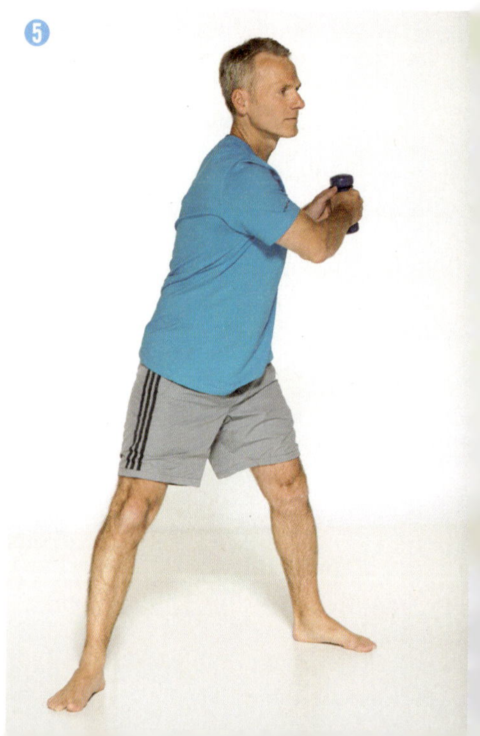

C. 엉덩관절 주변 운동 AROUND THE HIPS

엉덩관절의 통증과 매우 적어진 움직임은 아주 흔하기에, 엉덩관절을 위한 운동은 아주 많은 사람들에게 유익할 것이다.

엉덩관절 수술은 불행하게도 서양에서 가장 흔한 수술 중 하나이다. 무릎 다음으로 엉덩관절은 인간의 몸에서 가장 큰 관절이다. 엉덩관절은 몸 전체에서 가장 강한 인대를 지니고 있다. 그러므로 엉덩관절의 근막 요소가 움직임에서 아주 큰 역할을 한다는 것은 놀랄만 한 일이 아니다. 우리가 딛는 발자국 하나마다 엉덩관절과 인대는 움직이며 이 관절은 가동성이 극도로 좋아야만 한다. 오래 앉아 있는 자세는 역학적으로 좋지 않은 자세이며 동시에 관절을 덜 사용하게 되고 관절과 연골의 영양공급에 영향을 끼치게 된다. 자전거 같은 특정 운동은 엉덩관절에 대한 영양공급이나 활성화에 최적인 운동이 아니다. 그러므로 우리는 엉덩관절을 위해 좀 더 알맞은 운동을 해줄 필요가 있다.

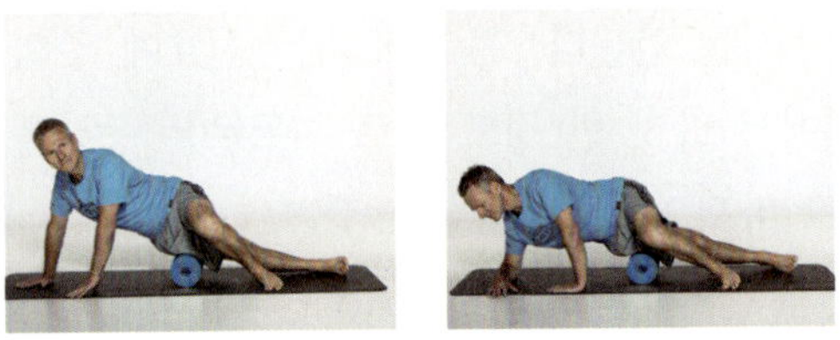

1. 허벅지 롤링하기

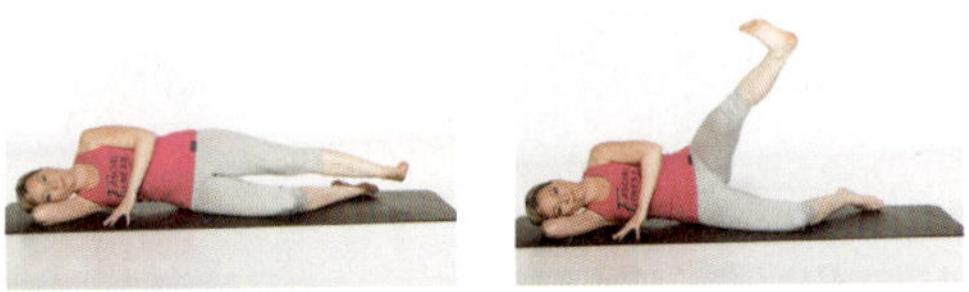

2. 바깥 허벅지 활성화하기

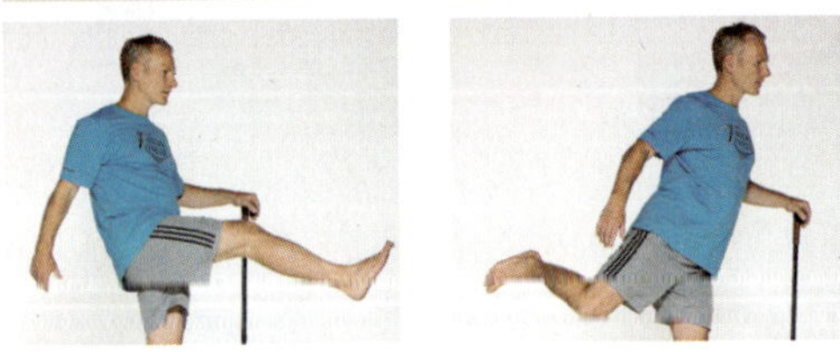

3. 다리 휘두르기

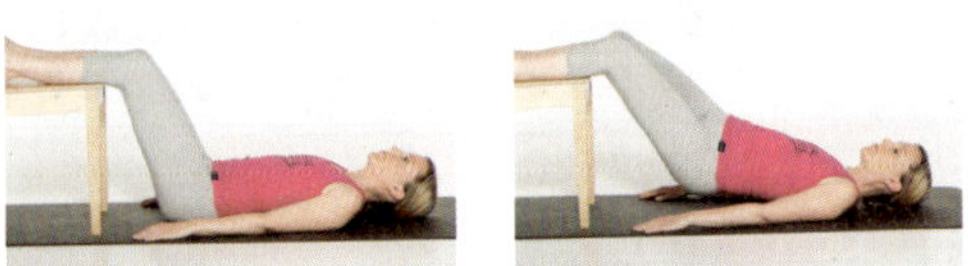

4. 더 스케이트

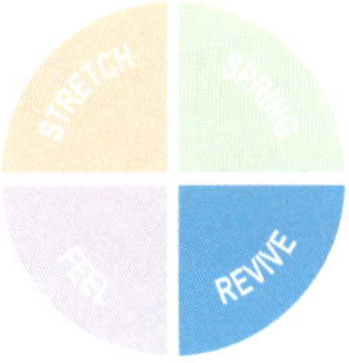

허벅지 롤링하기
ROLLING OUT THE THIGH

이 운동을 위해 폼롤러가 필요하다.

❶ 오른쪽으로 누운 것 같은 자세를 만들어 오른손에 무게중심을 실어라. 팔꿈치는 오른쪽 겨드랑이 바로 밑에 와야 한다. 폼롤러를 넙다리뼈(엉덩관절 아래)에 놓아라. 아랫다리를 쭉 펴고 윗다리를 구부려 바닥을 지지한다. 그리고 왼손으로도 상체를 지지해라.

❷ 허벅지 위쪽의 바깥부분(큰돌기)에서부터 무릎을 향해 천천히 움직여라. 롤 위로 천천히 누르면서, 허벅지가 스펀지라고 상상해라. 만약 특별히 딱딱하거나 아픈 부위를 찾으면 30초에서 1분 정도 자세를 멈추고, 작은 각도로 변화를 주며 천천히 이완되도록 압력을 가해라. 머리가 척추와 일직선상에 놓이도록 하는 것을 명심하자. 오른 팔을 구부리고 팔뚝을 바닥에 놓아 상체의 무게를 견디는 상태에서 운동을 할 수도 있다.

❸ 롤이 무릎 바로 위에 다다랐을 때, 큰돌기를 향해 다시 롤을 되돌려라. 두번을 반복하고 난 후, 아마 섬유가 부드럽게 “녹는(dissolving)” 느낌이 들지도 모른다. 마지막으로 롤을 제거하고 허벅지의 안쪽이 풀어지는 것을 느껴보자.

❶
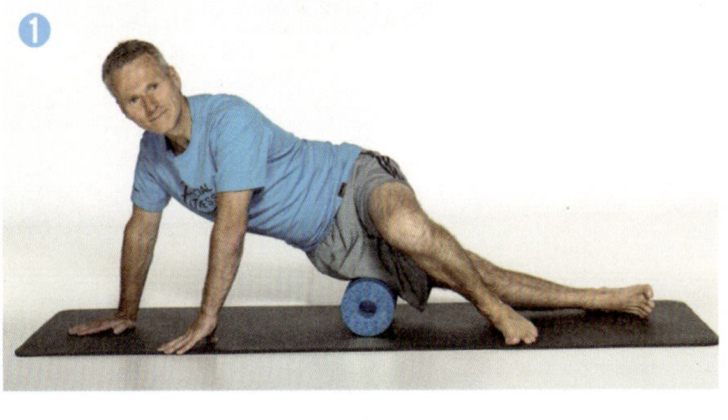

❷
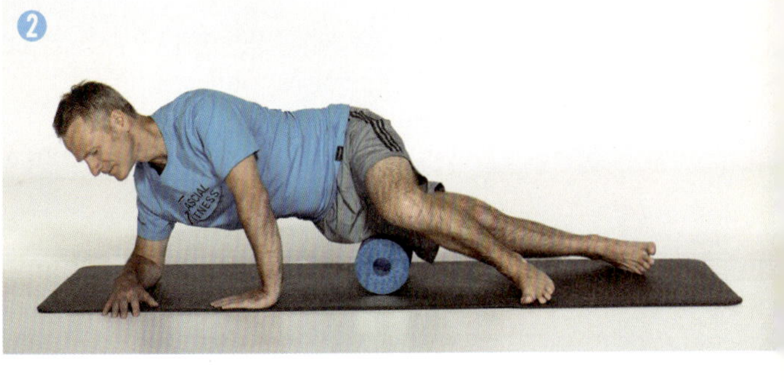

바깥 허벅지 활성화하기 ACTIVATING THE OUTER THIGH

❶ 바닥에 측면으로 눕는다. 아랫다리는 살짝 구부러져 있고 윗다리는 바닥에서 살짝 들어올린 자세여야 한다. 등이 바르게 펴져서 척추가 아래로 쳐져 있지 않아야 한다.

❷ 그 다음, 무릎을 구부려 마치 보이지 않는 벽을 밀어낸다는 느낌으로 발을 몸 앞으로 내보내자.

❶

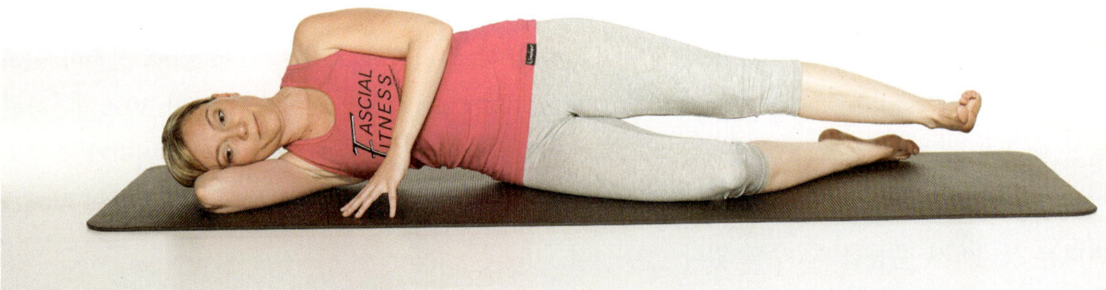

❷

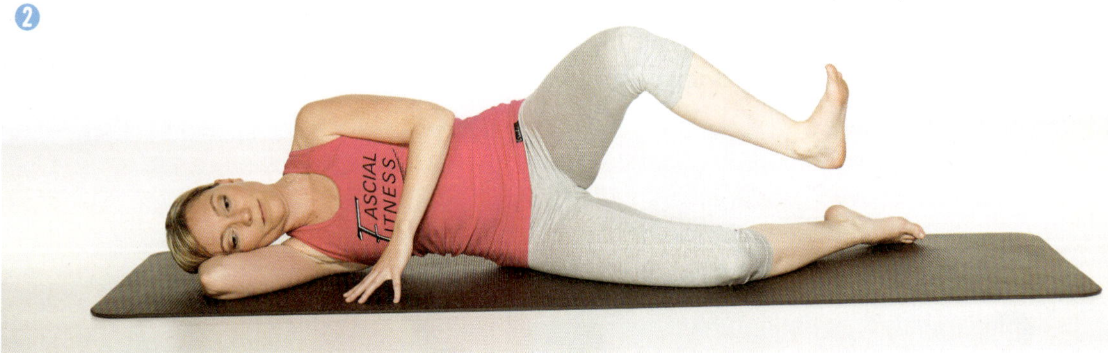

❸

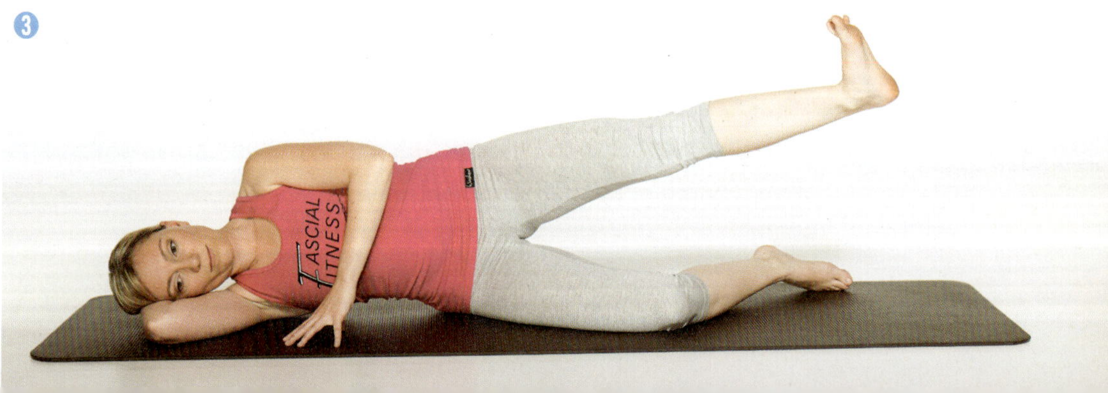

❸ 들어올린 다리의 무릎이 완전히 펴졌을 때, 발뒤꿈치에서 발가락 하나하나까지 늘어나는 느낌으로 좀 더 스트레칭을 한다. 측면 자세를 유지한다. 무릎을 살짝 구부린 후, 마치 망원경처럼 다리를 다시 바깥으로 미끄러트린다. 이번에는 허리 사슬을 늘어트린다는 느낌으로 스트레칭을 한다.

❹ – ❺ 작은 회전 변화와 다양한 각도를 이용하여 동작을 변경한다. 다리를 각기 다른 방향—위, 앞, 대각선—으로 미끄러트려준다.

반대편으로 움직일 때, 무릎을 천천히 가슴쪽으로 구부려 다른 방향으로 몸을 굴리고 반대편으로 몸을 뉘인다.

❻ – ❼ 심화동작을 하고 싶다면, 바닥에 눕는 대신 의자 위에서 측면으로 몸을 뉘이거나 웨이트 커프를 착용하면 된다. 그러나 몸통과 목의 사슬이 무리되지 않고 충분한 균형감을 갖도록 항상 주의하자.

❹

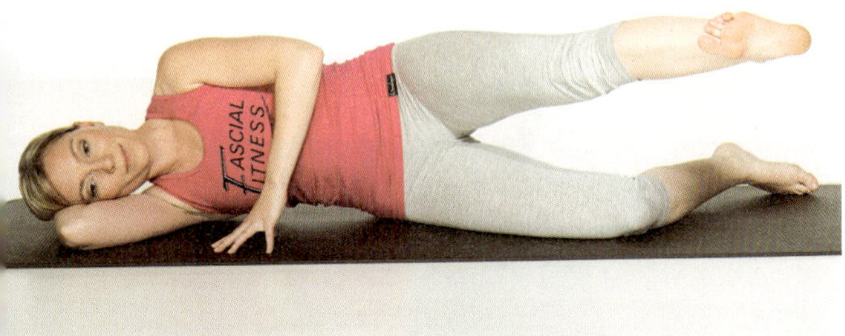

❻

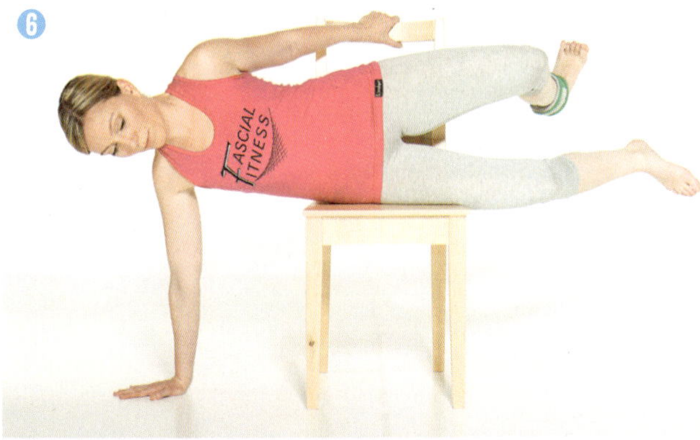

❺

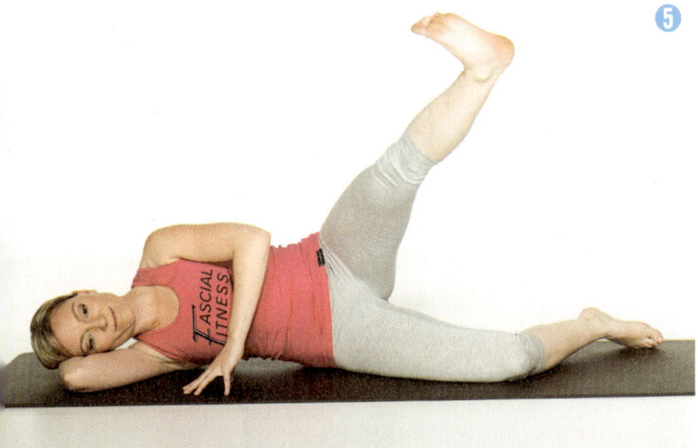

❼

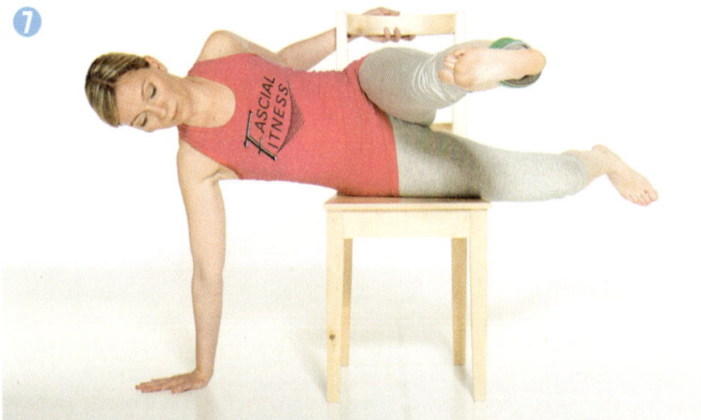

다리 휘두르기 SWINGING THE LEGS

노르딕 지팡이와 낮은 의자를 사용한다. 이 운동은 맨발로 할 수 있다.

❶ 낮은 의자에 서서, 노르딕 지팡이 하나를 지지대로 삼는다. 왼손을 지팡이에 얹어 오른손을 자유롭게 한다. 왼쪽다리는 무릎을 살짝 구부려 낮은 의자에 안전하게 서 있는다. 오른쪽다리는 의자에 느슨하게 있어야 한다. 이제 오른쪽다리로 가볍게 휘두르기 시작한다. 느리게 동작을 제어하면서 휘두름으로써, 다리가 마치 하나의 추처럼 앞뒤로 움직여야 한다.

❷ – ❸ 다음엔, 근막의 모멘텀에 집중한다. 자유로운 다리를 뒤로 조심스럽게 옮기고, 앞에 있는 결합조직을 스트레칭한다. 그리고 다리를 골반에서 앞으로 빠르게 움직인다. 근막의 스프링 매커니즘이 작용하고 있는지 확인하고 다리 위의 근육들이 너무 스트레칭되지 않게 주의하자.

❶

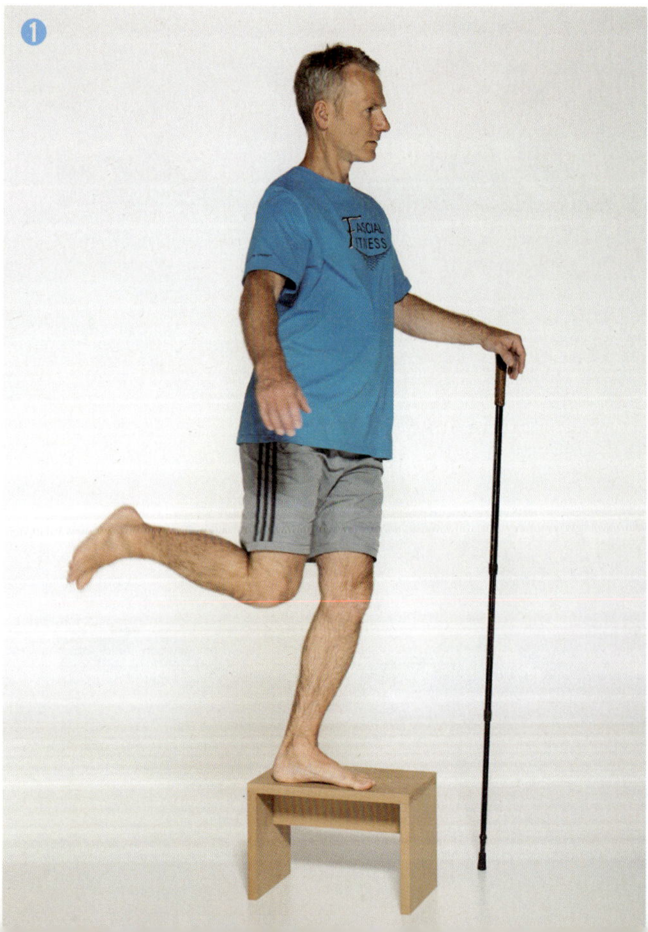

다리 전체를 앞뒤로 부드럽게 리듬을 타며 휘둘러라. 엉덩관절과 오른쪽 상체의 측면 전체, 그리고 왼쪽 팔로 이어지는 앞쪽 가슴을 느껴라. 두덩뼈를 뒤로 잡아당겨 다리 스윙의 모멘텀을 확보함으로써, 리바운드 효과를 늘일 수도 있다.

대략 3분 후 다른 쪽을 운동 한다.

경험자들은 지팡이 없이 낮은 의자 위에서 바로 이 운동을 할 수도 있다. 바닥 위에서 간단히 운동하는 것이 더 편하다면, 바르게 서서 두 다리를 엉덩이 너비만큼 벌린 다음 무게 중심을 다리 한 쪽에 싣고 다른 한쪽을 휘두른다. 처음에는 한 손을 창틀이나 의자에 대고 균형을 유지해라. 익숙해진 후 지지대 없이 연습을 함으로써 자유로운 다리를 휘두르는 것에 집중할 수 있다.

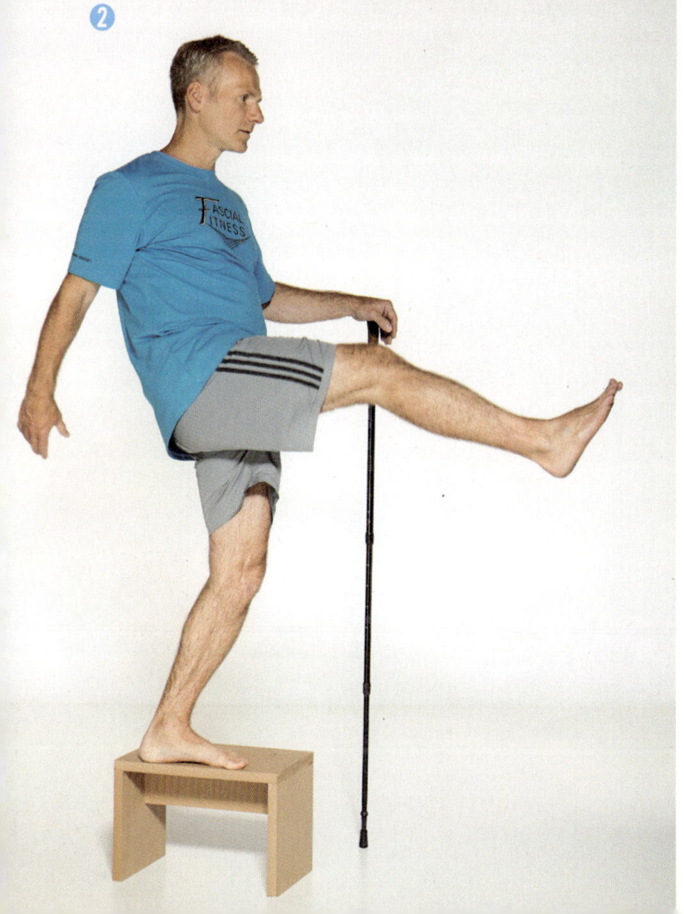

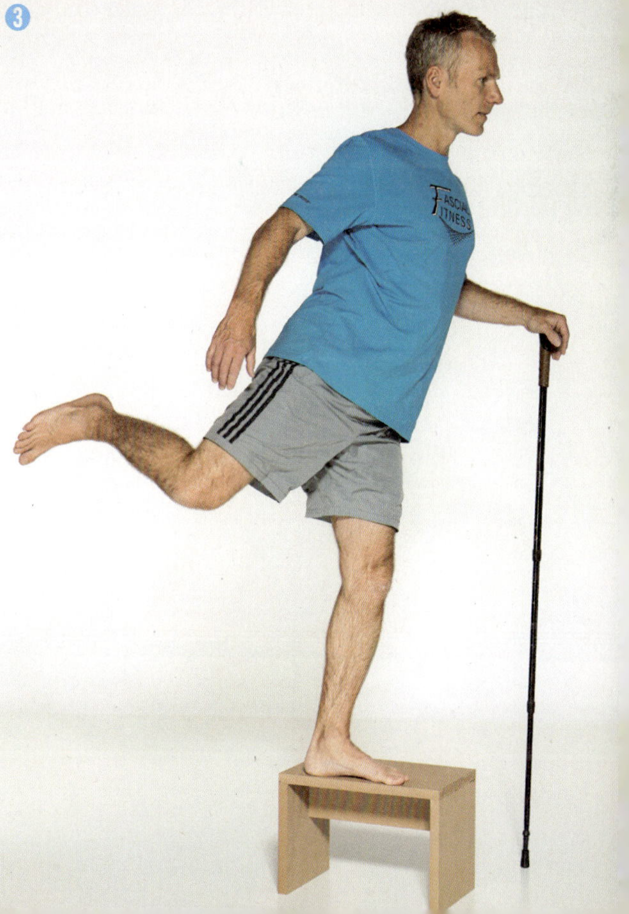

더 스케이트(가오리)

❶ 흔들리지 않는 의자 앞에 똑바로 누워 다리 아랫부분을 좌석 위에 평행하게 놓는다. 엉치뼈를 바닥에 놓는다. 각도를 변형시키면서 바닥과 닿는 여러 부분을 시도해본다.

❷ 그 다음, 천천히 꼬리뼈를 늘리면서 엉치뼈를 들어올린다. 이제 들어올린 엉치뼈로 각기 다른 커브, 나선형, 웨이브를 타라—바다 위에 뜬 가오리처럼 말이다.

느리면서도 의도적으로 운동을 진행하고, 다음 동작을 위해 마음 속으로 항상 생각하고 있어라.

마지막으로, 척추를 하나하나 점진적으로 내리면서 엉치뼈를 부드럽게 바닥에 놓아라. 이 운동을 3번 반복한다.

❶ ❷

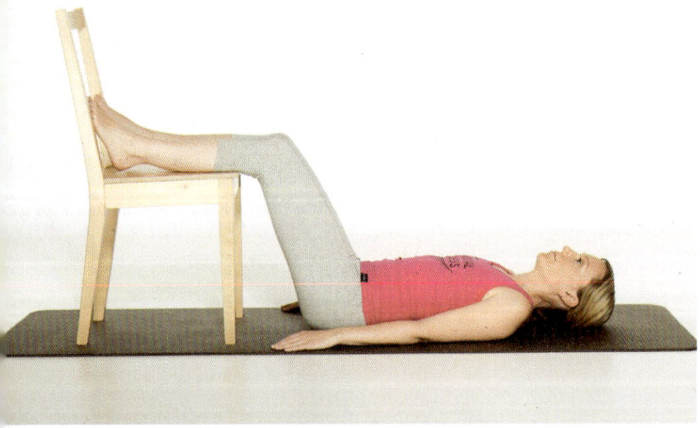

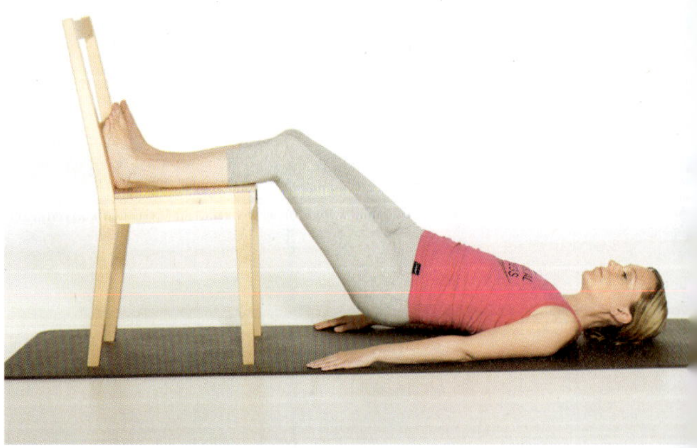

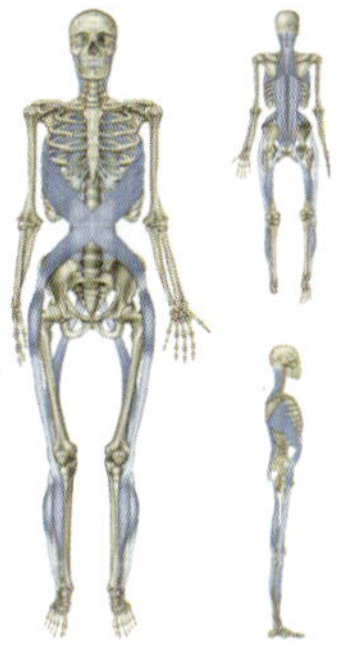

나선형 라인

D. 발과 자세

FOR THE FEET AND STANCE

근육과 힘줄의 투석기 같은 효과 덕분에, 걷는 것은 사람에게 가장 에너지 효용 가치가 높은 이동 수단이다. 신체의 자각과 균형, 그리고 근막의 탄성 비축에 따라 그 효용가치는 달라진다. 제2장에서 이미 다루었듯, 걷기의 수행력은 근막 체인을 따라 만들어졌고, 또 그렇기 때문에 아주 중요한 역할을 한다. 나선형 라인은 걸을 때 생기는 균형과 발자국을 책임진다.

다음과 같은 짧은 운동 시리즈는 발과 자세와 관련된 중요한 기능 몇 가지를 어떻게 연습하는지 보여줄 것이다.

많이 걷거나 장시간 오래 앉아 있는 사람들은 규칙적으로 아킬레스건 스트레칭을 해주어야 한다. 장시간 서 있는 사람들은 규칙적으로 탄력있는 점프를 하여 발과 종아리의 근막을 스트레칭하고 많은 에너지를 만들어낼 수 있다. 우리는 시작하고 마칠 때까지 활력과 지각을 위해 운동할 것이다.

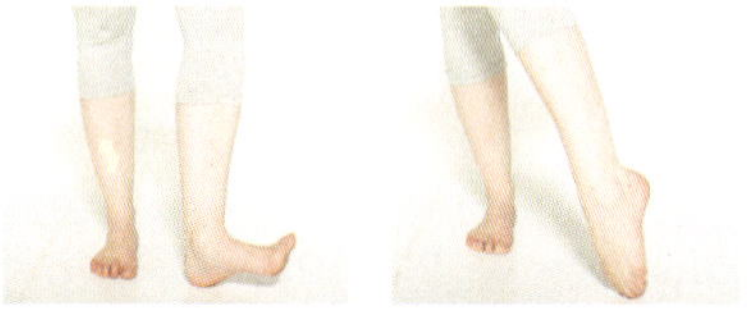

1. 발바닥 근막 롤링하기

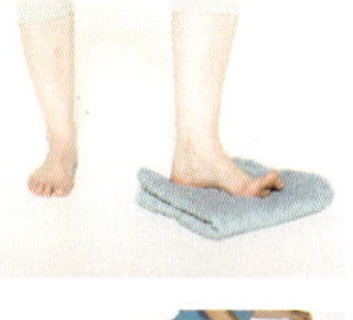

2. 발바닥 감각 키우기

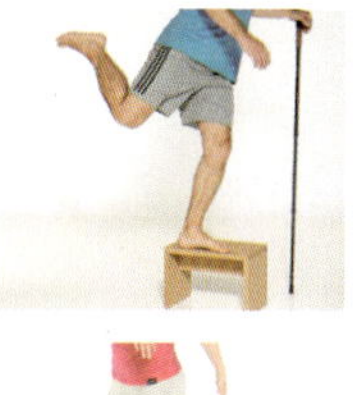

3. 다리 휘두르기

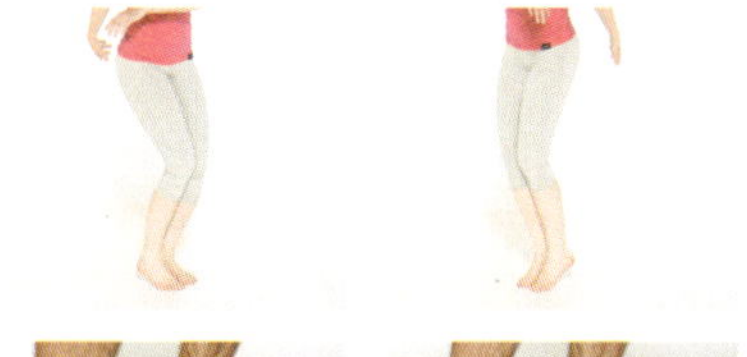

4. 발, 종아리, 아킬레스건을 위한 탄력 점프

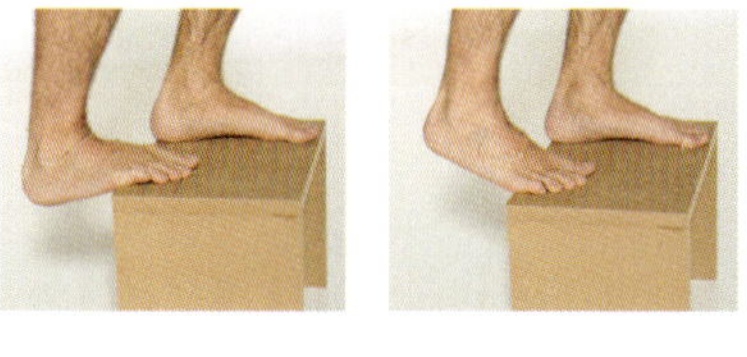

5. 아킬레스건 스트레칭하기

발바닥 근막 롤링하기

ROLLING OUT THE PLANTAR FASCIA

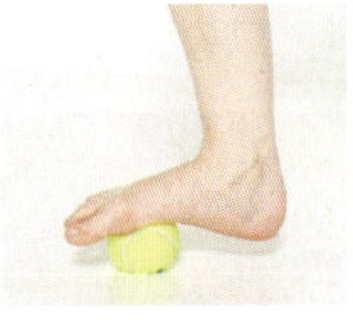

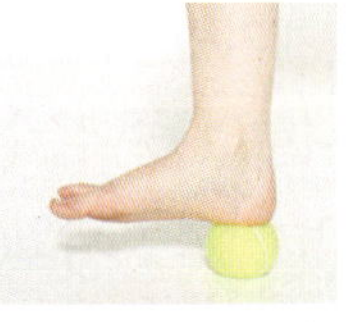

기본 프로그램의 첫 운동처럼 발바닥 근막을 롤링하는 것으로 시작한다(118쪽 참고). 발뒤꿈치에 특히 힘을 싣자.

발바닥 감각 키우기

SENSITIZING THE SOLES OF THE FEET

❶ - ❻ 두 다리를 골반 너비로 벌리자. 무게 중심을 한쪽으로 싣고, 다른 쪽 발로 아주 미세한 움직임으로 바닥을 느끼자.

바닥으로 내리는 압력의 양을 변경하고 바닥에 닿는 발의 부위를 여러 각도로 변형해라. 발바닥 전체를 다룬다는 느낌으로 천천히 진행해라.

다음에는, 두 다리에 잠시 휴식을 취하자. 다른 점이 느껴지는가? 이 운동은 온 몸의 힘을 푸는 효과까지 있다. 다른 쪽 발에도 운동을 반복한다.

❼ 다른 표면에서 이 운동을 시도해보자 —카펫, 타일, 나무 또는 매트— 또는 다리 아래에 수건을 깔아도 좋다. 지각적으로 다른 점을 느껴보자.

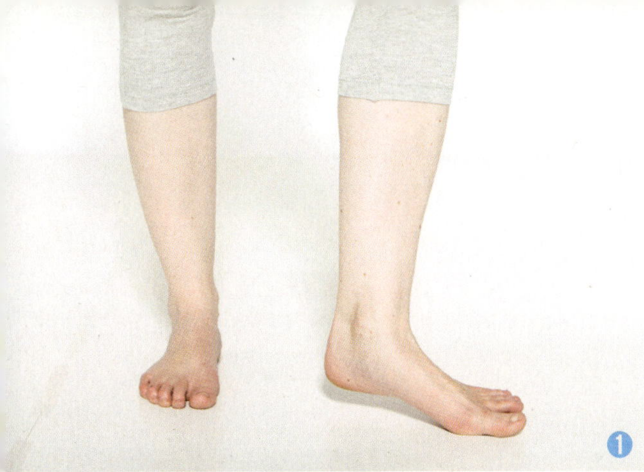

1

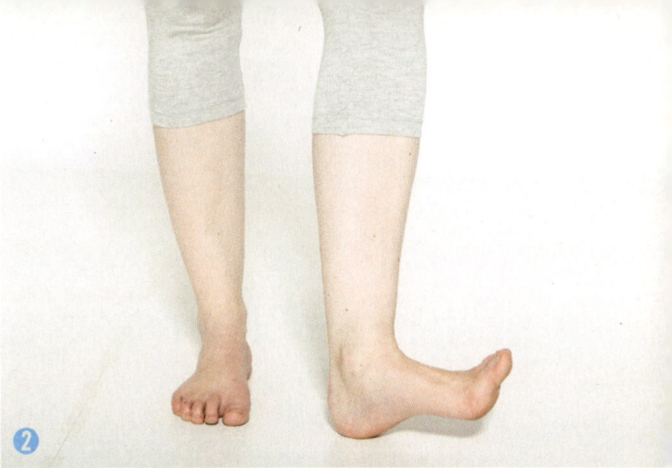

2

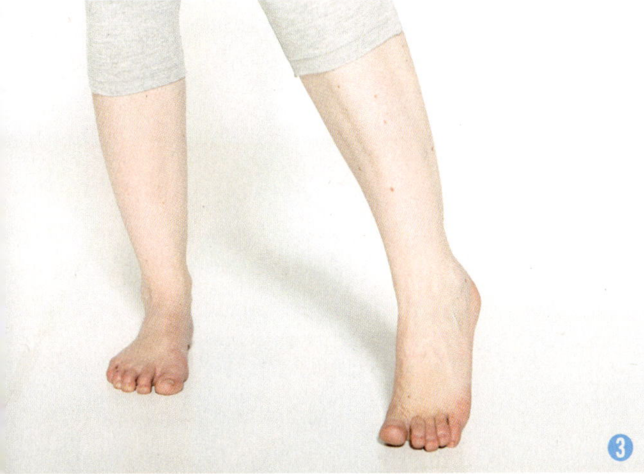

3

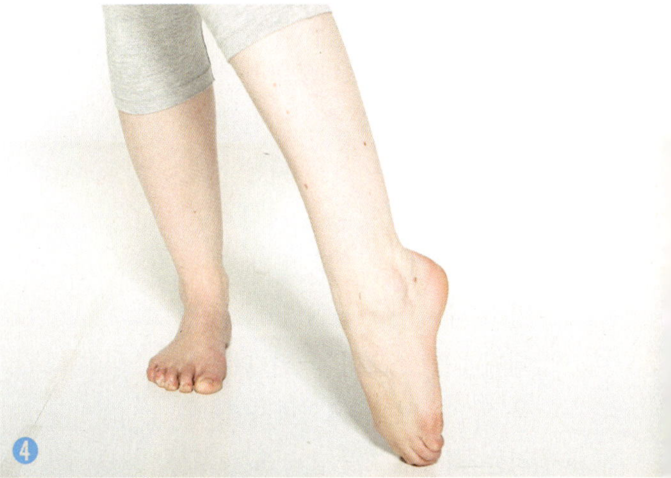

4

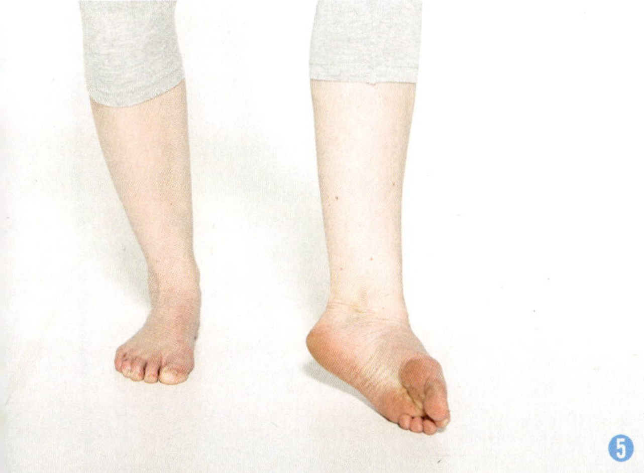

5

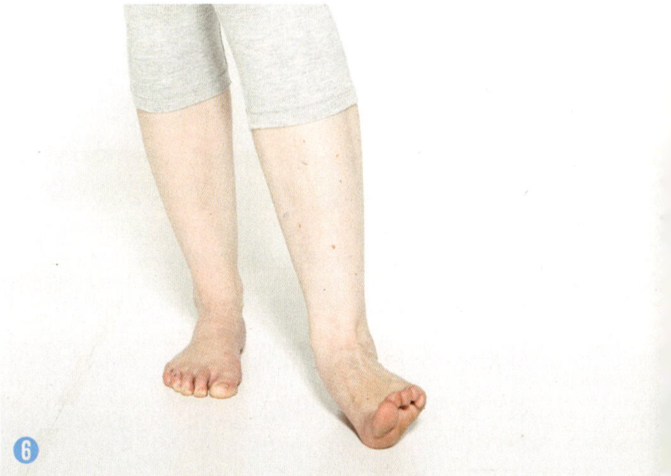

6

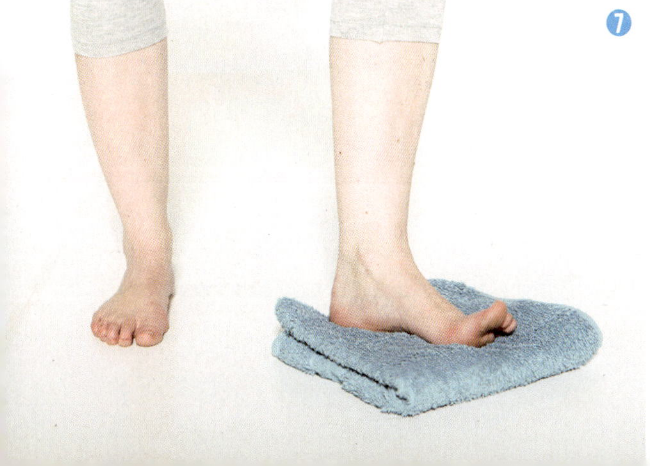

7

다리 휘두르기 SWINGING THE LEGS

이 운동은 152쪽 골반 시리즈에서 소개되었다. 여기서 연습하는 골반 움직임은 걸을 때도 사용될 수 있다. 다른 사람들과 걷거나 등산을 하다보면, 우리는 때때로 너무 빨리, 또는 평소 페이스를 놓치면 더 많은 에너지를 소요하게 된다는 것을 알 수 있다. 요약하자면, 우리는 최적의 효율성—또는 "근막의 효율성"—을 가지고 걷지 않는다. 스윙 운동에서 배운 것처럼 작은 걷는 동작으로 뒤쪽 다리를 구부려 보아라. 다음 동작으로 가기 전 휴식을 취하고, 자신에게 맞는 페이스에 맞춰 진행해라. 이 운동으로 근막의 사용을 개선하고 근육 에너지를 절약할 수 있을 것이다.

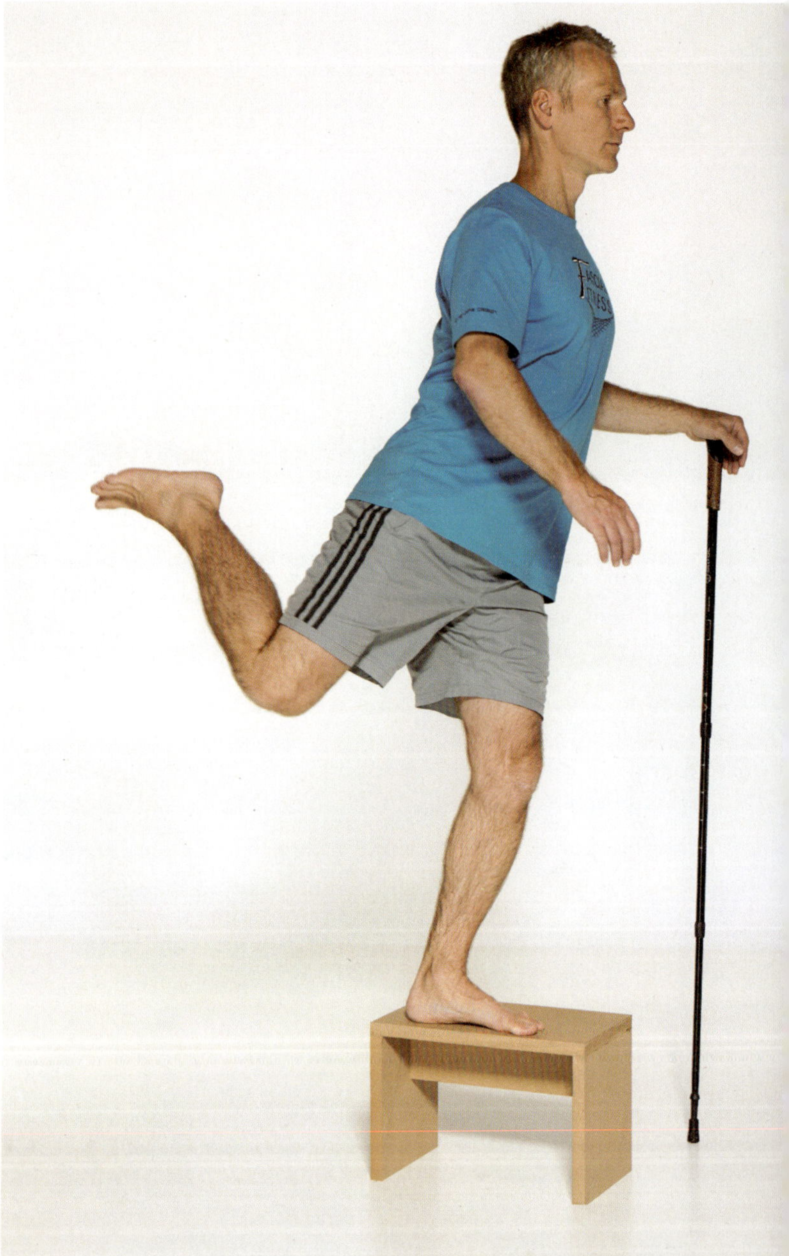

발, 종아리, 아킬레스건을 위한 탄력 점프

ELASTIC JUMPING FOR THE FEET, CALVES, AND ACHILLES TENDON

그 다음 운동은 120쪽에 나온 기본 프로그램의 탄력 점프(ELASTIC JUMP)에서 이미 다뤄진 짧은 시리즈이다.

이 점프는 특히 아킬레스건과 발과 종아리에 있는 모든 근육과 근막을 훈련시킨다. 이 운동은 장대를 이용하거나 장대 없이 할 수 있으며, 맨발로 하는 것이 가장 좋다.

부드럽고 에너지 효율적인 동작을 유지하는 것이 중요하다; 게다가, 이미 언급이 되었듯, 걷기, 제자리 뛰기, 도약하기, 춤추기와 같은 일상생활에서 여러 다양한 특정 움직임을 넣어도 되며, 맨발로 운동을 한다.

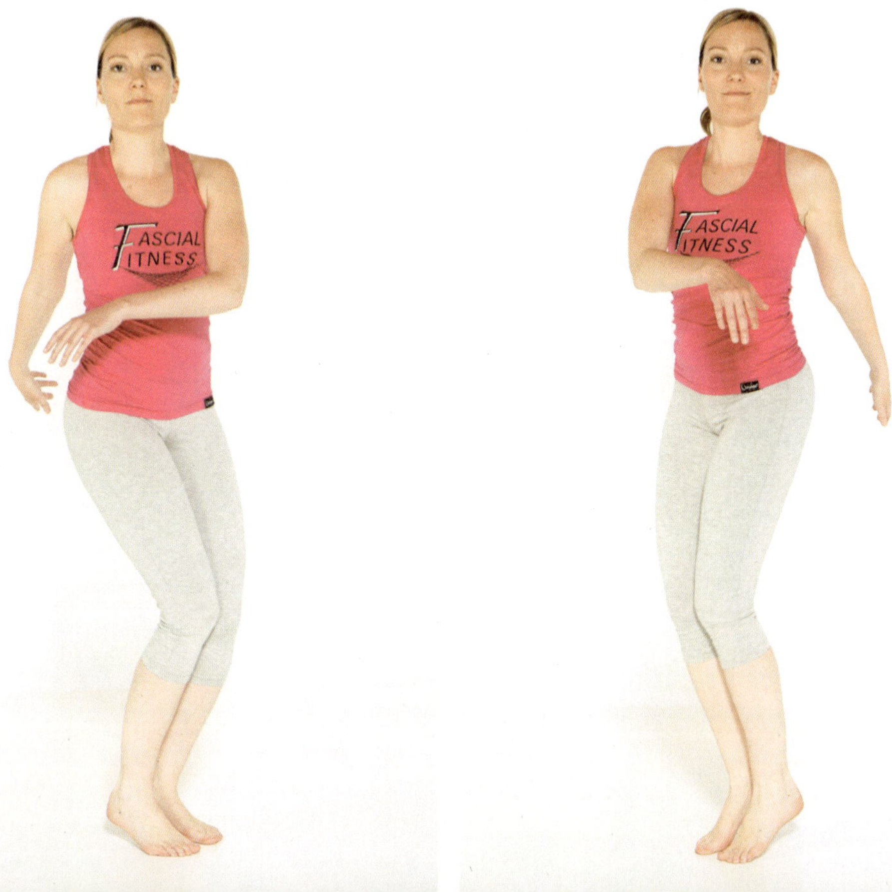

아킬레스건 스트레칭하기
STRETCHING THE ACHILLES TENDON

기본 프로그램(120쪽 참고)에서 다루었듯이, 우리는 아킬레스건의 상태가 얼마나 중요한지 알고 있다. 아킬레스건 스트레칭은 특히 주기적으로 달리는 운동을 하거나 장시간 서 있는 사람들 또는 노인들과 굳은 조직을 지닌 바이킹 타입, 그리고 운동선수들에게도 중요하다.

❶ 낮은 의자 위에 선다. 한쪽 발이 의자 위에 평평하게 서 있는 동안 다른 쪽 발뒤꿈치를 뒤로 살짝 빼서 자유롭게 공중에 뜨게 한다.

❷ – ❸ 떠 있는 발뒤꿈치를 아래로 내리고 그 자세로 잠시 머물러 있는다. 그 다음 다양한 섬유질이 스트레칭 될 수 있도록 작은 각도 변화를 주어 발뒤꿈치의 위치를 바꾼다.

너무 심하게 스트레칭 되지 않도록 주의하면서 시행한다. 그리고 언제 휴식을 취할 것인지 정하자. 몸 전체를 세워서 팽팽함이 유지되게 하자. 전신을 모두 이용할 수 있도록 두 팔을 머리 위로 스트레칭 해줄 수도 있다. 낮은 의자 대신, 계단을 이용하여 운동할 수 있다.

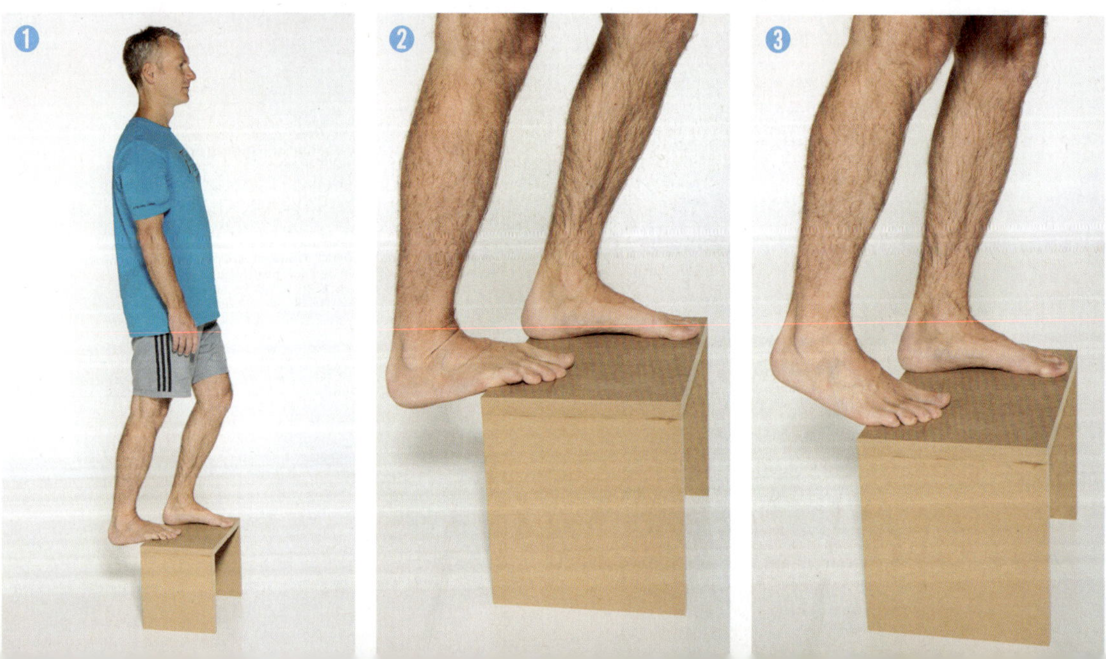

유연한 사람과 바이킹을 위한 팁과 운동법

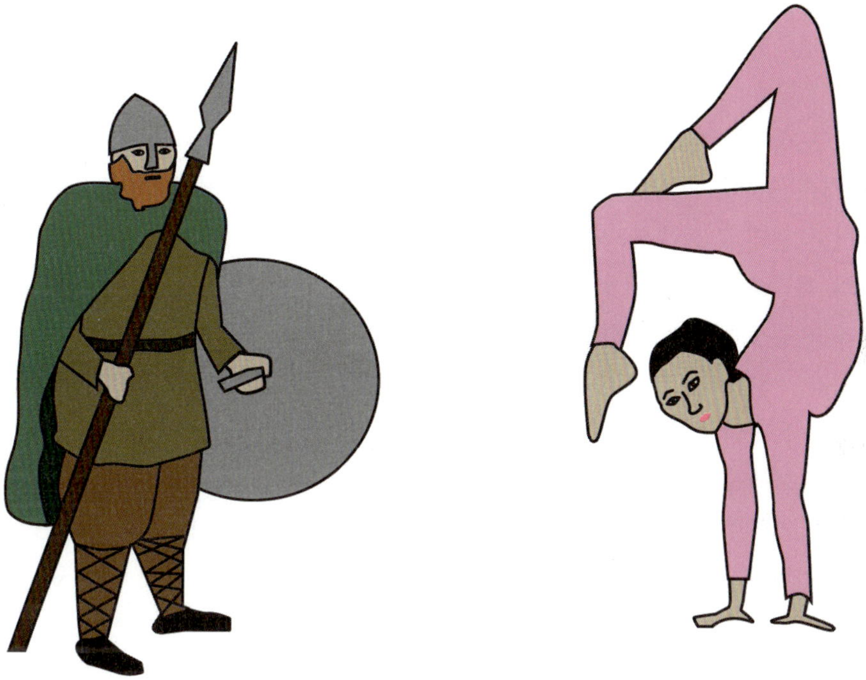

이제 결합조직의 다양한 종류, 특히 아래 이미지 범위 안에 있는 사람들에게 유용한 정보와 운동법을 소개하겠다.

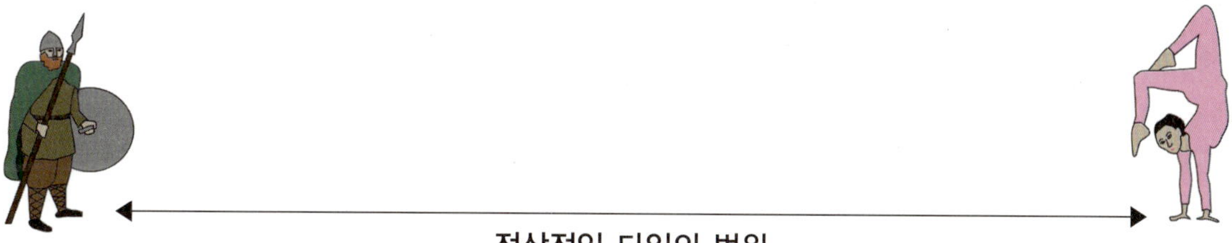

정상적인 타입의 범위

부드러운 결합조직을 지닌 유연한 사람들

FLEXIBLE PEOPLE WITH SOFT CONNECTIVE TISSUE

■ 스트레칭 Stretch

스트레칭을 너무 많이 하거나 너무 세게하는 것은 권장하지 않는다. 작고 제어가 가능한 여러분 만의 스트레칭 적정선을 지켜야 한다. 몸의 자각을 훈련하기 위해 작고 의도적인 스트레칭 동작 내에서 변화가 어떻게 나타나는지 배워라. 에너지가 넘치는 사람들은 더 유연해지거나 동작의 범위를 넓히는 것 대신, 관절과 조직의 자각을 발달시키고 한계점이 어디인지 깨닫는 것을 목표로 삼아야 한다. 관절의 극단적인 범위까지 압박을 주는 것을 피해야 한다.

■ 스프링 Spring: 탄성

탄성운동을 할 때 조심해라. 강하고 능동적으로 운동을 진행해야 하지만, 강한 압박을 받으며 해서는 안된다. 운동하는 부위가 심하게 스트레칭 되지 않은 자세에서 탄성운동을 해야 한다. 근육이 최대로 단축되고 두꺼워진 상태가 되면서 큰 동작이 나온다는 것을 인지하자. 이 상태에서 조직들은 짧은 스프링 스트레칭을 통해 더 튼튼해진다.

■ 리바이브 Revive: 회복

원기와 운동성이 넘치는 빠른 미니 롤링은 콜라겐 제조를 늘리기 위해 결합조직을 자극하는 리바이브 운동의 유익함을 포함시켜야 한다.

■ 필 feel: 느끼기

이 부분의 운동들은 특히 당신에게 중요하다. 체조선수 타입들은 무리한 스트레칭 자세를 시도하면서 손상을 입는 경우가 허다하다. 그러므로 당신은 내적 지각과 몸의 컨트롤을 동작의 모든 범위 내에서 발달시켜야 한다.

어깨와 가슴: 가슴 모양 만들기
FOR THE SHOULDER AND CHEST: BREAST SHAPING

이 운동은 덤벨이나 웨이트 커프가 필요하다.

❶ 이 운동은 가슴을 탄탄하게 유지하고 싶어하는 부드러운 결합조직 여성들에게 유용하다. 무릎을 구부린 네발 기기 자세로 골반이 무릎 위에 있고 어깨는 손목 바로 위에 자리 잡아야 한다. 손바닥을 매트 위에 평평하게 놓고, 손가락 끝으로 살짝 바닥으로 누른다. 두 팔은 자동적으로 올바른 위치를 향해 회전을 할 것이고, 이때 팔꿈치 안쪽은 서로를 쳐다봐야 한다.

❷ 그 다음, 팔뚝의 뼈를 부드럽게 바깥쪽으로 돌려라. 아랫배가 나오지 않도록 균형을 유지하면서 매트에서 한 손을 떼서 들어올려라. 덤벨이나 웨이트 커프를 한 손에 들고, 지지대 역할을 하고 있는 다른 팔의 측면 아래로 손을 넣는다.

이제 이 자세에서 부드럽게 몸을 앞뒤로 흔든다. 가슴 근육 안에 있는 결합조직을 더 단단하게 만든다.

이런 시소같은 동작을 5분에서 10분 자세를 바꿔가며 반복한다.

167–169쪽에 나올 여성들을 위한 동작들도 체조선수 타입의 사람들을 위한 운동이다.

❶ ❷

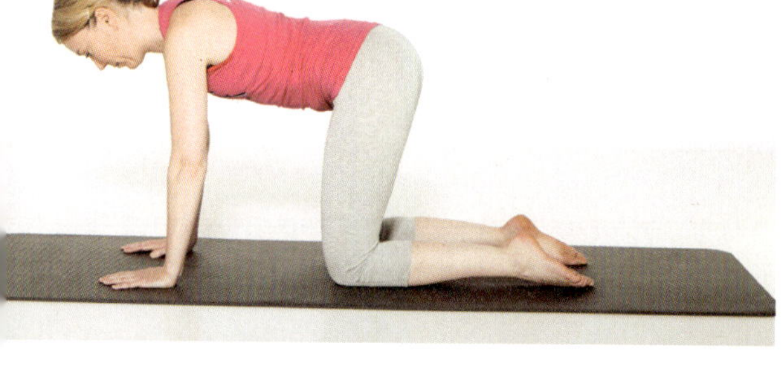

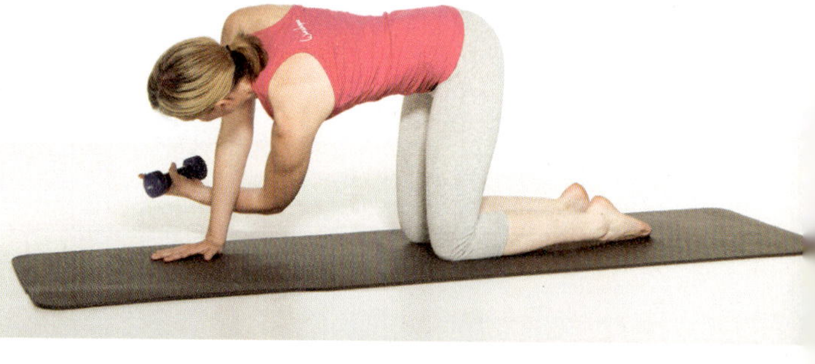

단단한 결합조직을 지닌 바이킹들

VIKINGS WITH FIRM CONNECTIVE TISSUE

■ 스트레칭 stretch: 늘리기

조절된 느린 확장과 역동성, 흔들기, 그리고 최종적으로 탄성운동을 이용하여, 당신은 근막을 규칙적으로 자주 스트레칭을 해야 한다. 몸의 무게 또는 작은 덤벨을 자주 이용하여 스트레칭을 하고, 유연성의 한계점에 의도적으로 도달하며 운동한다.

■ 스프링 spring: 탄성

이 탄성운동 부분에서는 전신 진동이 포함된 주요 운동들이 조정과 민첩성을 위해 선택되어진다. 능동적으로 구조를 스트레칭하기 위해 탄성이 많은 운동들에 집중한다.

■ 리바이브 revive: 회복하기

대사 작용을 자극하도록 근막에 적용하는 모든 운동은 특별히 당신에게 중요하다. 당신의 결합조직은 자주 엉키기 때문이다.

■ 필 feel: 느끼기

이 운동들은 누구에게나 적합하지만, 비교적 운동선수가 아닌 사람들에게 더 중요하다.

바이킹 타입에게 더 의미 있는 운동은 '고양이 운동(134쪽)'과 독수리 비행(122쪽), 다리 스윙하기(152쪽), 그리고 라이트 스위치 쿵푸 스트레칭(188쪽)이 있다. 이 운동들은 유연성을 높여주고 바이킹 타입에게 특히 중요한 조절력을 개선시킨다.

흉곽 열기 OPENING UP THE RIBCAGE

운동을 비교적 적게 하는 사람들은 더더욱 앞으로 기울어진 수축된 어깨를 지니는 경향이 있다. 이 운동은 가슴을 펴고 그 안에 뻣뻣한 구조를 풀어준다. 낮은 의자에 최대한 평평하게 등을 대고 눕는다.

❶ 작은 덤벨이나 물을 채운 물병을 각 손에 쥔다. 두 팔을 옆으로 벌린다. 당신의 팔꿈치는 항상 살짝 굽혀 있어야 한다.

❷ 두 팔을 덤벨의 무게를 이용하여 가슴이 당기는게 느껴질 때까지 이 자세를 유지한다.

❸ 이제 작고 유연한 움직임으로 최대한 스트레칭한다. 약간의 힘을 이용하지만, 최대한 편안함이 느껴지는 상태여야 한다. 두 팔의 위치를 옆으로, 머리 위로 각기 다른 각도와 손의 움직임을 이용하여 변형한다.

❹ 이 운동을 살짝 구부러진 팔을 유지하며 여러 번 반복한다.

❺ – ❻ 칼 휘두르기(138쪽)는 또한 남자 여자 모두에게 좋은 운동이다. 등에 문제가 있는 사람은 주의하도록 한다.

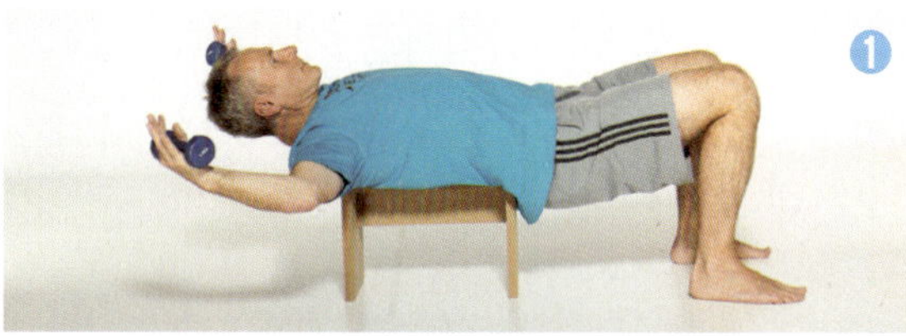
❶

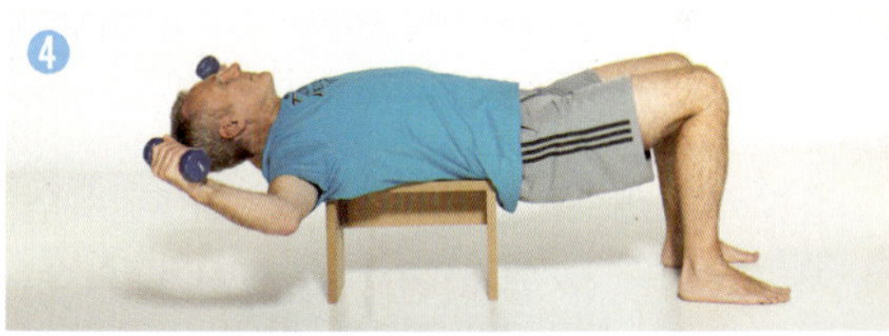
❹

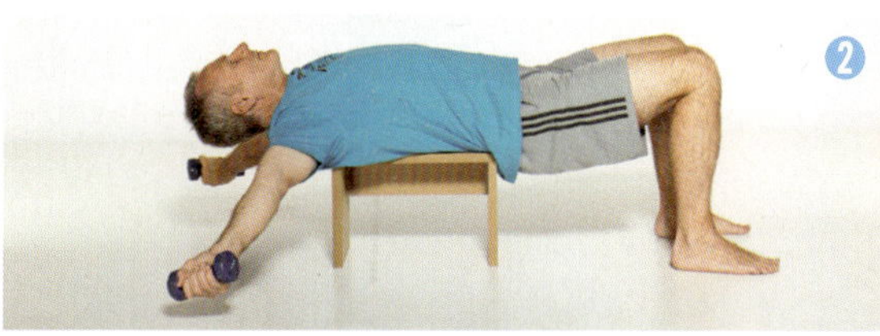
❷

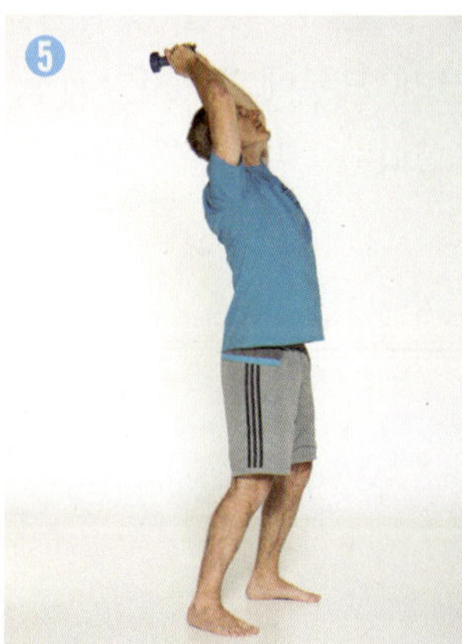
❺

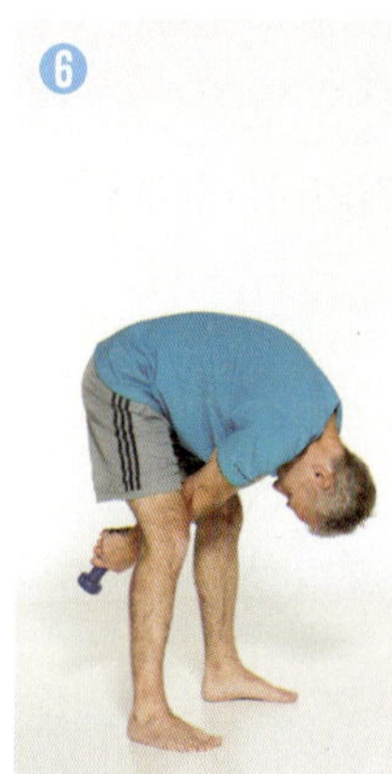
❻

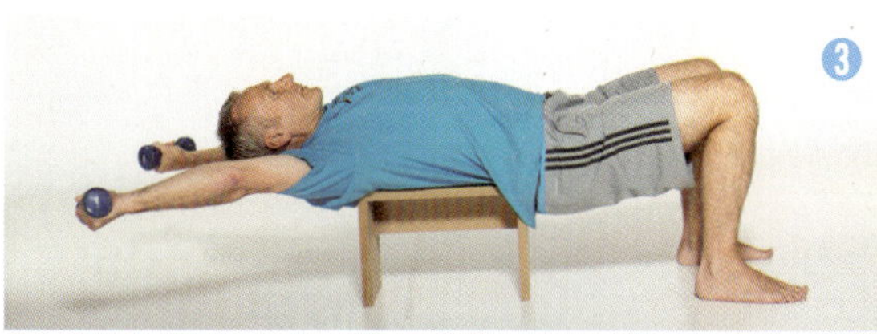
❸

남성과 여성의 관심사
Of Interest to Men and Women

조사와 경험에 따르면 남자와 여자는 각기 다른 부위에 문제가 있으며 특정 방식의 훈련과 몸매를 원한다고 한다. 근막 훈련에 관하여 두 성별 모두에게 같은 이론이 적용된다는 증거가 있다.

사실, 다방면에 있어서 성별에 다른 점은 없다: 결합조직은 남자든 여자든 같은 기능을 하며 여성이 좀 더 부드러운 결합조직을 지니고 있을 뿐이다. 그러므로 우리의 기본 프로그램의 운동들은 모든 성별과 모든 결합조직 타입에 잘 맞는다.

결합조직 테스트를 통해 당신이 좀 더 유연한 사람이라는 걸 알게 된다면, 앞서 나온 부분에서 알맞은 운동을 찾을 수 있을 것이다. 다음 운동들은 여자 남자 모두에게 좋은 전형적인 문제 부위를 다루었다.

여성을 위한 운동과 팁
EXERCISES AND TIPS FOR WOMEN

부드러운 허벅지에 원하지 않는 움푹 패임이 있고 심지어 목이 뻣뻣하기까지 한 여성들이 많다. 때문에 허벅지는 탄력을 살리고 강해져야 하며 목은 부드러워질 필요가 있다. 허벅지에 주로 나타나는 달갑지 않은 패인 자국들과 접힌 부분들은 근육 운동만으로는 해결되기가 어렵다.

문제는 바깥 허벅지부터 무릎 밑에까지 이어진 얇은 근막의 탄력성의 부족에 있다. 이 부위에는 지방의 축적이 잘 보이며 무서운 셀룰라이트를 형성하는 수분 축적이 이루어진다. 그러나 탄력 점프나 비슷한 운동들이 있는 근막 트레이닝은 보통 근막 층에 있어서 콜라겐의 밀도와 조직의 탄력화를 개선한다. 그리고 이것은 이 부위에 젊어진 탄성을 다시 들여오는데 도움이 될 수 있다.

허벅지 롤링하기 ROLLING OUT THE THIGHS

❶ 허벅지 롤링하기(149쪽)를 진행한다.

❷ – ❹ 롤을 이용해 바깥, 앞, 뒤, 안쪽은 물론 둔근으로 이어지는 연결선까지 모든 허벅지 부위를 롤링한다. 굴리는 움직임을 느린 동작으로 진행할 것을 명심하자.

수분을 축출하고 싶은 부위를 스펀지라고 생각하며 신선한 물로 다시 갈아주는 것이라고 생각하자.

❶

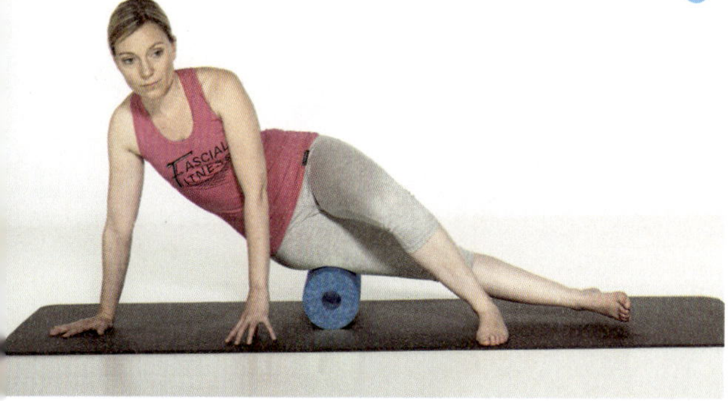

❷

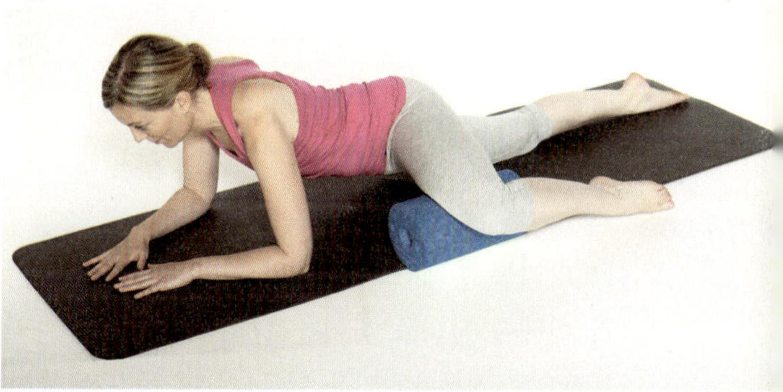

❸

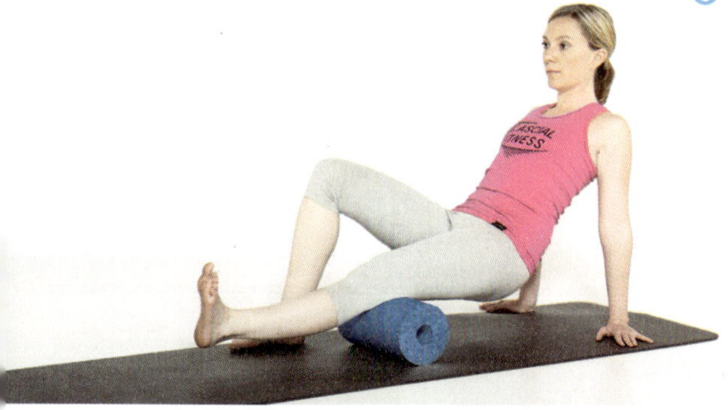

❹

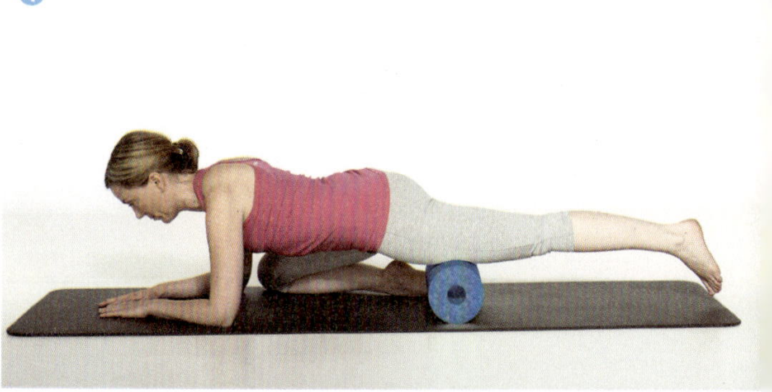

웨이트 커프를 이용한 허벅지와 둔부 조이기
TIGHTENING THE THIGH AND BOTTOM-WITH AND WITHOUT WEIGHTS

이 운동은 150쪽에 나온 바깥 허벅지 활성화하기와 비슷하다. 그러나 이 시간에는 허벅지의 안쪽과 바깥쪽 모두를 훈련할 것이며, 근막을 좀 더 포괄적으로 자극하기 위해 처음부터 의자에서 시작할 것이다. 손목이나 어깨 또는 목에 문제가 있다면 의자에서 동작을 취하는 것은 어려울 것이다. 그렇다면 바닥에 옆으로 누워서 해도 된다.

이 운동에선 발목 무게를 사용하는 것이 이롭다. 여성에겐 커프 당 0.75kg 정도로 시작하는 것이 적당하며 나중에 편해지면 점점 무게를 늘려가면 된다.

❶ 의자 위에 옆으로 눕고 의자의 등받이를 한 손으로 잡는다. 위쪽 다리부터 천천히 시작한다. 위로 들어올려 무릎 뒤로 다리를 구부린다. 그 다음 다른 옆쪽으로 누어 다른 다리를 구부린다. 이 운동은 허벅지의 바깥과 안쪽을 모두 조여준다.

❷ 다리를 길게 스트레칭해주고 이 자세로 멈춰있다가 아래쪽 다리를 들어올려서 작고 탄력있는 미세한 동작으로 진동움직임을 만든다. 이 동작은 피부를 조여주고 멋지고 단단한 근육 구조를 만든다.

마지막으로 웨이트 커프 없애고, 가벼운 깃털같은 느낌의 다리를 느끼며 운동을 반복한다.

❶
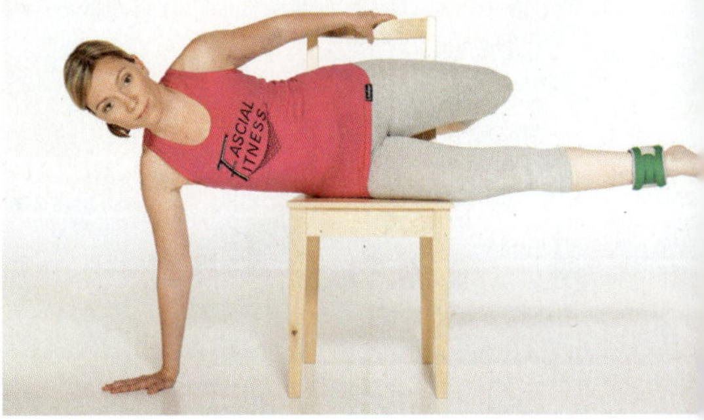

❷
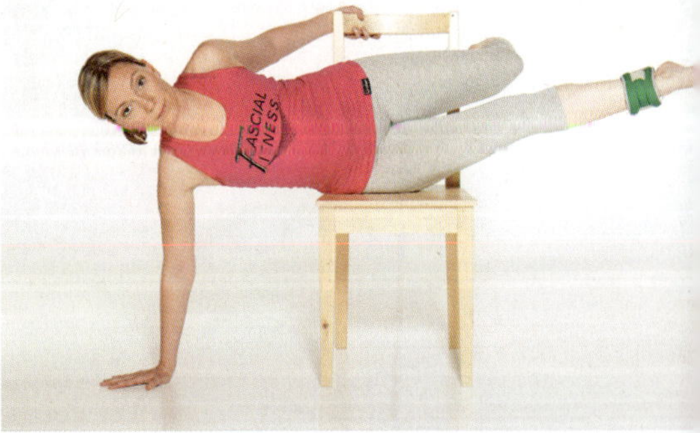

배를 단단하게 조이기

FIRMING / TIGHTENING THE TUMMY

❶ 바닥이나 매트 위에 올곧게 앉는다. 이 때 다리는 살짝 벌리고 발바닥은 바닥에 납작하게 닿아야 한다. 마치 누군가가 손가락을 잡아 앞으로 당기면서 동시에 어깨선을 내리누르는 것처럼, 어깨가 내려 앉은 상태에서 두 손을 앞으로 뻗는다.

❷ – ❸ 다음엔, 골반을 뒤로 기울이고 배 근육을 안쪽으로 힘껏 당긴 뒤, 몸을 옆으로 구부린다. 배가 평평하도록 유지하고 등이 많이 구부러지지 않도록 한다. 이제 이 자세에서 작은 각도 변형을 준다—오른쪽으로 살짝 구부렸다가 왼쪽으로 다시 되돌려라. 상체를 회전하고 물 흐르듯이 자세를 바꿔가며 상체를 좀더 깊숙하게 굴려보자. 이제 이 자세를 멈추고 부드럽게 위로 올라오자.

만약 불편하거나 등을 편안히 하기가 힘들다면 휴식을 취해주자.

변형: 풍선이나 공을 무릎 사이에 놓고 운동을 해도 된다. 운동을 하는 동안 풍선/공을 가볍게 누르자—이것은 골반의 밑에 위치한 근육을 단단하게 만들어 준다.

❶ ❷ ❸

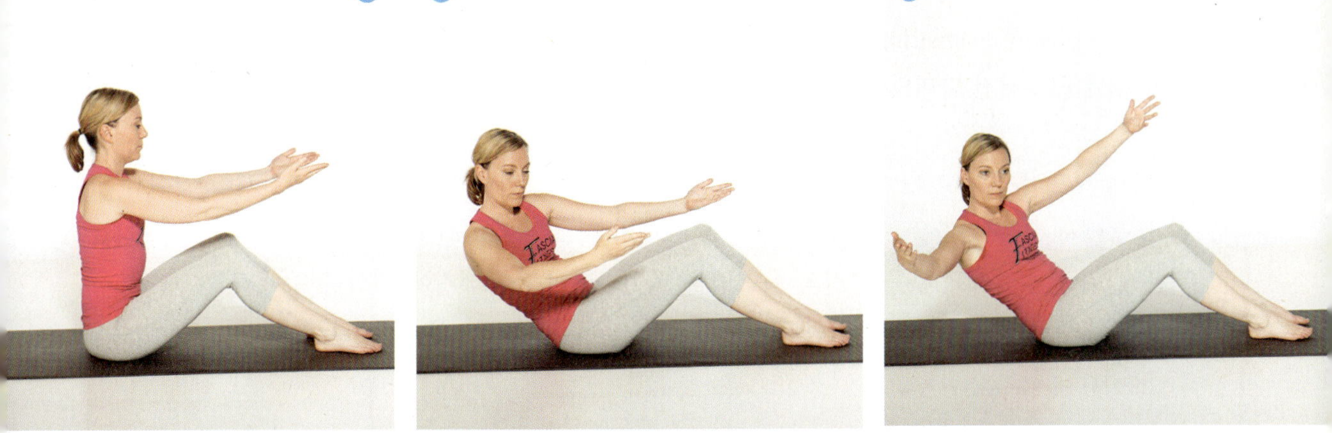

남성을 위한 운동과 팁
EXERCISES AND TIPS FOR MEN

남성은 종종 다리와 둔부와 어깨가 짧아진 구조를 지니고 있다. 만약 이 구조가 한쪽으로 치우쳐져 있다면 편측성 트레이닝으로 인한 결과 일 수도 있다. 대부분의 우리는 특정 목적을 위해 운동한다. 어쨌든 우리 모두는 멋진 외모를 남들에게 보여주길 원한다. 웨이트 트레이닝을 많이 하는 남자들은 그러므로 유연성을 통한 신체의 균형을 유지하기 위해 훈련 부위에 스트레칭을 해줘야 한다. 이것은 강한 상체와 넓은 어깨를 갖고 싶은 사람들에게 특히 중요하다.

유연성과 단단함 그리고 탄력성을 갖고 싶은 남자들을 위한 운동은 다음과 같다.

플라밍고 THE FLAMINGO

의자 앞에서 두 다리를 골반 너비로 벌린 상태로 선다. 무게 중심을 한쪽으로 실은 다음 가벼워진 반대쪽 다리를 의자 위에 올린다. 서 있는 다른 다리는 무릎이 바르게 펴져 있는 상태에서 안정감이 있어야 한다.

❶ 상체를 구부리고 의자에 놓여 있는 다리 위로 두팔을 편안한 범위 내에서 최대한 앞으로 뻗는다. 뒤넙다리근육(hamstrings)에 긴장이 많이 느껴질 것이다. 그 다리를 살짝 구부려 주어라. 의자 위에 구부러진 다리의 각도는 운동을 하는 내내 유지되어야 한다.

❷ 이제 부드럽게 밀고 당기는 것으로 다리가 늘어나면서 이 압력의 크기를 변화시킬 것이다. 이때 등에서 오는 감각을 느껴라. 다양한 스트레칭은 보통 짧아진 근육 사슬에 영향을 끼친다. 작은 범위로 늘려가고 무릎 관절의 움직임을 풀어가면서 스트레칭에 변화를 주어라. 이 스트레칭은 고양이 같은 탄력성이 있어야 한다.

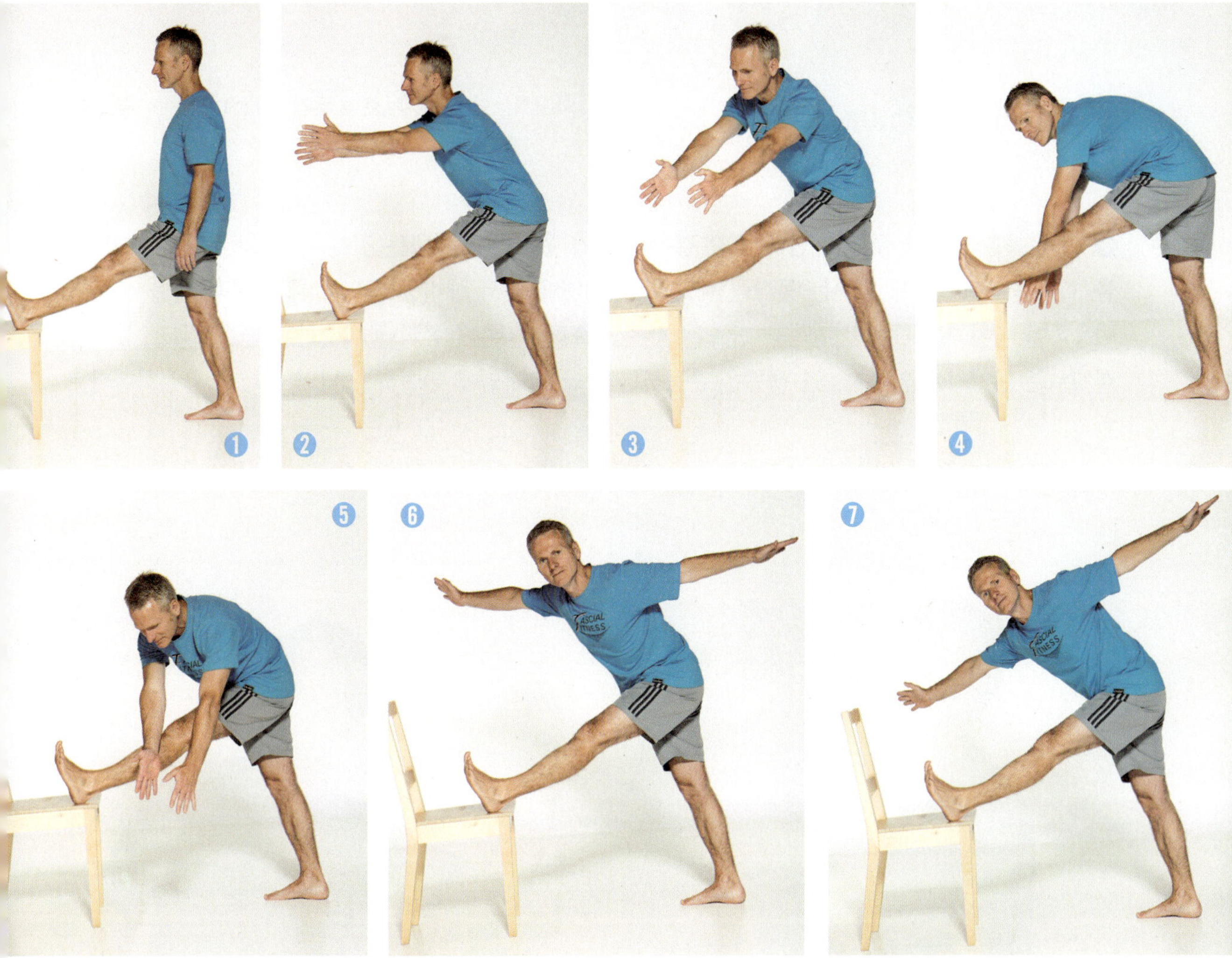

❸ – ❺ 또한 상체를 잘 유지해야 하는데, 이때 어깨선의 끝을 살짝 뒤로 잡아당겨 내려라. 가슴뼈에 힘이 들어가서는 안되며 다리를 스트레칭 하는 내내 활짝 펴 있어야 한다.

❻ – ❼ 골반부터 시작되는 근육 움직임에 집중하자. 상체 또는 골반 움직임을 짧게 여러 번 시행한 다음, 다리 뒤에서 발까지 내려가는 근막 체인에 자극을 주자. 두 팔을 앞으로 또는 옆으로 벌린 다음, 반대 방향으로 상체를 회전시켜보자. 작은 동작에서 큰 동작까지 또는 쉬운동작에서 어려운 동작까지 당신만의 스트레칭과 움직임을 만들어보라. 등의 라인(근막 체인) 전체를 역동적이면서도 부드럽게 스트레칭 할 수 있다.

던지기 THROWING

❶ 이 운동은 공이나 투창을 던지는 것 같은 던지기 동작을 흉내내는 것이다. 힘을 적당히 빼고 물 흐르듯 자연스럽게 던지는 동작을 해보자. 던지기에 앞서 예비동작을 할 때 몸통과 팔을 이용하여 마치 고무줄처럼 탄성을 만드는 것은 중요하다. 손에 공이나 비슷한 물건을 쥐고 실제로는 던지지는 않는다. 이 행동은 운동하는 동안 움직임에 관여하는 뇌의 패턴을 활성화한다.

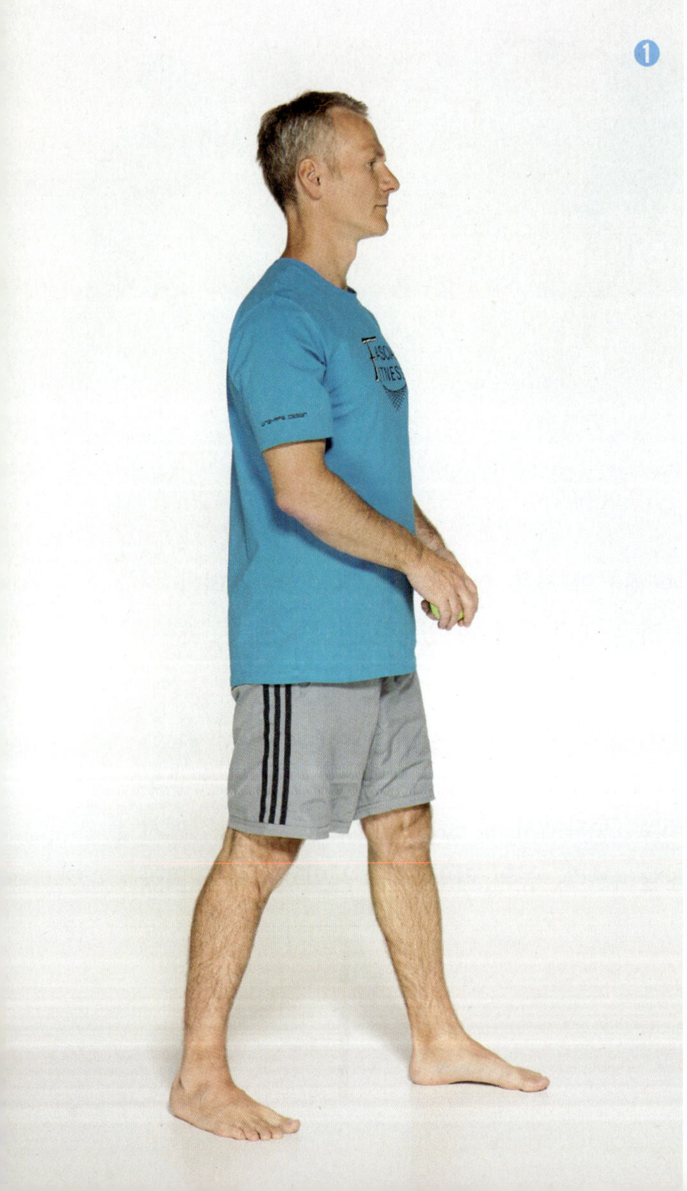

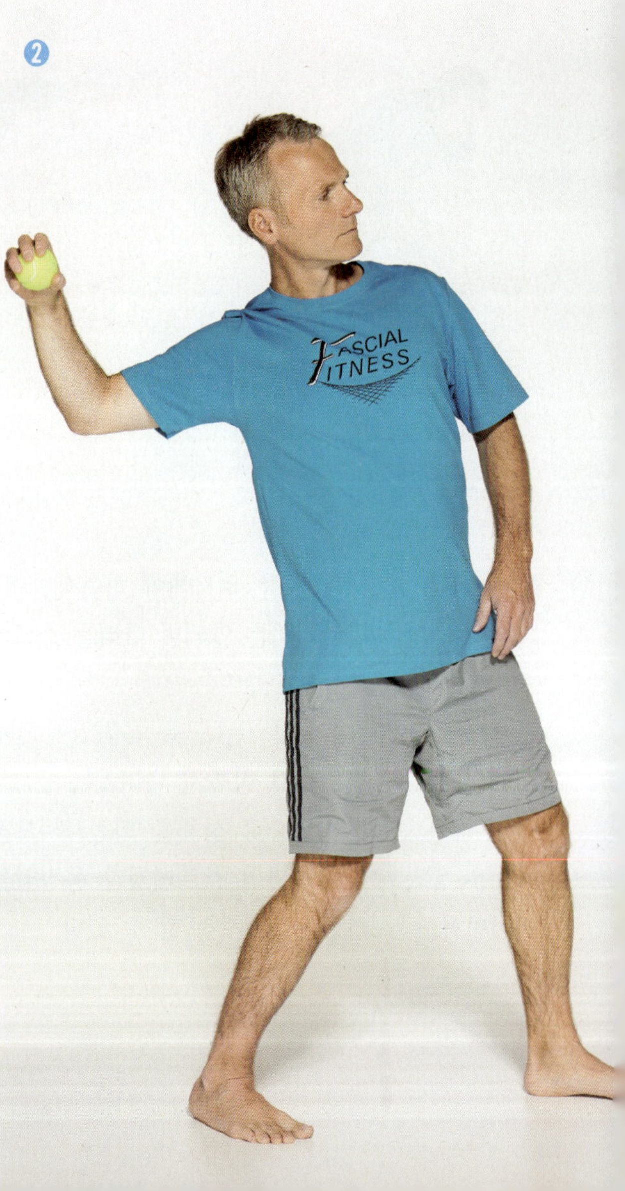

❷ – ❸ 똑바로 서서 던지기 위한 준비로 팔을 뒤로 잡아 당겨라. 이 때 축적된 에너지는 던지려는 움직임을 위해 큰 힘을 요구하지 않고 사용될 수 있다. 실제로 던질 필요는 없다—이 동작은 추진력이 전부이다. 이 때 나타나는 힘의 자극은 마치 채찍질을 하는것 같아서 손목이 아니라 어깨에서 힘의 자극이 나오도록 해야 한다. 이 동작은 어깨에서 추진력을 얻고 손은 채찍의 끝처럼 그 뒤를 쉽게 따라가야 한다.

변형(상급): 가슴뼈 앞에서 시작된 운동 가속도는 어깨와 팔 그리고 손을 따라 흘러가게 한다.

❸

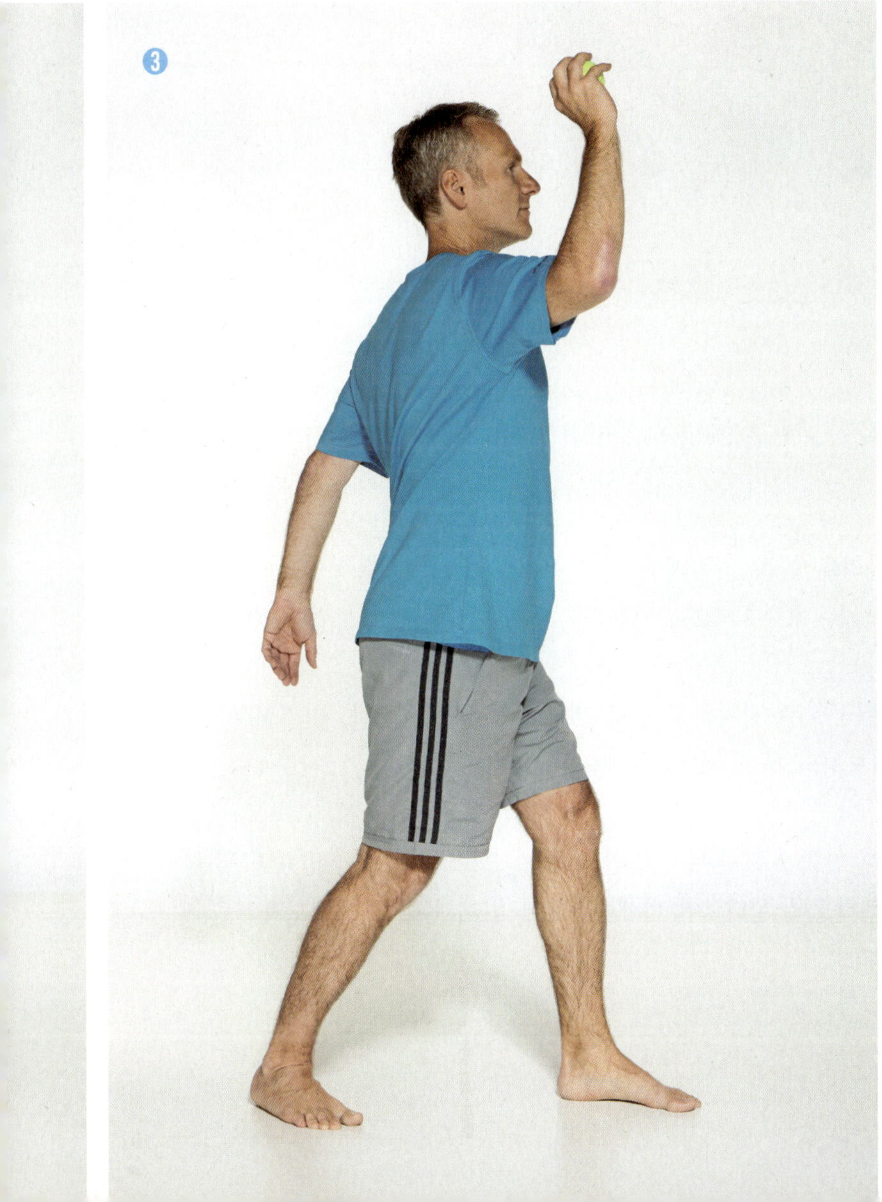

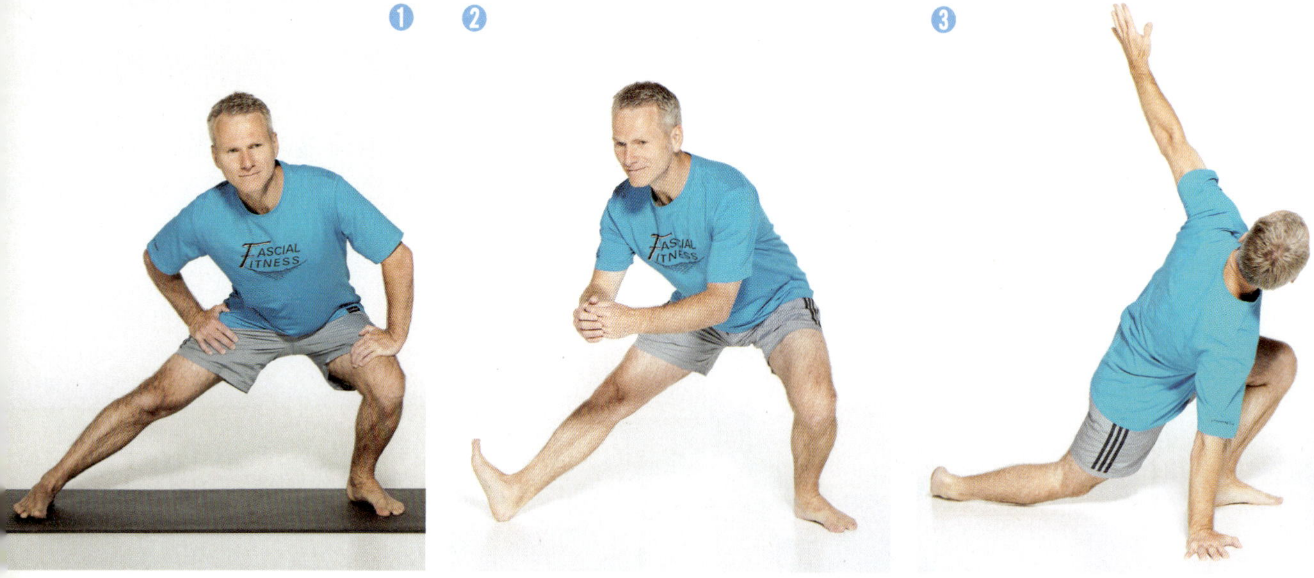

내전근 스트레칭하기 STRETCHING THE ADDUCTORS

❶ 이 운동은 '내전근'이라 불리는 안쪽 허벅지에 관한 운동이며, 측면 움직임부터 시작한다. 이 자세에서, 이미지에 나와 있는 대로 바깥으로 다리를 스트레칭 하여 부드럽게 움직여보자.

❷ 그 다음, 뻗은 다리를 발뒤꿈치로 지지하고 발을 바깥쪽으로 회전하자. 여기서부터 각기 다른 방향으로 상체를 흔들어보기도 하고 위아래로 움직여보자.

❸ 이제 뻗어진 다리를 완전히 안쪽으로 틀어서 발을 발등 쪽으로 뉘여보자. 반대편 팔을 몸 뒤쪽으로 뻗어 상체가 회전하도록 한다. 이 자세에서 부드럽게 몸을 흔들어보자.

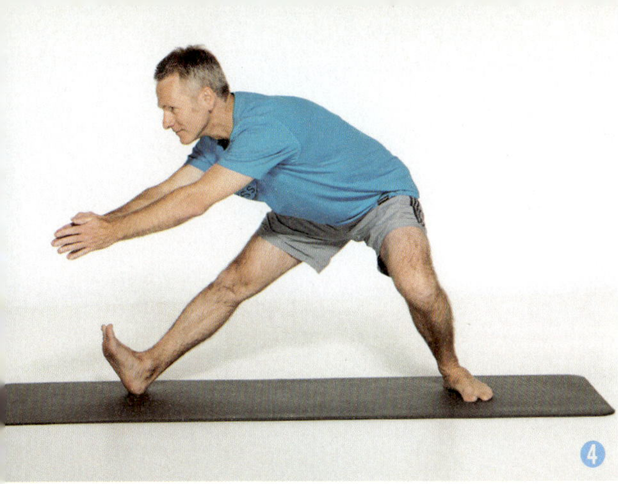

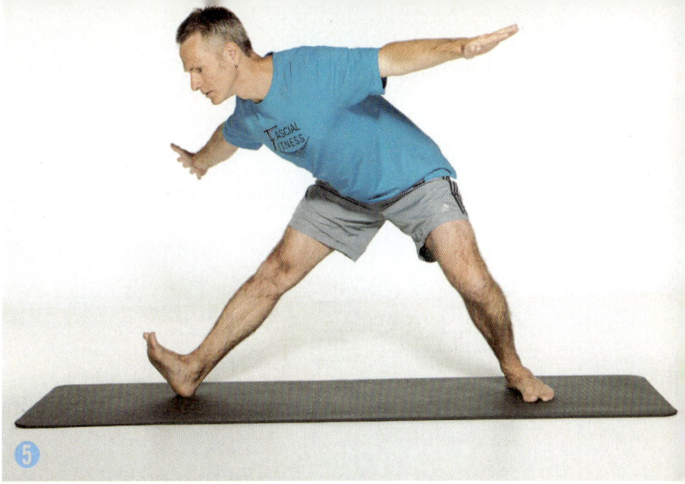

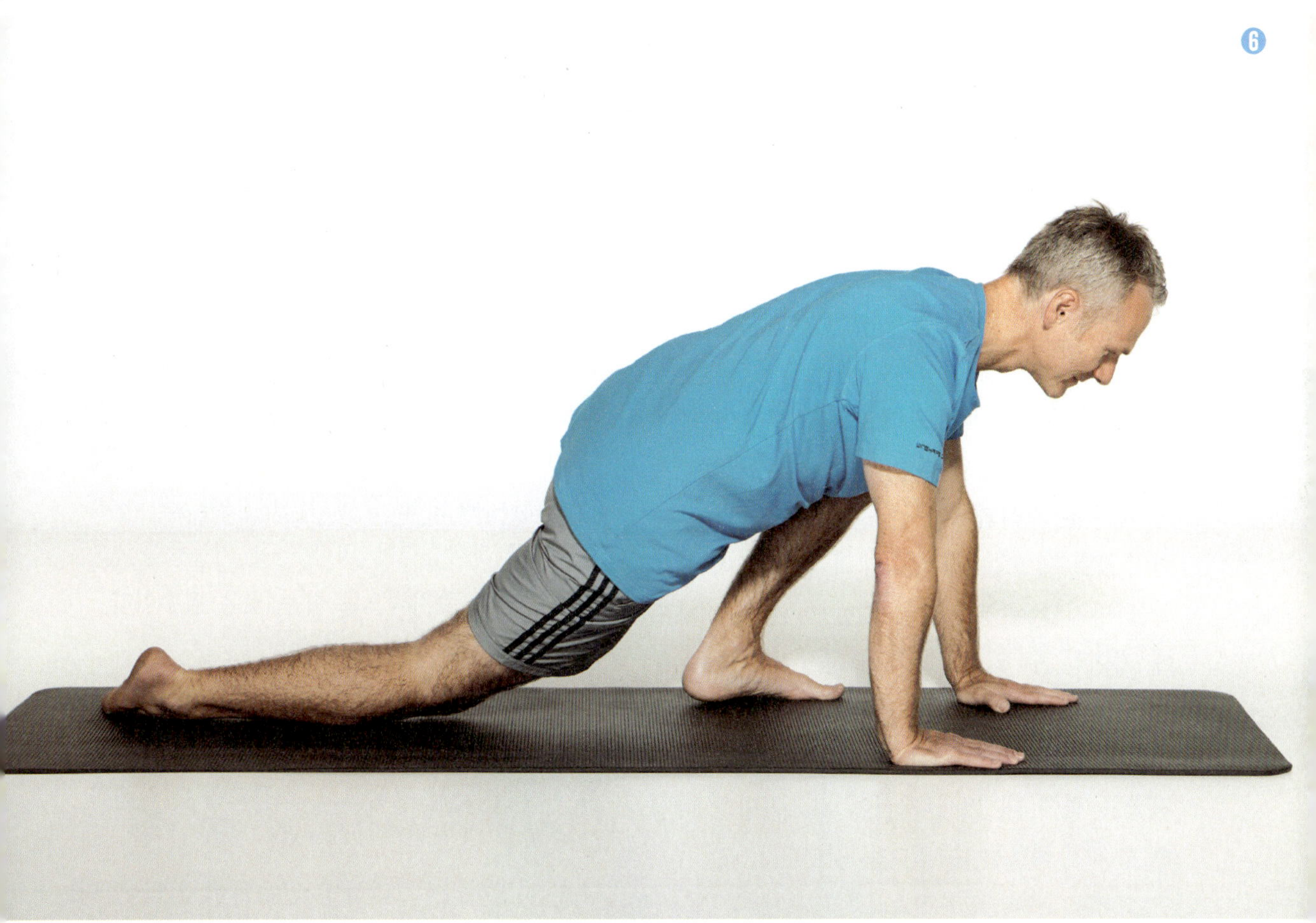

④ – ⑥ 근막 네트워크를 최대한 자극하기 위해 몸의 각기 다른 부위에 이 세 동작을 연습해보자.

다른 운동, 165쪽에 나온 '흉곽 열기(Opening Up the Ribcage)'는 많은 남자들에게, 특히 상체 운동을 많이 하는 이들에게 좋다.

스포츠를 하는 사람들의 문제점

Problems for Sportspeople

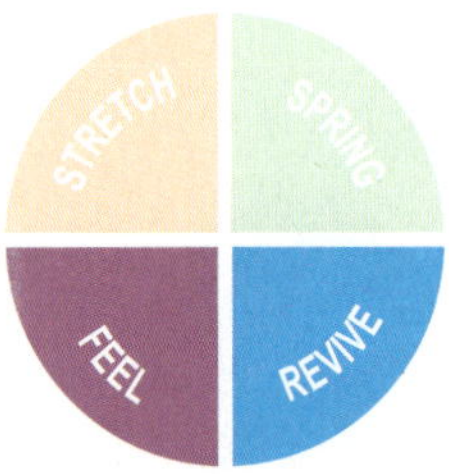

운동 선수들은 잘 트레이닝된 사람들이라 할 수 있지만, 여전히 그리고 자주 제한된 움직임이나, 경직과 통증과 같은 문제들을 겪는다. 이러한 증상들은 균형 잡히지 않은 트레이닝과 부상이나 무리한 압력을 받아서 자주 발생한다. 근막에 관한 새로운 지식과 연구는 근육통과 근막이 관련이 있는지 또는 좋은 상태의 결합 조직이 부상을 방지할 수 있는지에 대한 더 높은 이해도에 기여할 수 있을 것이다. 대개 스포츠 부상에서 영향을 받은 것은 근육이 아니라 하얀 근막이다. 또다른 큰 영향은 근막의 탄력 에너지 저장 능력에 대한 새 지식이 트레이닝의 다양한 방식에 적용될 수 있다는 것이다.

특정 운동에서 근막과 근육 문제는 반복적으로 나타나는데 이 부문에서 다뤄질 것이다. 이 주제에 대해 알고 싶은 사람들은 스포츠 과학 논문을 찾아보면 된다. 더 자세한 정보는 부록을 참고하라.

스포츠를 하는 사람들을 위한 팁

TIPS FOR SPORTSPEOPLE

유연성은(보통 사람들에 비해) 모든 운동선수들과 특히 연관되어 있다. 그리고 우리의 콜라겐 구조의 가동성은 붉은 근육 섬유질이라 불리는 수축근보다 더 중요하다. 근막 조직—인대, 근육, 관절낭—들은 잘 관리가 되어야 하며, 운동선수들에겐 적당한 근막 트레이닝이 절대적이다. 이 조직들을 자극하고 자각능력에 의한 근육 기능들을 높여주는 운동을 주기적으로 하는 것은 필수이다.

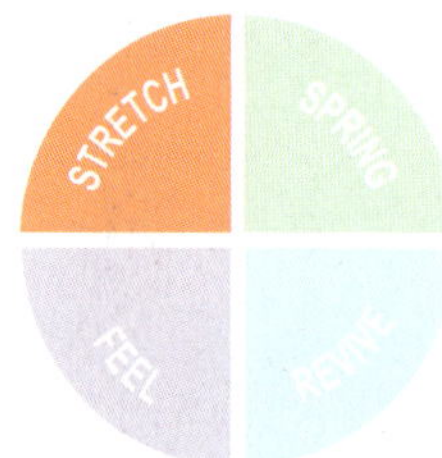

리바이브(회복하기) 부문에서 필요한 부분(예를 들어, 허벅지나, 종아리, 발, 등)에 롤링을 해주는 근막 운동으로 스포츠를 시작해라. 살짝 빠른 속도로 롤링을 하는 것으로 트레이닝을 시작하라. 그리하면 근육들이 자극이 되고 준비 운동이 된다. 운동이나 시합 후 롤링 운동들은 느린 스피드로 진행되어야 한다.

근육통을 위한 셀프 케어
SELF-HELP FOR SORE MUSCLES

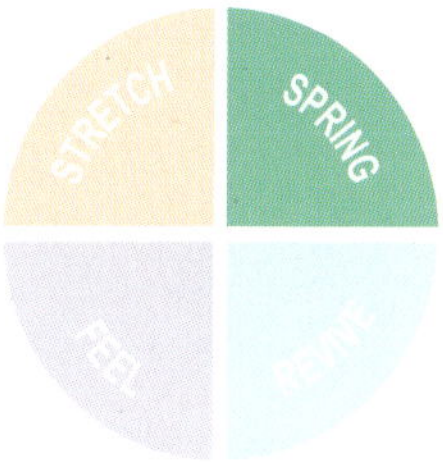

다음 부문은 어떻게 근육통을 다뤄야 하는지 설명한다(177쪽). 등을 위한 운동법(132–141쪽)과 엉덩이와 허벅지를 위한 운동법(148–154쪽)이 나와 있는 부분도 확인해라. 느린 롤링은 몸을 차분하게 하고 조직의 재생을 자극한다. 이것에 대한 더 자세한 얘기는 다음 부분에 나올 것이다.

근력 트레이닝을 하는 누구나 짧아진 근육을 늘리고 유연성을 얻기 위해 항상 트레이닝 받은 부위의 근육을 스트레칭한다. 골프선수, 테니스 선수와 같이 공과 라켓을 다루는 선수들에겐 어깨에 있는 힘줄의 에너지 저장 능력이 중요하다. 이러한 경우, 172쪽에 나온 던지는 운동이 아주 유익하다.

근육통을 위한 짧은 셀프 케어 프로그램은 폼롤러로 롤링하는 것과 느린 스트레칭이 포함되어 있다. 롤링은 셀프 마사지와도 같다. 진짜 마사지가 물론 더 좋겠지만, 가격적인 부담이 있을 수 있다. 롤링할 때 압력을 조절하여 살짝 쥐어 짜지는 느낌을 경험할 수 있다. 노곤해진 결합조직에서는 좋은 느낌이 일어날 것이다.

다음 운동들은 근육통에 좋다. 아래에 나와 있는 코끼리 스텝(182쪽), 고양이 자세(134쪽), 플라밍고(170쪽), 독수리 날기(122쪽)와 같이 느리고 부드러운 스트레칭 등이다. 아래에서, 관련된 근육에 따라 달라지는 스트레칭을 위한 더 많은 추천들을 찾을 수 있다.

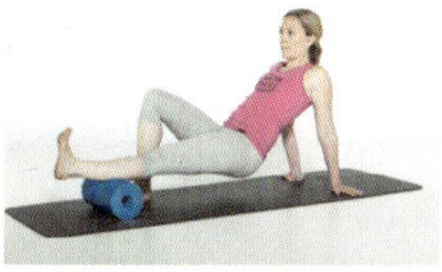

1. 종아리 롤링하기

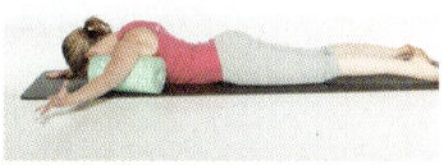

2. 다른 신체 부위 롤링하기

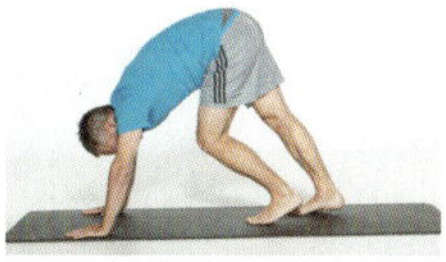

3. 근육통을 위한 느린 스트레칭: 코끼리 스텝

종아리 롤링하기 ROLLING OUT THE CALVES

롤러를 대략 아킬레스건이 시작되는 종아리 부위에 두고, 다른 다리는 매트 위에 두어 압력을 조절하는 것을 도와준다.

❶ 엉덩이를 들어올리고, 느리고 조심스럽게 몸의 무게를 롤러와 만나는 부분에 싣는다. 섬세하게 움직이는 작은 동작이 필요하다. 롤러가 1밀리미터 씩 종아리 위로 움직이도록 한다.

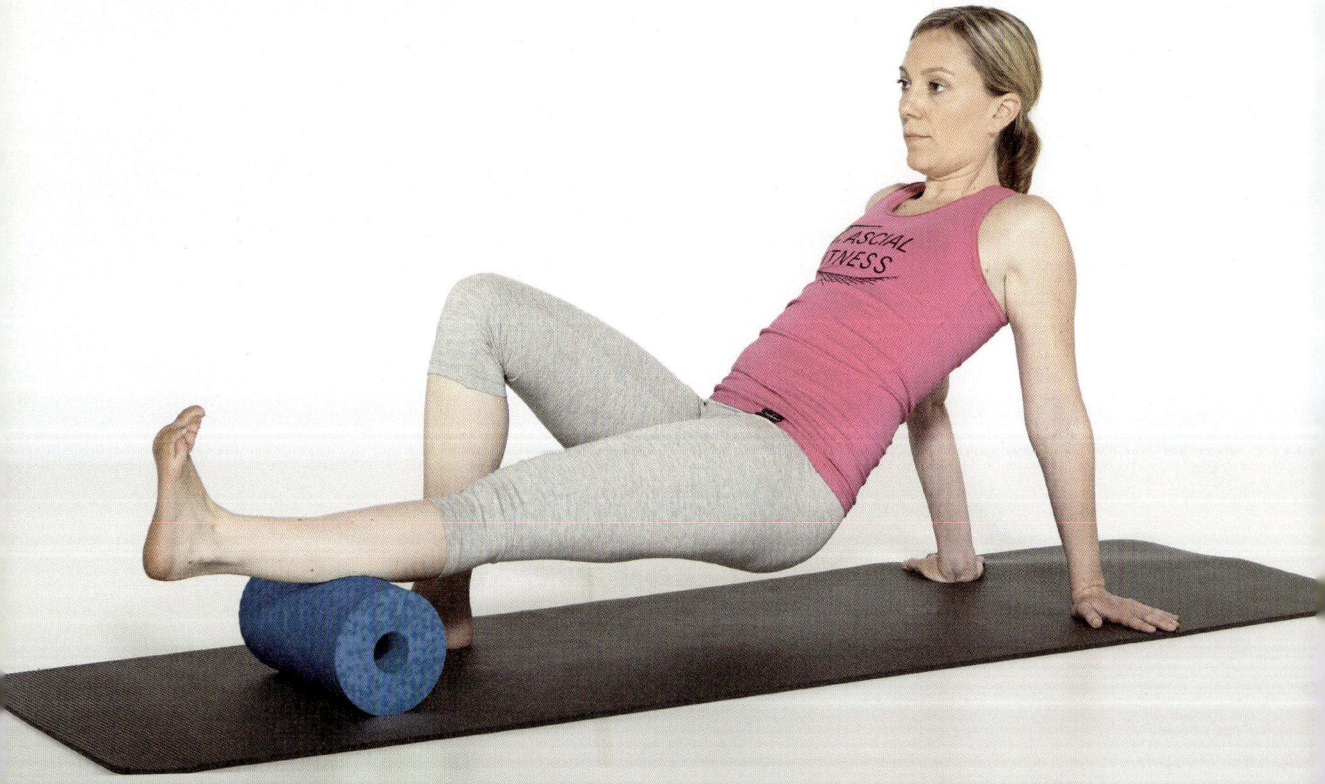

❷ 이 운동을 아주 느린 동작으로 해라. 만약 압력이 너무 강해서 아프다면, 골반을 매트 위에 두어라. 만약 압력을 더 주고 싶다면 다른 다리를 롤러에 놓은 다리 위에 놓아 무게를 더해주면 된다.

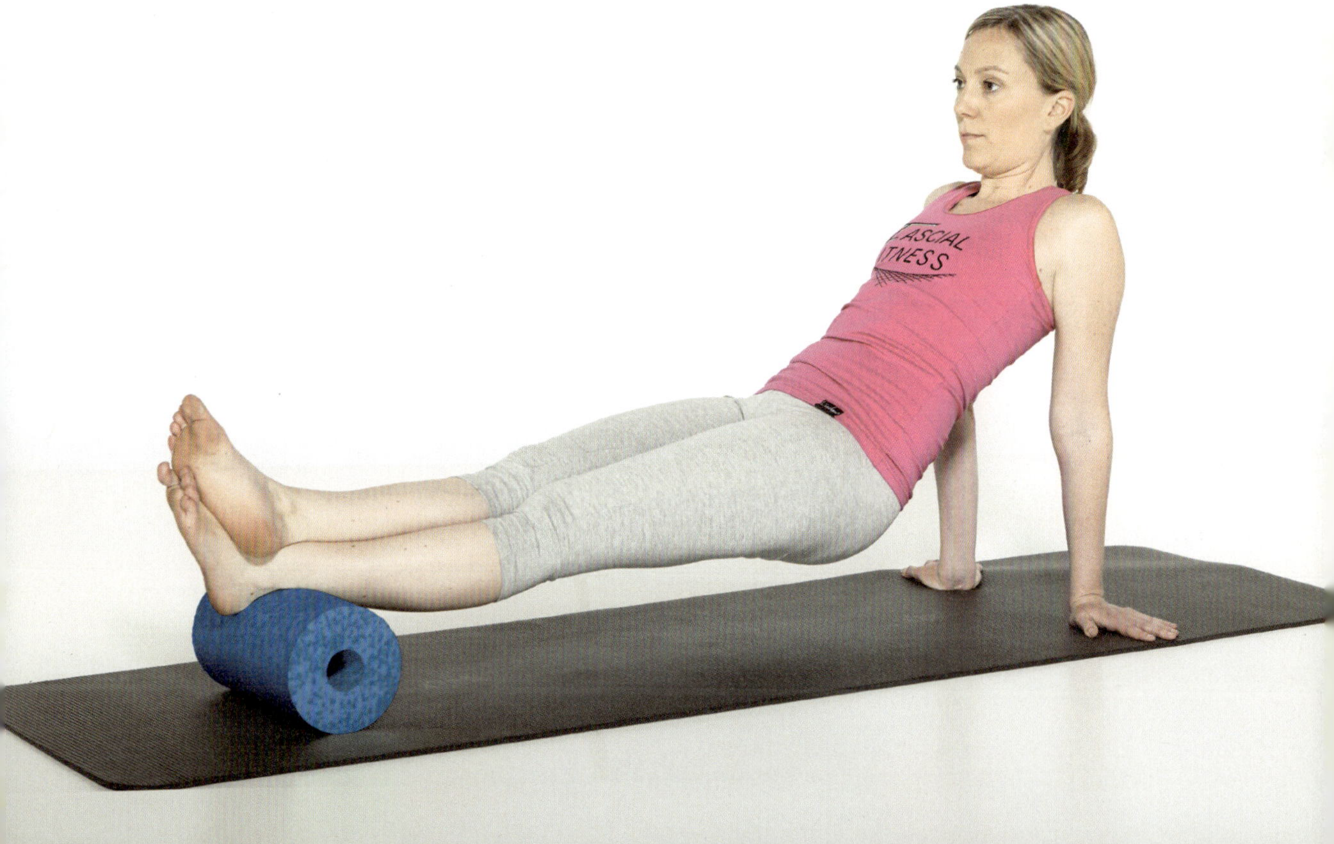

다른 신체 부위 롤링하기

ROLLING OUT OTHER BODY PARTS

이 느리고 편안한 롤링 과정은 많은 신체 부위를 다룬다. 이 운동은 허벅지(149, 167쪽), 등(132쪽)을 포함하고 있으며, 공과 작은 롤러를 이용하여 팔뚝(145쪽)과 가슴 그리고 상체도 롤링한다.

❶ 가슴근육과 근막을 테니스 공으로 롤링한다.

❷ 가슴과 팔을 폼롤러로 롤링한다.

❸ 등과 허리 근막을 롤링한다.

❹ 바깥 허벅지를 롤링한다.

❺ 앞 허벅지를 롤링한다.

❻ (다리 무릎 뒷부분의) 오금부분을 롤링한다—여기서는 다리를 꼬아야 한다. 이것은 뒷다리에 약간의 압력을 발생시킨다. 편안할 수 있도록 자세를 조절해라.

❼ – ❽ 팔뚝을 작은 롤러나 물을 채운 물병으로 롤링한다.

1 2

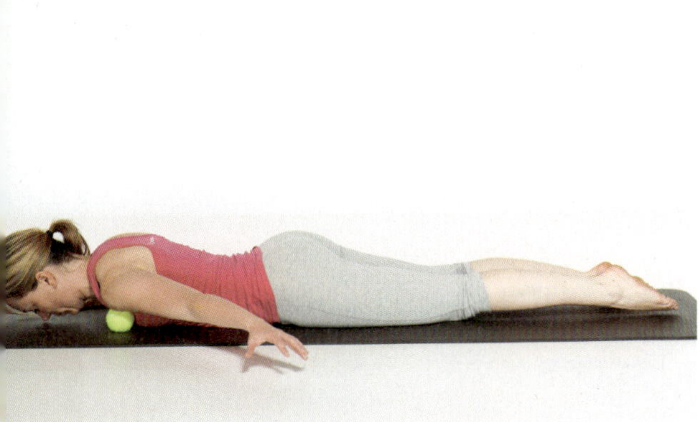

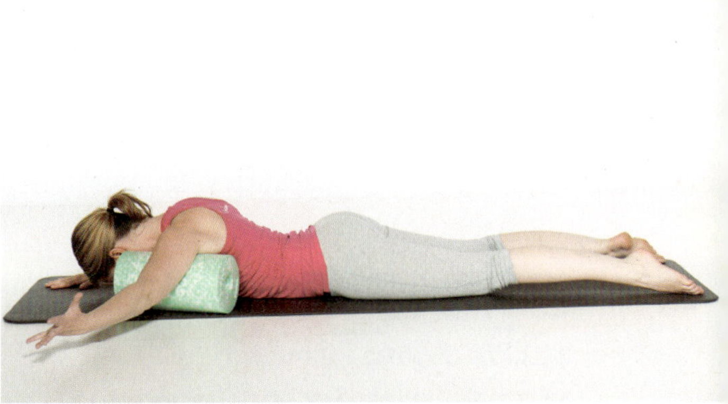

3 4

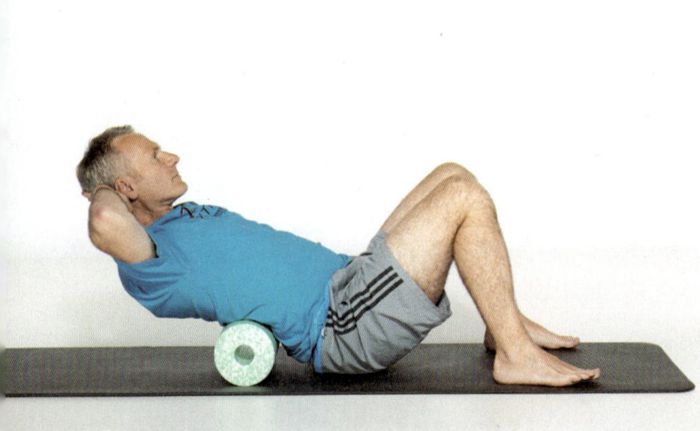

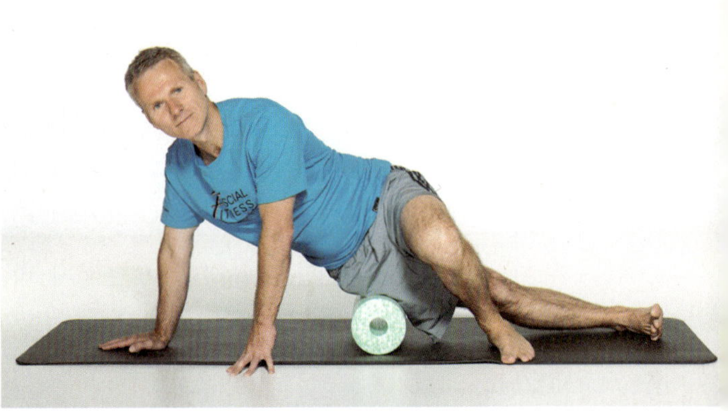

5 7

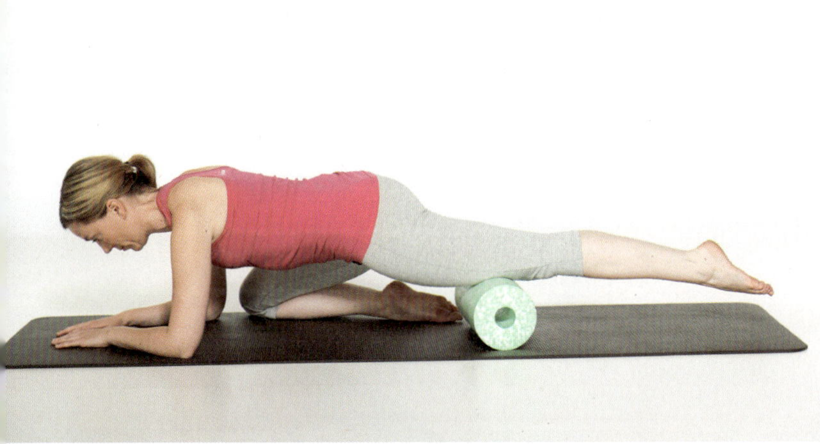

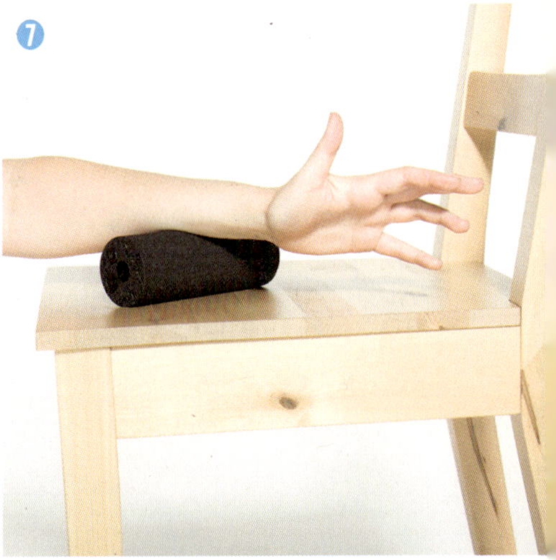

6 8

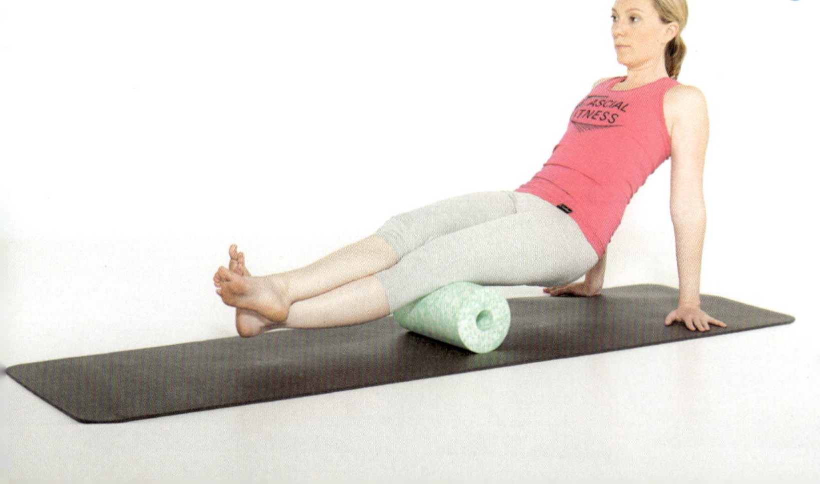

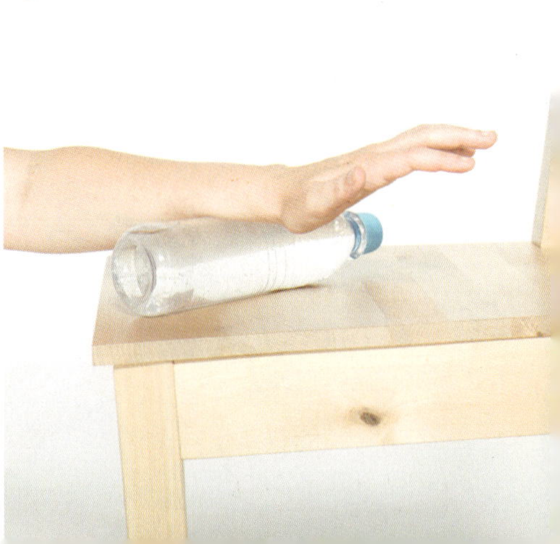

근육통을 위한 느린 스트레칭: 코끼리 스텝

SLOW STRETCHING FOR SORE MUSCLES: THE ELEPHANT STEP

❶ 네 발 자세(all-fours position)로 시작한다. 엉덩이가 무릎 위에 있고 어깨가 손목보다 아래에 자리잡도록 한다. 두 손을 매트 위에 평평하게 하고 손가락 끝이 살짝 바닥 안으로 들어가도록 누른다. 그러면 두 팔이 자연스럽게 올바른 자세로 돌아가고, 팔꿈치 안쪽이 서로를 마주보게 된다.

그 다음, 위팔뼈(Humerus)를 부드럽게 바깥쪽으로 돌린다. 아랫배를 당기고 엉덩이를 살짝 공중으로 들어올려서 편안한 삼각모양 자세를 만든다. 그런 다음 발뒤꿈치를 최대한 매트쪽으로 내린다.

❷ 이제 무릎을 고양이 자세(134쪽)처럼 하나씩 바꿔가며 구부린다.

❸ – ❹ 다음은 발을 천천히 한발짝씩 손을 향해 움직인다. 이렇게 하면, 엉덩이는 더욱 위로 올라갈 것이다—몸으로 만든 각도는 더 좁아진다.

최대치에 도달했을 때, 처음 시작 자세처럼 될때까지 손을 앞으로 하나씩 움직인다.

❶

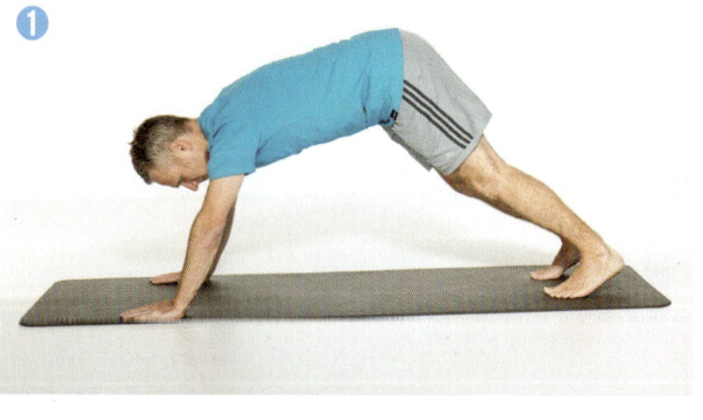

❷

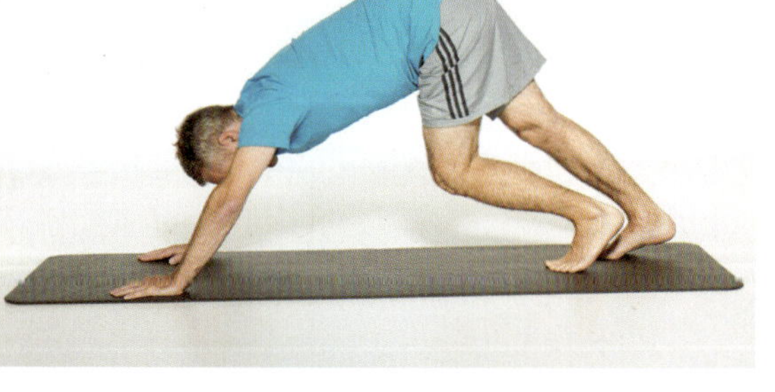

❸

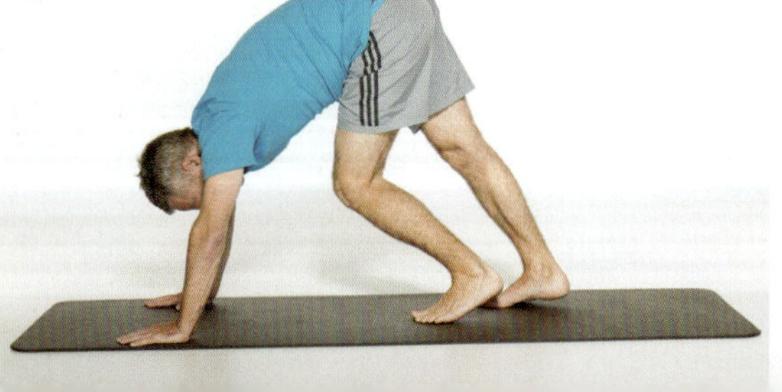

❹

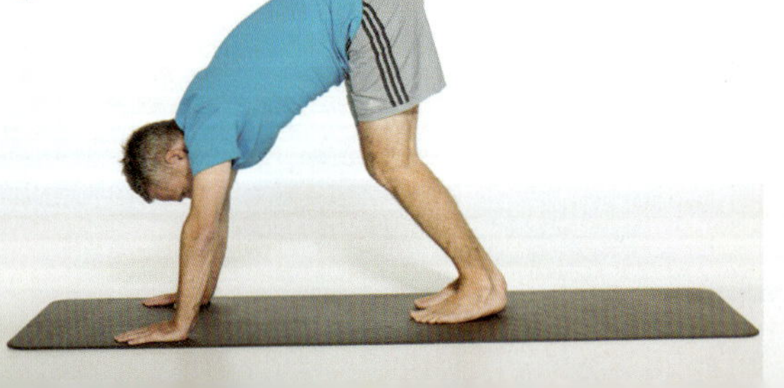

러너를 위한 균형 운동

BALANCING EXERCISES FOR RUNNERS

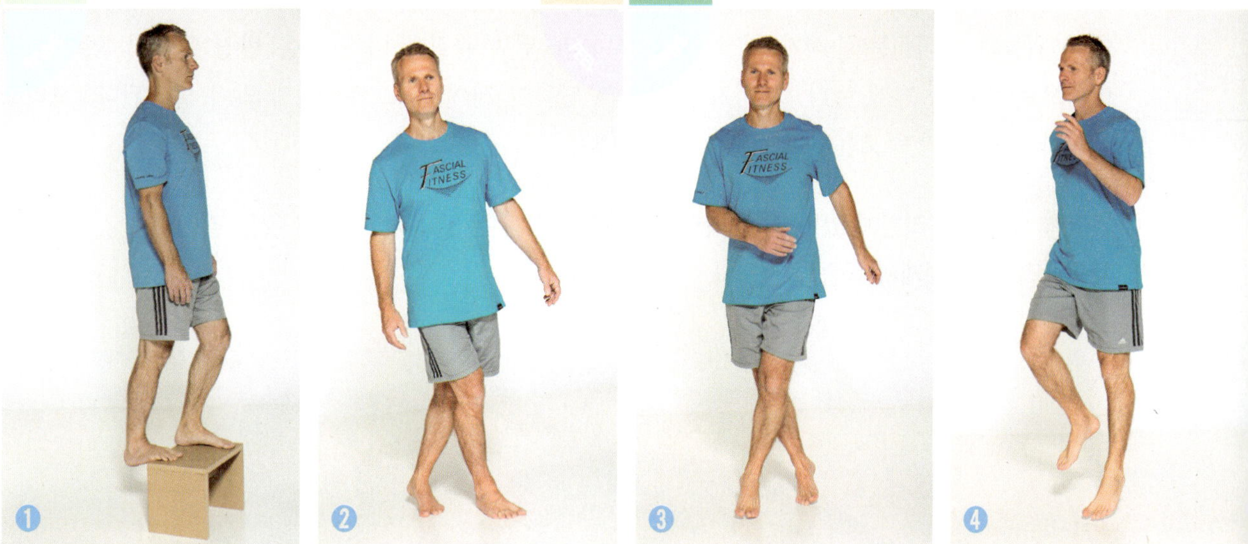

❶ 러너들은 아킬레스건을 유연하게 유지하고 탄성력과 에너지 저장 능력을 늘이기 위해 많은 긴장을 받는 아킬레스건을 스트레칭 해주는 것이 중요하다. 아킬레스건을 위한 스트레칭 운동은 160쪽에 나와 있다.

❷ – ❹ 달리는 것을 위해 트레이닝을 다양하게 하는 것이 유익하다. 특히 장거리 경주를 하는 러너들에겐 중요하다. 그들은 달릴 때 더 한결같이 동일한 패턴으로 움직이기 때문에 트레이닝을 할 때 움직임 패턴을 변형 시켜줘야 한다. 다음과 같이 해라: 방향을 바꾸고, 뒤나 옆으로 걸었다가, 교차형으로 움직였다가 두어번 제자리 뛰기를 해라.

달리면서 보도의 경사각이나 장애물은 여러분의 움직임을 반사적으로(예를 들어, 달리는 리듬에 따라 가볍게 뛰면서) 위아래로 움직이게 한다. 역동적이고 민첩한 몸을 유지해라. 그러면 최적의 상태로 달리면서 신체인식 능력을 향상시키고 근막을 단련할 수 있다. 또한 관절과 힘줄을 새로운 각도로 움직일 수 있다.

사이클리스트를 위한 지도
INSTRUCTIONS FOR CYCLISTS

사이클리스트는 자전거를 타면서 몸의 특정 부위만을 사용한다—종아리, 허벅지, 둔부 등—이 부위들의 움직이는 순서가 항상 같다. 무릎과 둔부 관절은 아주 작은 반경 안에서 오직 한쪽 방향으로 압력을 받게 된다. 허벅지 뒷부분의 단축이 사이클리스트들에게 많이 발견된다. 그리고 무릎과 둔부 위의 구조는 때때로 덜 유동적이다.

불균형 하중: 등 라인에 있는 긴 근막의 경로 중 어떤 것은 짧아지고, 어떤 것은 길어지는 것이 사이클리스트들에게서 종종 발견된다.

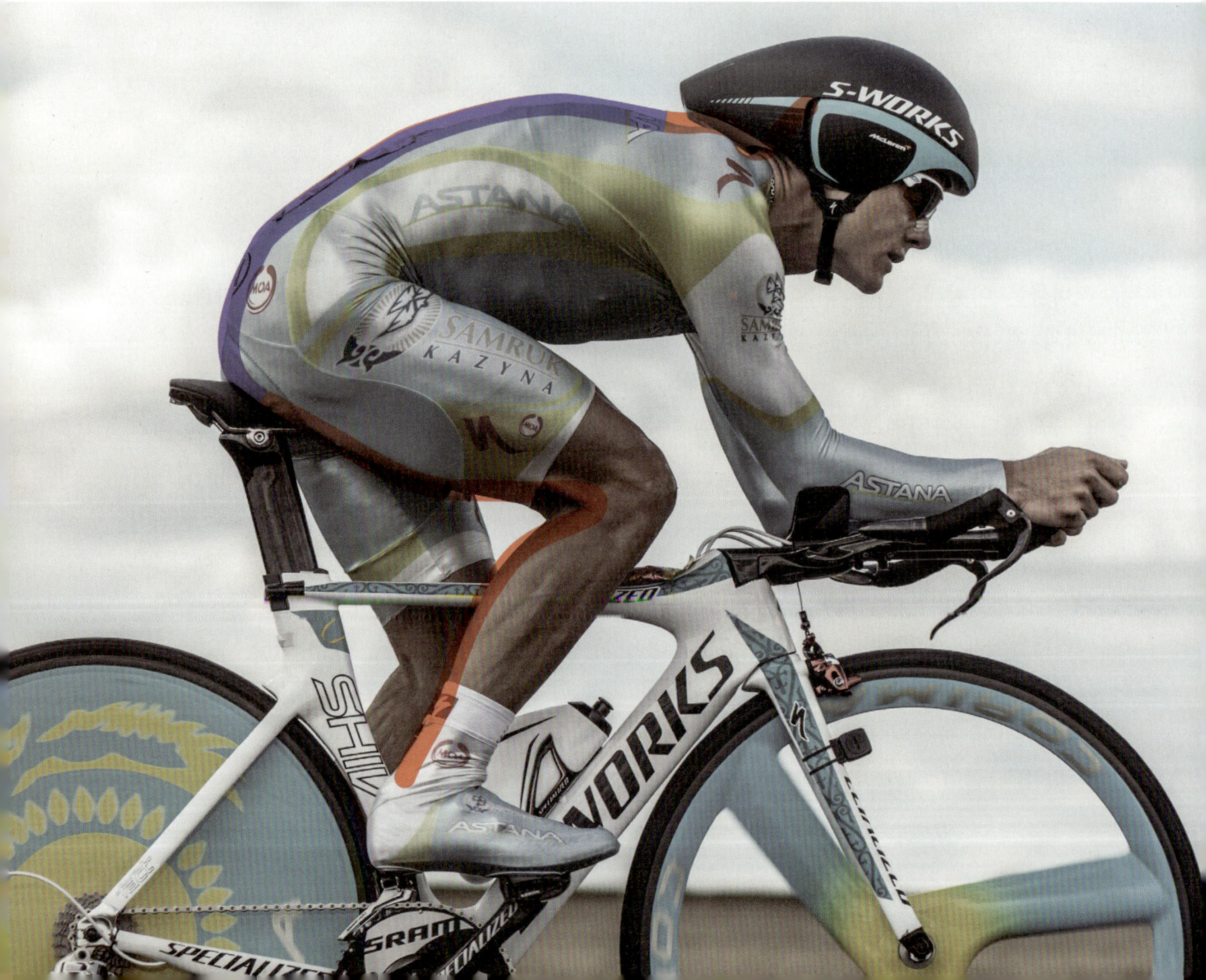

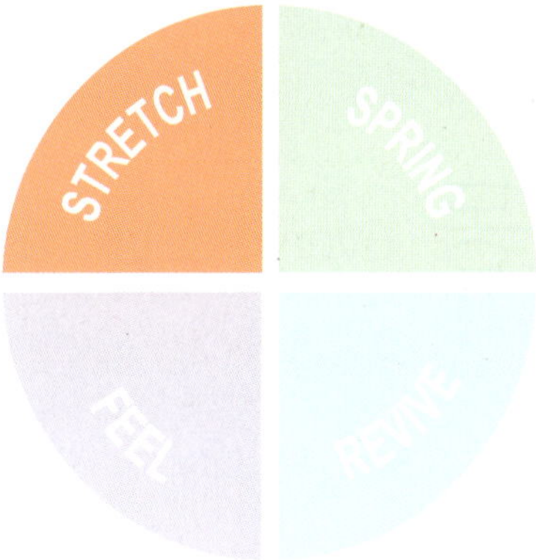

내 경험으로는 투르 드 프랑스(프랑스에서 매년 열리는 국제 사이클 도로 경기)나 다른 긴 사이클링 레이스에 참여한 참가자들이 경주를 마친 후 며칠간 앓는다: 그들은 몸이 매우 뻣뻣해지는데 아마 이는 한쪽으로 치우친 하중으로 인한 것일 것이다. 그러므로 만약 운동을 위해 특정 근육만 훈련한다면, 특정 근육 집단만이 아닌 근육 근막 전체가 영향을 받게 될 것이며, 일반적으로 근육 조직에 부기가 발생할 수 있다. 하지만 더 정확히 말하자면, 유동성 충혈(liquid congestion)이 생긴 것이다. 그러나 장기적으로 보자면 붉은 근육은 사실 한쪽으로 치우친 트레이닝으로 인해 길이가 짧아질 수 있다.

그러므로 사이클리스트는 의식적으로 고양이 자세(134쪽), 독수리 비행(122쪽)과 같은 주기적인 스트레칭으로 자신의 몸을 관리해야한다. 바이킹 운동(164쪽)에서 나온 가슴을 위한 스트레칭도 추천한다. 사이클리스트의 상체는 통상적으로 수축자세에 적응되어 있기 때문이며, 얕은 등 라인은 고르지 않은 하중의 분포로 인해 균형 잡혀있지 않다. 이 조합은 장기간의 도로 훈련과 극심한 트레이닝 시 지속적으로 불리한 영향을 준다. 허벅지의 뒷부분은 무게가 실리고 무릎 아래까지 짧아진다. 동시에 뒷목과 근육 집합의 후방부분 전체는 지속적으로 당겨진다.

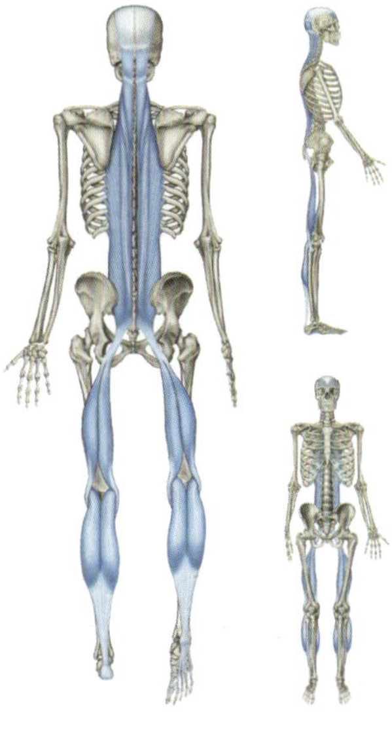

얕은 등 라인

일상생활의 운동 Everyday Life as an Exercise

좀 더 기발한 움직임으로! MORE-CREATIVE MOVEMENTS

여기서 우리의 목표는 좀 더 기발한 활동을 일상생활에서 하는 것이다. 좀 더 다재다능해지고 느긋해지기 위해 여러분의 기본 움직임에서 모든 운동 범위를 활용하라. 하루하루의 신체 움직임을 통해 근막을 사용하고 활성화하며 또한 당신의 모든 관절을 확실하게 사용해야 특정 트레이닝 프로그램이나 스포츠를 통한 운동에 의지할 필요없이 근골격 시스템을 건강하게 유지하기 때문이다.

이 부분에서 우리는 여러분이 하고 싶을 때마다 할 수 있는 캐주얼한 운동법을 해볼 것이다—운동복으로 갈아입을 필요가 없다. 필요하다고 느껴질 때마다 언제든지 이 스트레칭을 몇 분씩 진행해라. 당신의 틀에 박힌 생활을 깨트리는 데 도움이 될 것이며, 스트레칭 후 상쾌해질 것이다. 사무실이나 계단에서 시도하고 또는 조명 스위치 쿵푸 스트레칭이나 아프리칸 벤딩을 아무 시간에나 하면 된다.

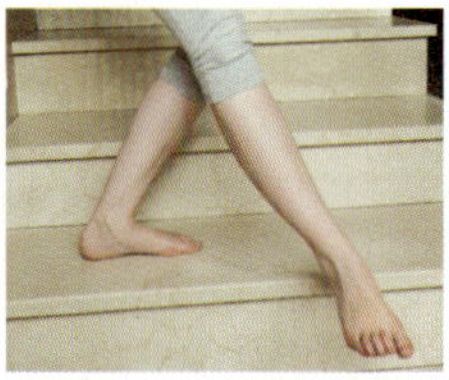

1. 계단 댄스

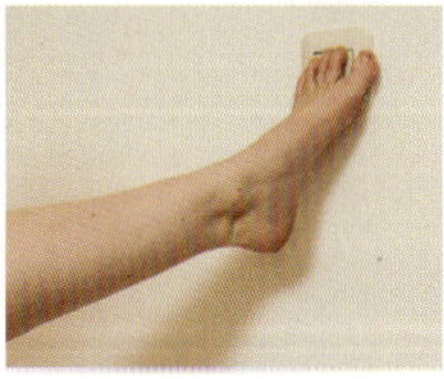

2. 조명 스위치 쿵푸 스트레칭

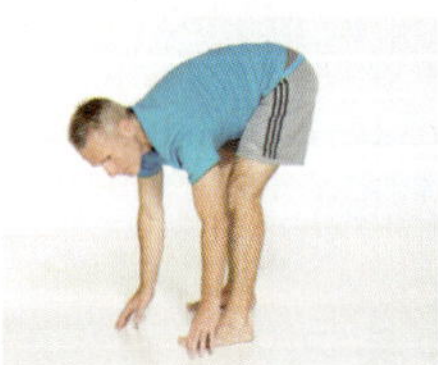

3. 일상 속 아프리칸 벤딩

계단 춤 THE STAR DANCE

❶ – ❺ 계단은 짧은 근막 트레이닝을 할 수 있는 좋은 장소이다. 최대한 부드럽게 계단 한칸 한칸 움직여 가며 몸을 제어한 상태에서 가볍게 점프해라. 그리고 발의 위치를 변형해가면서 시행한다. 안쪽으로 바깥으로 바꾸어가며 계단의 오른쪽 왼쪽으로, 위 아래로 점프하고 동시에 움직임들을 조용히 통제한다.

이 계단 춤은 맨발 또는 유연한 신발을 신고 연습해야 한다. 힐이 있는 신발은 알맞지 않다. 움직임들은 춤을 추는 듯 해야하며, 놀이처럼, 태평스럽게 해야 한다. 이 계단 춤이 계단을 오르내릴 때 습관이 되면 이상적이다.

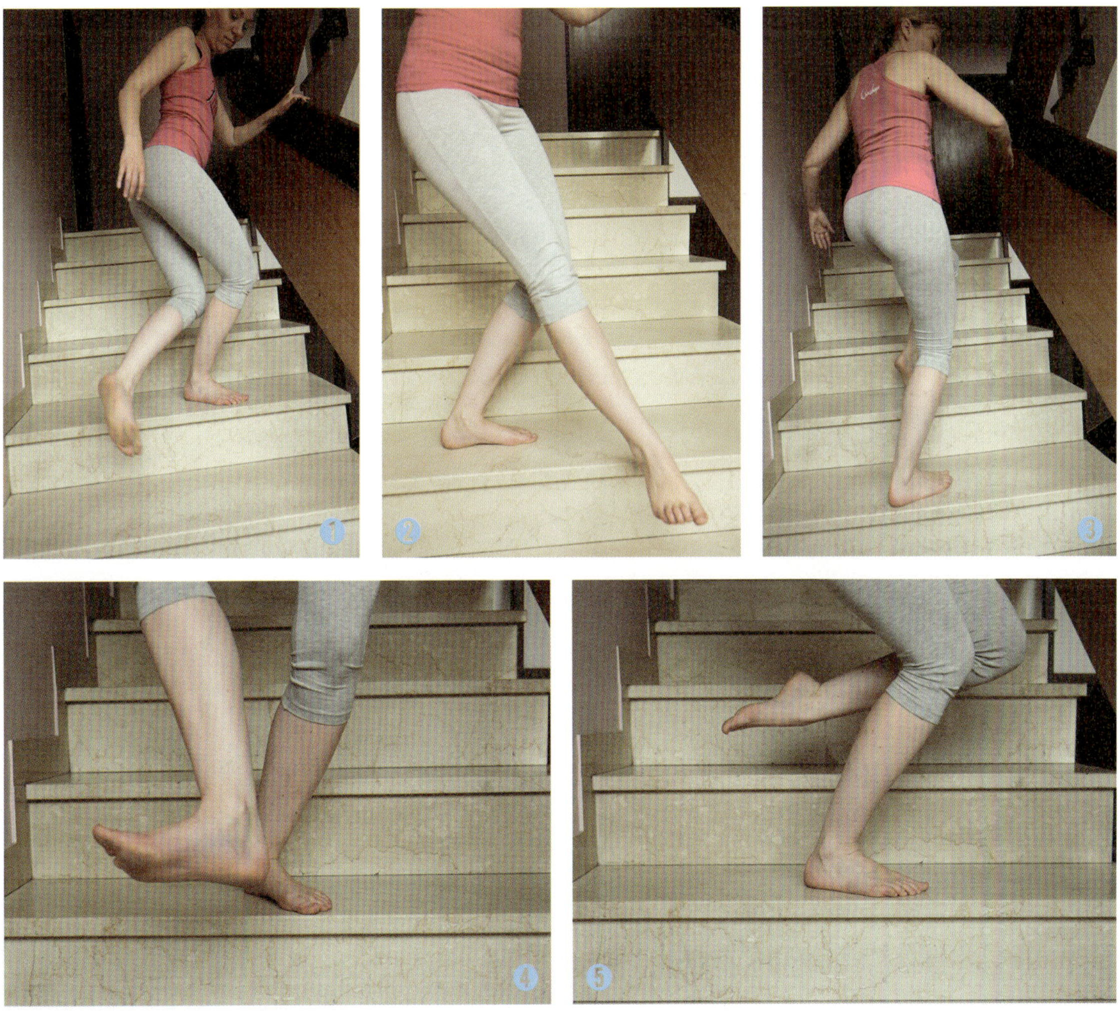

조명 스위치 쿵푸 스트레칭
LIGHT SWITCH KUNG FU STRETCH

이 운동을 하기 위해서는 자신감이 필요하다. 하지만 정말 즐겁게 할 수 있는 운동이다. 실제 가라데 선수처럼 행동하길 바라진 않지만 이 운동은 무술 발차기와 비슷하며 제어가 필요한 동작이다. 손으로 조명을 켜는 것 대신, 발가락을 이용하자! 벽지를 찢지 않도록 주의하며 연습하자!

❶ 발가락으로 스위치를 켤 수 있게 준비하자. 옆으로 서는 자세를 취하고 뒷발로 발차기 할 준비를 하자.

❷ – ❸ 스위치를 겨냥해 선택한 발로 찰 수 있도록 시도하자. 상급자는 벽에서 등을 돌아선 자세에서 몸을 회전하면서 스위치를 차는 걸 시도한다. 버릇처럼 손으로 만져서 조절하는 대신, 이제부터는 가벼운 발차기로 방문 손잡이를 돌리는 것 또한 해볼 수 있다.

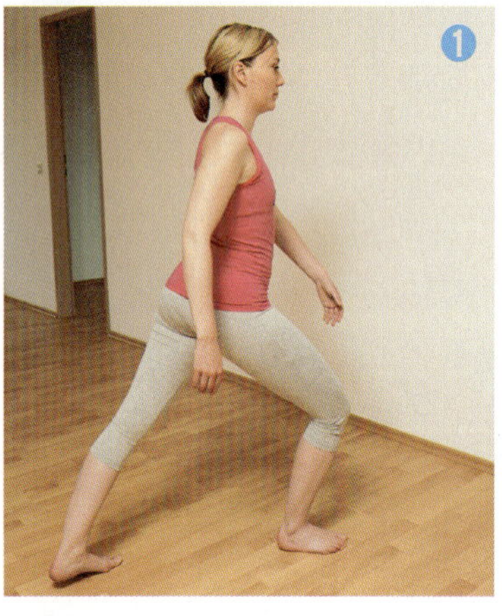

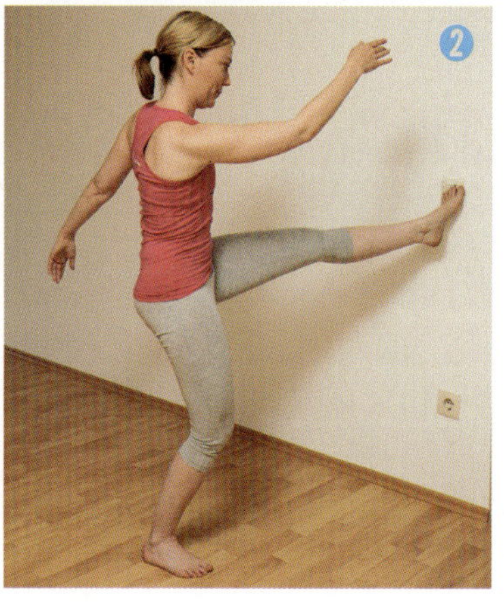

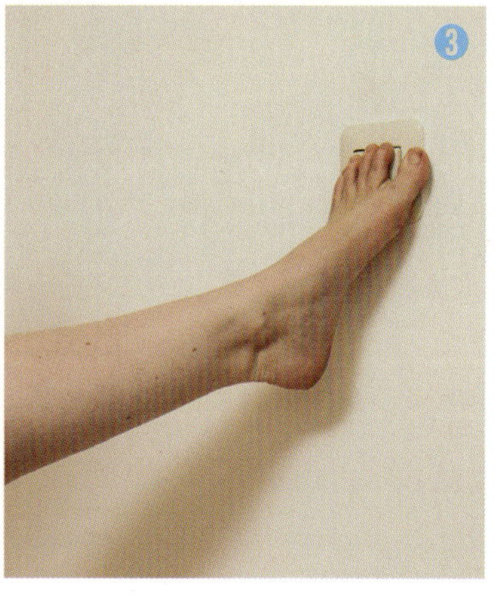

일상 생활 속 아프리칸 벤딩
AFRICAN BENDING IN EVERYDAY LIFE

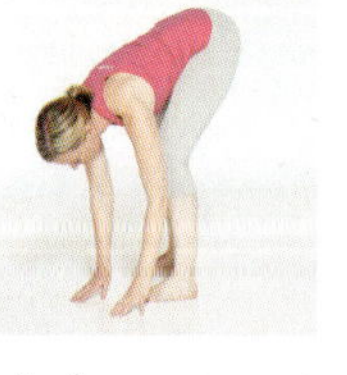

바닥에서 무언가를 집어올릴 때마다 역동적으로 몸을 밑으로 내렸다가 위로 튕겨오르는 걸 해 볼 수 있다. 이 운동을 편안하면서 올바르게 하는 법은 아프리칸 테크닉(136쪽)을 참고하자. 허리부위의 깊숙한 곳에서 시작하는 아치형을 만들고, 짧게 휴식을 취한 다음, 다시 두어 번 모든 범위의 동작을 반복한다.

노인을 위한 지침 Guidelines for the Elderly

노화는 근막을 바꾼다. 많은 사람들이 나이가 들면서 덜 움직이기 시작하면서 바뀐다. 만약 많이 움직이지 않는다면, 당신의 근막은 건조하고 손상되기 쉬워진다. 그렇기 때문에 나이 많은 사람에겐 근막 트레이닝이 아주 중요하다. 여기 특히 60세 이상인 사람들을 위한 팁이 있다.

결합조직의 재생은 여전히 활동을 하고 있다. 그러나 그 과정은 여러분이 나이를 먹으면서 느려진다. 회복하기(리바이브) 부문에 나온 운동으로 근막을 롤링하고 자극하는 것은 근막의 신진대사를 활발히 하고 조직력을 유지하는 것을 도와준다.

일상에서, 유연함과 조직화는 특히 관절가동성 범위증가와 넘어지는 것을 방지하는 것에 있어서 아주 중요하다. 그러므로 스트레칭과 느끼기(필링) 부문에 나온 운동 또한 선택하라.

탄성(스프링) 부분에서 언급된 보강 운동은 자신이 하던 운동 레벨을 유지하고 싶은 몸이 좋은 사람들에게 적합하다. 넘치는 양의 힘을 쏟아부을 필요가 없을지라도 여전히 운동할 때는 대단히 주의해야 한다.

예를 들어, 좋은 운동은 대나무 휘두르기(146쪽) 또는 칼 휘두르기(138쪽)와 같은 온몸을 사용하는 운동이다. 이 운동들을 할 때는 부드럽게 해야하는 걸 잊지 말자. 천천히 시작하되, 불규칙적이고 역동적인 행동은 피하자—당신의 호흡이 움직임의 흐름을 제어하도록 한다.

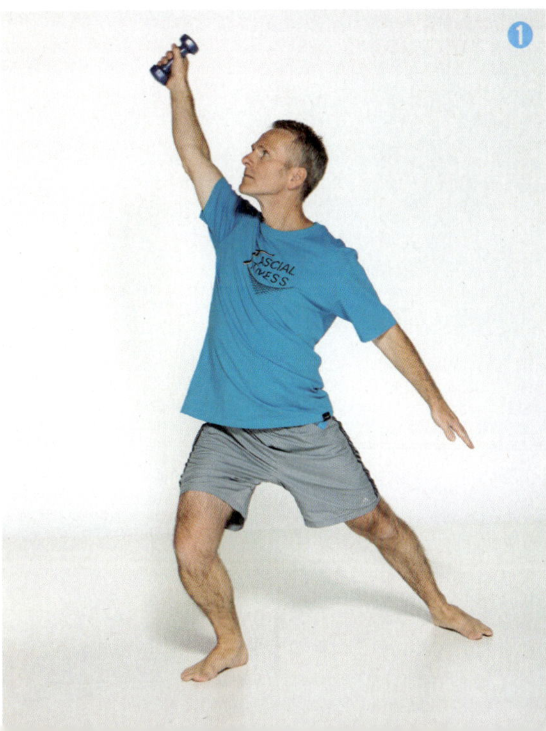

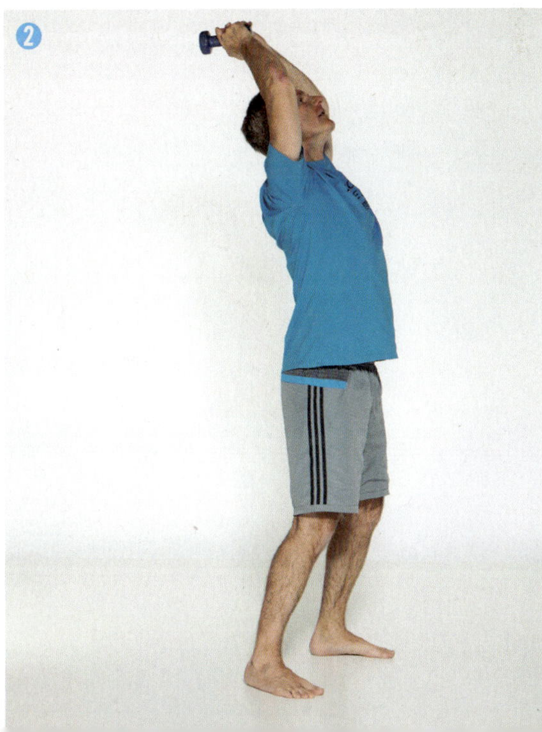

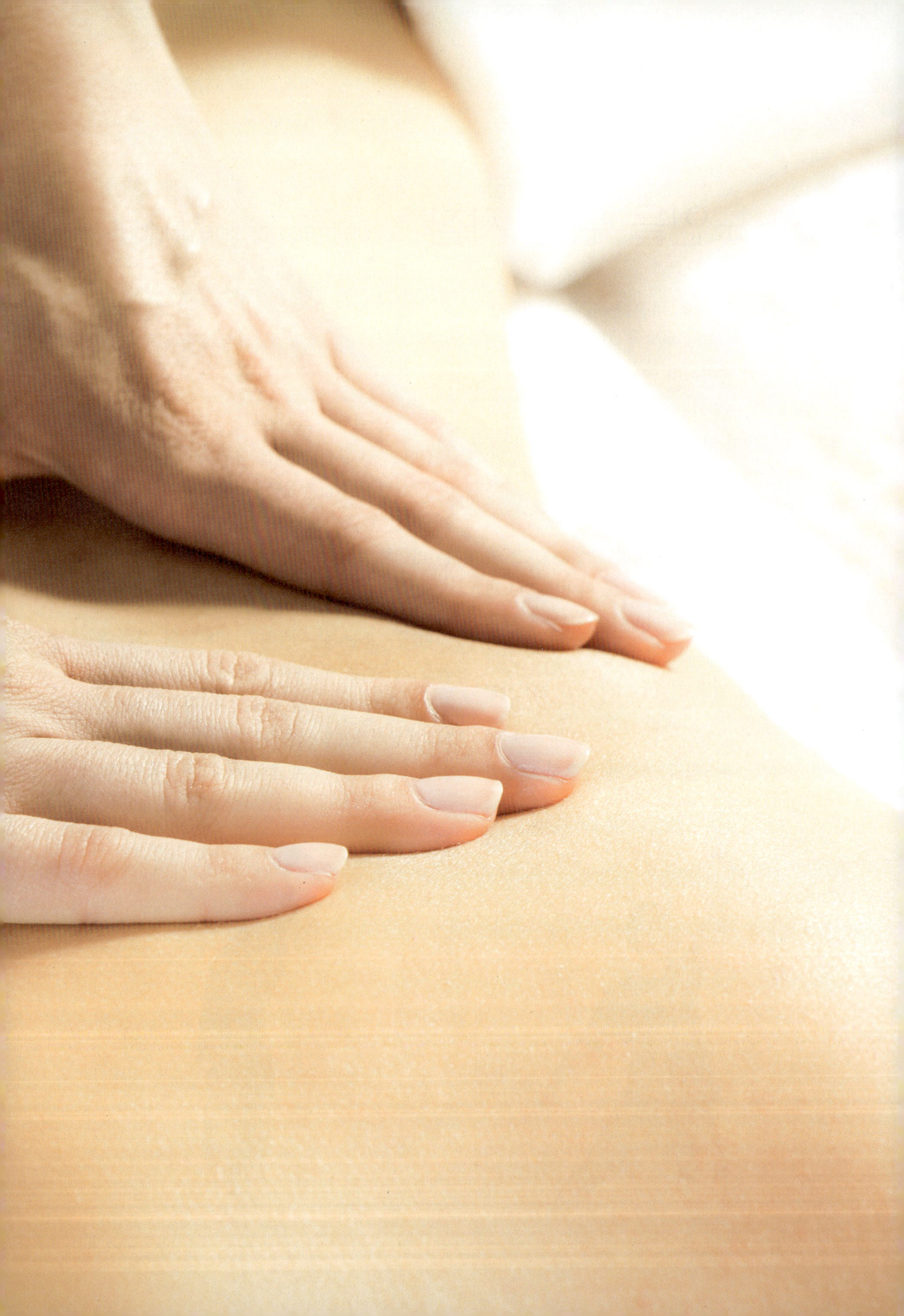

제 4 장

근막, 물리치료 & 부드러운 치유 방법

Fascia, Physiotherapy, & Gentle Healing Methods

근막, 물리치료 그리고 자연 동작 치료는 밀접하게 연결되어 있다. 물리치료는 아마 근막 연구의 최신 정보가 가장 자주 등장하는 영역이지만, 전체적인 이론 모형은 다시 새로 재평가되어야 할 것이다. 다양한 수준에 있는 물리치료사들 또한 근막 전문가들이다—그렇기에 2007년, 하버드 대학에서 개최된 최고의 국제 근막 의회에는 의사들과 생물학자들과 더불어 물리치료사들도 초대되었다. 신체를 직접 손으로 만져 온 수년간의 경험을 통해 많은 물리치료사들은 근막 연구에 도움이 되는 유용한 지식들을 쌓아왔다. 롤퍼(Rolfer)와 휄든크라이스(Feldenkrais)의 선생님으로서 쌓은 나만의 트레이닝은 근막 조직 역학관계의 과학적 탐구를 위한 견고한 영감과 질문들을 내 안에 쌓아왔다.

제4장에서 나는 도수치료 몇가지와 *대체 치료(alternative therapies)*라 불리는 다른 치료들에 관련하여 근막 연구에서 얻은 새로운 지식의 결과들을 설명하고 싶다. 나는 이 분야가 아주 흥미롭다. 이 분야는 통합 상호보완적 치료 전략을 위한 몇몇 방안을 제시했다. 내가 여기서 언급하는 방안들은 도수치료는 물론 운동 교육도 포함한다. 체조와 마사지의 효능에 대한 지식은 수년간 이어져왔다. 치료법 측면에서 본 그 역사는 석기시대로 넘어갈 것으로 예상된다. 체조와 마사지의 형태는 다음과 같이 많은 문화에서 발견된다: 세상에서 가장 오래된 운동문화를 가진 중국은 서기 4천년부터 신체 운동과 손을 사용한 치료에 대한 활동들이 보고되고 있다. 그리고 인도는 세상에서 가장 오래된 체계적 의술을 지녔으며, 인도에서 확립된 훈련방식은 이미 유명하다. 마사지는 오

늘날 민간요법의 일부분이다. 유럽의 의료와 문화, 특히 고대 그리스 로마에서 신체 운동과 마사지를 하는 전통이 스포츠와 치료기술에서 뚜렷하게 나타났다. 마사지가 진정효과와 치유를 촉진시키는 건 의학적으로도 인정된 사실이다.

이 지식은 유럽의 중세시대에 와서 어느 정도 무시되었지만, 르네상스 시대 때 다시 돌아와 혁명시대에 온전히 꽃을 피웠다. 특히 19세기에는 체육 분야에서 대대적인 운동이 거의 모든 유럽대륙에 거쳐 일어났다—"체조의 아버지"라 불리는 스웨덴인 퍼 헨릭 링(Per Henrik Ling)과 그의 독일 상대자인 프리드리히 루드비히 얀(Friedrich Ludwig Jahn)이 그렇다고 볼 수 있다. 이 기간 동안, 도수치료는 자연의 학을 통해 널리 장려되었으며, 특히 독일이 영향을 많이 받았다. 두번째 운동은 1920년대부터 50년대 사이에 일어났다. 1970년에는 요가, 지압, 침술, 기공, 필라테스 등등 이와 같은 동양 대체 의학과 관련된 운동들이 새로운 붐을 일으켰다.

오늘날 이 다양한 방법론의 성공들 중 몇 개는, 진행되고 있는 근막 연구를 통해 좀 더 뚜렷하게 증명되이 수면 위로 올라 올 수 있세 될 것이다. *대체의학의 방법*들은 사실 과거에는 설명될 수 없었다. 요가, 정골요법, 필라테스, 침술을 포함한 다양한 시술들이 그렇다. 생명 에너지, 근막경선, 또는 몸의 잘못된 조화에 대한 원천 이론은, 전통지식과 직관적 통찰, 또는 간단한 추측에서 나왔다. 이 난해한 개념은 이전의 나를 포함한 의심 많은 의사들과 과학자들을 설득하지 못했었다. 여러분도 이미 내 이야기를 통해 알겠지만, 일부 임상 사례들은 어떻게 성공할 수 있었는지에 대한 뚜렷한 설명 없이 그 효과를 학회에서 인정받았다.

몇백 년이 지나서야, 의사들은 마사지의 효과를 인정했다.

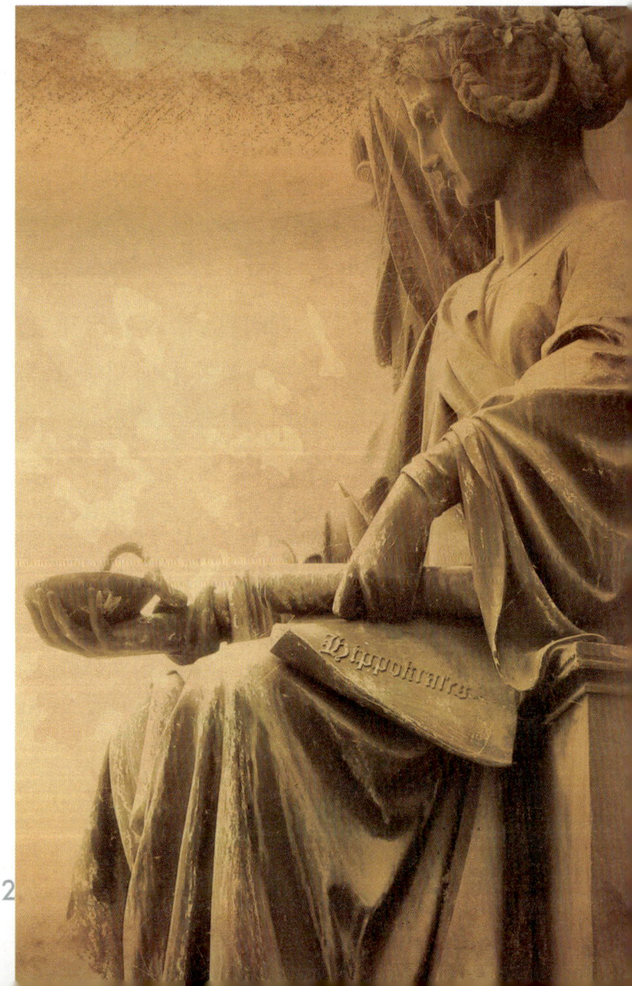

우리는 이제 안다. 이러한 치료 형태에서 관찰된 많은 유익한 특징들을 그럴듯하게 설명하기 위해선 다음과 같은 근막의 다양한 기능이 필요하다: 인장변위(stretch deformation), 감각 자극, 액체교환, 신진대사, 그리고 신경계와의 상호작용. 많은 도수 방법론과 운동 형태는 아주 체계적으로 근막에 접근한다. 그 영역에서 전통을 유지해온 일부 선생님들은 그 방법론들이 근막에 영향을 끼치고, 심지어 그 근막이 자신들의 업적과 영향력을 과학적으로 증명할 수 있다는 것에 놀랄지도 모른다. 몇 가지 예를 들어 설명해보겠다.

요가 YOGA

이 고대 인도의 운동 테크닉은 세기에 걸쳐 개발되었다. 서기 700년으로 거슬러 올라가기만 해도, 요가는 힌두교의 철학적 개념을 설명한 기록의 컬렉션인 고대 우파니샤드에 나온다. 당초 요가는 숨쉬기와 리듬에 영향을 주어 명상을 도와주는 미학의 운동 시리즈를 포함한다. 힌두 요가의 기원적 의미에는 정신적 뼈대가 있고 수양과 금욕의 전통에 깊숙히 박혀 있다. 그러나 서양에 알려진 요가의 동작들은 스트레스를 꽤나 유발하는 운동이 포함되어 있고, 많은 운동과 자세가 원래의 모양에 기반되어 있을지라도 인도의 기원과는 꽤 다르다.

통증, 그 중에서도 허리통증의 치료에 있어서 인정받은 요가 운동의 성공은 지난 20년간 전문가들의 연구 과제가 되었다. 요가는 스트레스를 줄이고 지나친 고혈압을 진정시킨다. 독일에서 안드레아 미할센(Andreas Michalsen) 교수(베를린에서 활동하는 자연의학 연구가)가 진행한 연구를 포함한 국제 과학 연구들은 이러한 결과들을 사실로 증명했다. 이러한 긍정적인 성과가 있을 수 있었던 이유는, 요가는 특정 자세를 장시간 사용하며, 한 자세를 유지하므로 스트레스를 줄이게 되어 심리적인 영향을 준다. 명상과 요가의 정신적인 양상은 자가치유의 힘을 활성화시키기 때문에 특히 도움이 된다.

요가를 하면 근력을 키우고 순환을 개선시킬 수 있다. 이러한 신체운동 효과에 대한 기본적인 설명은 다음과 같다. 요가는 주로 장시간 버티는 자세에서 스트레칭을 한다. 이 스트레칭들은 근막을 이용하게 된다: 여러 효과들 중, 중추신경계는 자율 신경계의 기본 튜닝을 균형있게 조절하고 체내의 근긴장을 변형시킬 수 있게 하는데, 스트레칭은 이 중추신경계로 향하는 신호에 근막이 반응할 수 있게 한다. 이러한 근막의 반응들은 대부분의 긍정적인 신체 효과를 책임지고 있다고 해도 무방하다.

헬렌 랑주뱅(Helene Langevin)은 가장 존경받는 뇌의학자들 중 한 명이다. 그녀는 여

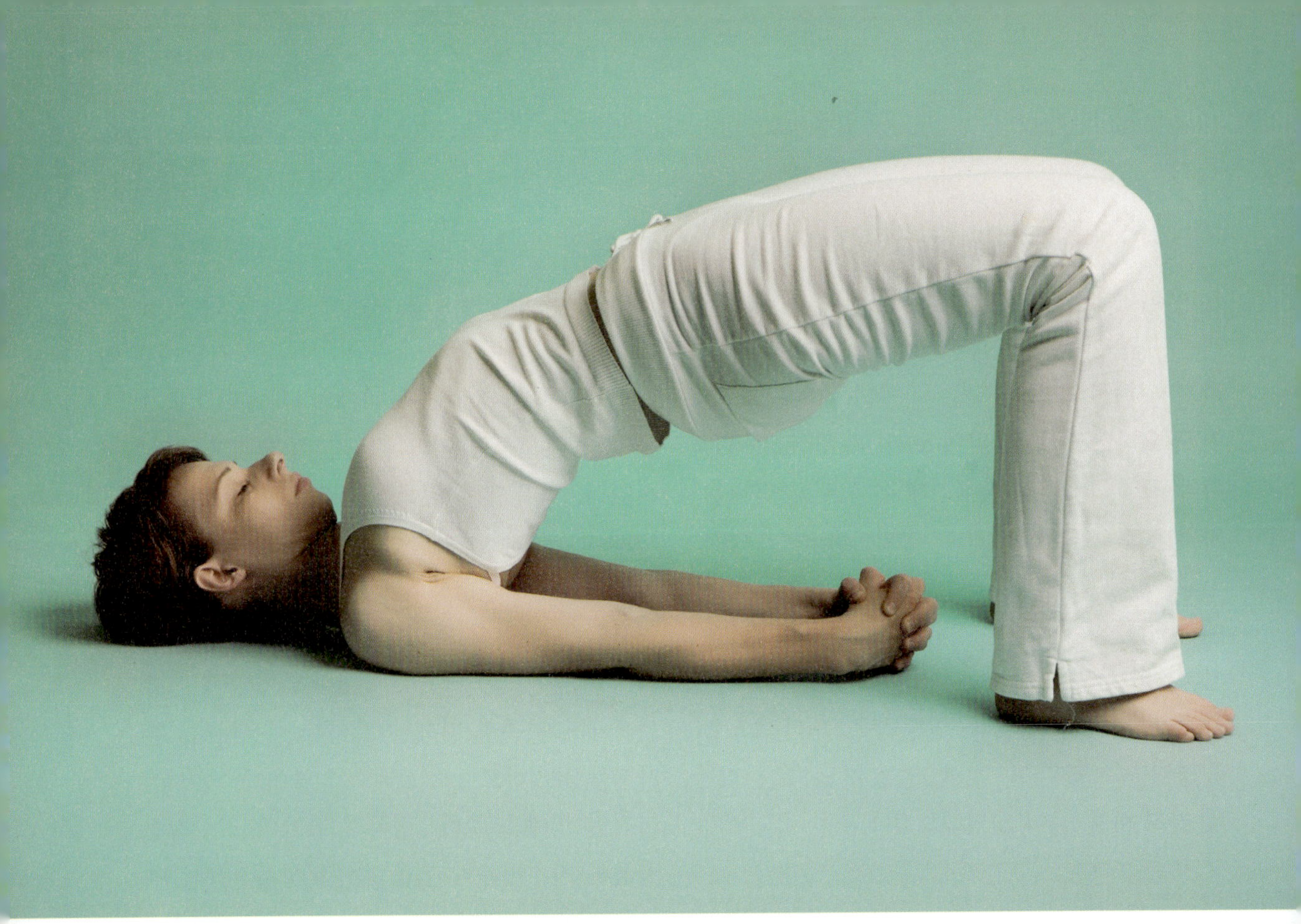

고대 인도에서 온 자세들은 이제 재해석되고 있다.

러 지위 중에서도 하버드 의료대학의 오셔 협회에서 대체 통합 의료(complementary and integrative medicine)의 의장을 맡고 있다. 그녀는 대체 건강 치료의 효과와 적용성을 과학적으로 연구해오고 있다. 동물 실험을 통해, 랑주뱅은 지속적인 스트레칭은 염증을 줄인다는 걸 증명했다. 이 실험은 쥐의 등에 위치한 깊은 근막(deep fascia)에 염증을 유발하는 물질을 주입했다. 그 결과로 쥐의 움직임은 딱딱해지고 허리통증의 증상을 호소했다. 치료받은 몇몇 쥐들은 손으로 12일 동안 10분동안 부드럽게 스트레칭을 받았다. 이것은 요가 연습 중에 나오는 동작을 시뮬레이션 한 것이다. 그 결과, 손으로 스트레칭을 받은 쥐들은 기본적인 움직임을 더 빨리 회복하였고 염증 또한 더 빠르게 줄어들었다. 나중에 치료를 받은 쥐의 등 근막에서 채취한 조직 샘플은 치료를 받지 않은 쥐보다 더 적은 염증 세포가 발견됐다.

그 후 헬렌 랑주뱅의 학생이 허리통증 환자들을 대상으로 한 대대적인 임상 연구를 펼쳤고, 스트레칭이 환자들이 경험한 요가의 효과를 설명해줄 수 있을 것이라 밝혔다.

많은 수의 환자들은 시애틀 주립대학교에서 카렌 셔먼(Karen Sherman)이 진행한 또다른 연구 프로그램에 참여하게 되었다. 이 환자들은 세개의 그룹으로 나뉘어졌다: 첫번째 그룹은 3개월 동안 스트레칭을 포함한 관례적인 등 운동 프로그램의 일부분으로 요가를 받게 했다; 두 번째 그룹은 통증에 관한 자습서를 읽게 했다. 세 번째 그룹은 호흡과 명상을 위한 운동을 하게 하고 그들의 생활 스타일을 위한 팁을 배우게 했다. 결과로는, 자습서를 읽게 한 그룹이 가장 적은 효과를 보인 반면, 요가와 운동을 받은 그룹은 통증을 호소함에 있어서 거의 같은 수준의 성공을 보였다. 이 연구는 국제적으로 문서화되었으며, 요가 하나만으로도, 또는 명상과 정신적인 수양을 섞어서 허리통증에 유익한 결과를 얻을 수 있다는 증거가 되었다.

그럼에도 불구하고, 이러한 긍정적인 스트레칭 효과를 정확히 어떻게 설명할 수 있는지에 대한 자세한 역학적인 정보는 얻어내지 못했다—어떤 정도까지 조직이 느슨해질 수 있는지, 어느 사이토카인이나 신경전달물질이 분비되는지, 정확히 어떤 변화가 신경계에서 유발되는지—이러한 질문들은 여전히 풀어야할 숙제로 남아 있다. 물론 더 많은 연구가 이 영역에서 진행되어야하고, 진행될 것이며, 진행되는 중이지만, 허리통증에 있어서 근막의 역할과 요가의 근막 효과에 대한 더 최신식의 설명모델은 아주 전도유망적이다.

마사지와 도수치료
MASSAGE AND MANUAL THERAPY

마사지는 아마 세상에서 가장 오래 된 치유방법일 것이다. 역사를 보면, 특별히 훈련된 노예들이 올림픽 선수나 글래디에이터들 같은 경쟁을 해야 하는 사람들에게 마사지를 제공하였다. 그 결과 그들은 더 나은 혈액순환과 근육이완을 얻음으로써 승리를 거머쥘 수 있었다.

마사지가 근막의 신진대사를 자극하고 신경전달물질과 호르몬을 촉진하기 때문에 근막은 아마 중요한 역할을 했을 것이다. 이것은 우리 종이 다른 영장류와 함께 공유하는 사회적 유대관계와 스트레스 완화를 위한 특화된 시스템 중의 한 부분이다.

우리가 이미 얘기를 나눴듯, 느리고 리드미컬한 압력을 이용한 마사지는 근막내 체액의 교환을 원활하게 한다. 염증 물질과 신진대사 노폐물(스트레스를 받는 기간 동안 더욱 더 쌓여가는)은 그러므로 마사지를 받는 동안 결합조직에서 제거되고, 나중에 새 액체와 영양분으로 다시 채워진다. 또한, 마사지는 염증을

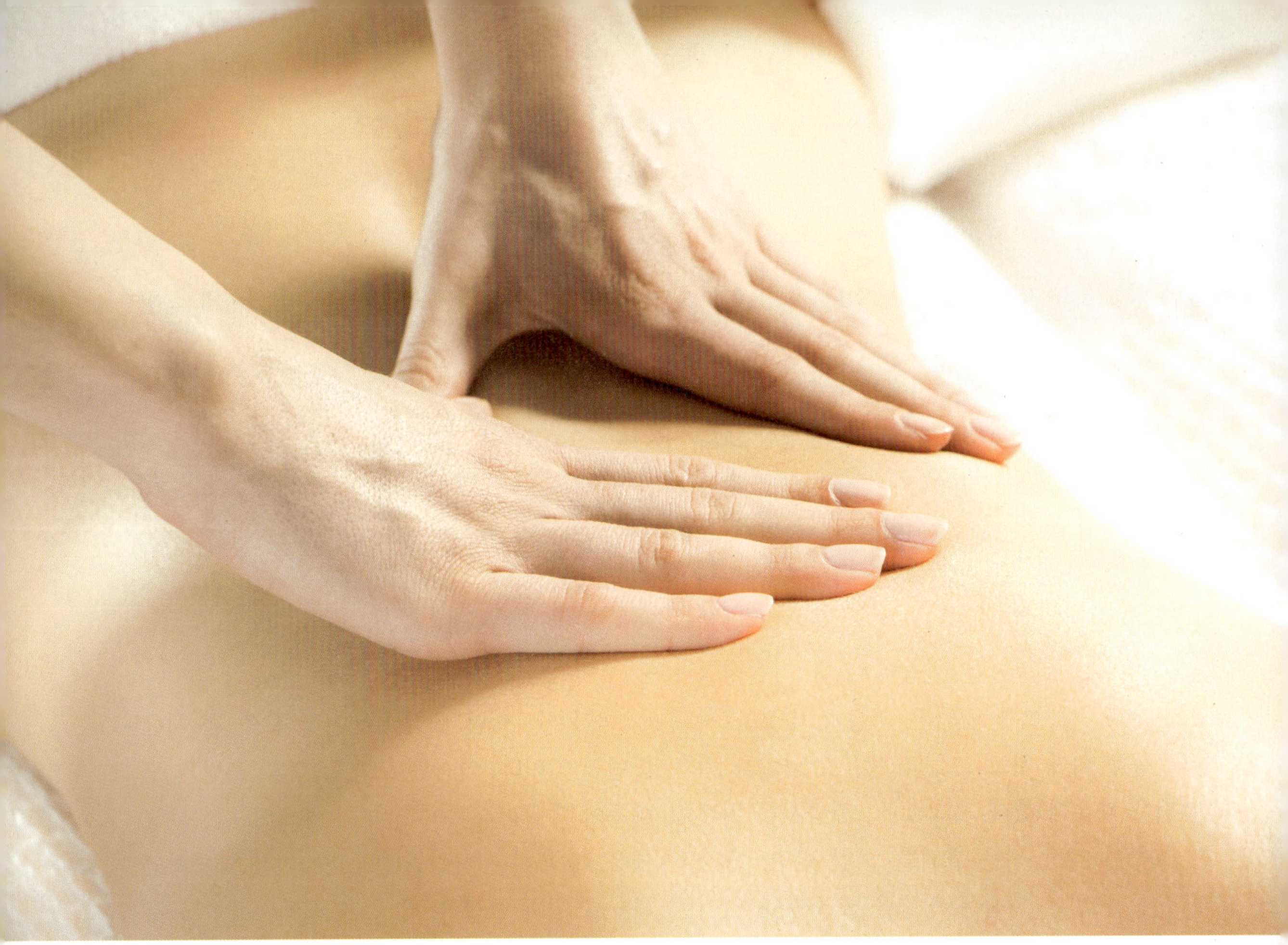

손으로 하는 치유는 우리에게 아주 친숙하다.

제거하는 전달 물질을 피부와 근막에 분비하게 유도한다. 근막 연구가들의 논증에 따르면 이 물질들은 근막의 끈적임과 저항 문제들을 해결한다. 제1장에서 언급된(46쪽 참고) 제프리 보브와 수잔 채펠레(Geoffrey Bove and Susan Chapelle)에 의한 동물 실험에서 배에 생긴 수술 자국을 마사지한 것을 기억해라. 이 동물들은 근막을 이완시키는 테크닉과 비슷한, 느리고 부드럽고 물 흐르는 듯한 움직임으로 마사지를 받았다. 마사지의 생화학적인 신경반응 효과 중 몇개는 생리학에서 오랫동안 알려져 있었다. 그럼에도 불구하고, 근막의 특성이 적어도 근육과 근육의 혈액공급에 연관됐을 것이라는 사실은 새로운 차원을 제공했다.

침술 ACUPUNCTURE

침술은 대체 역학적인 치료이며 의심의 여지없이 등과 무릎 통증에 효과가 있다. 중국인들은 대략 기원전 2세기 전부터 바늘을 사용해왔다. 생명 에너지는 자오선이라는 불리는 경로로 온 몸에 흐른다고 한다. 이 자오선이 막히면, 바늘을 넣어서 막힌 것을 뚫어준다. 음과 양은 여자와 남자의 에너지를 설명하는 다른 철학적 개념이다.

총 400개의 경혈점을 자극하여 몸에 균형을 불러올 수 있다. 그러나 모든 생명에너지가 타고 흐르는 자오선과 부정 에너지의 존재는 현대 서양 과학자들이 만족할 수 있는 과학적인 증명이 없다. 그럼에도 침술은 분명 효과가 있으며, 헬렌 랑주뱅은 그녀의 대체의학 시술을 관찰하는 도중 근막이 역할하는 부분을 시연하였다. 경혈점은 사실 근막의 막이 만나는 특정 라인에 위치해 있고, 이 근막의 막은 감각수용기로 채워져 있으며 반사행동에 반응할 수 있다. 수용기는(바늘에 의해, 하지만 또한 압력과 마사지에 의해) 자극을 받으면 뇌와 근육에게 신호를 보낸다. 다른 말로, 침바늘이 근막에서 오는 반응을 활성화하면서 치료효과가 발생한다.

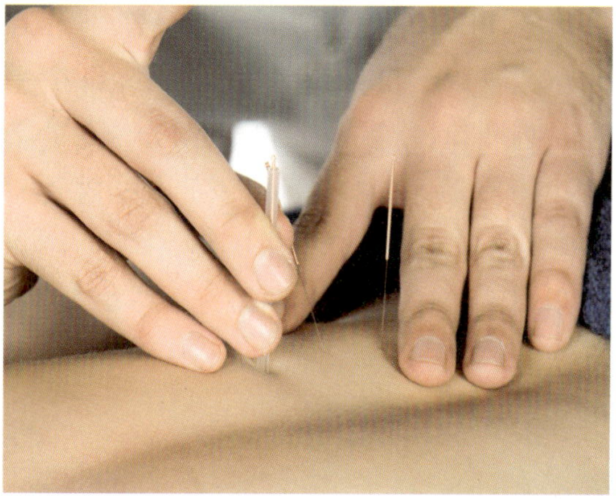

통증을 물리치기 위한 피부 위의 바늘: 침술은 실제로 효과가 있다.

롤핑 ROLFING

도수치료 중에서도 이 롤핑에 대해선 여러분도 이미 알고 있을 것이다. 제1장 근막의 선구자에서 이미 이야기를 나누었기 때문이다. 롤핑의 과학 연구는 주로 미국에서 기원한다. 하지만 이 테크닉의 잠재적인 효과는 공식 보건당국에게 인정을 받지 못했다. 이 영역에서 일하는 내 동료들은 현재 등, 어깨 통증, 일반적인 부드러운 결합조직 통증은 물론, 몇몇 자세 문제에 관한 양식의 임상 효과를 문서화하느라 바쁘다.

롤핑 치료사는 결합조직을 치료할 때 원래의 모양과 탄력성을 고려하여 재구성하기 위해 손에서 오는 순수 기계적 압력을 이용한다. 아이다 롤프는 그녀가 세운 기본 개념의 상당 부분에서 옳았다. 그녀는 인간의 수행능력에서 근막 네트워크의 올바른 기능을 이해하고 조정하려는 의향이 있었으며, 이 새로운 분야에서 천재적인 선구자였다.

그러나 아이다 롤프의 몇가지 해석은 오늘날의 시각에서 봤을 땐 고루하다. 예를 들어, 딱딱한 섬유성결합조직을 몇 초나 몇 분 내로 지압(manual pressure)을 이용해 영구적으로 조정하려한다. 게다가, 그녀는 근막이 수백만 개의 감각신경종말들의 밀집체라는 것을 알지 못했고 그저 흥미로운 기계 재료(mechanical material)로만 보았다. 요즘과 같이 근막 연구가 빠르게 진행되는 걸 겪었다면, 그녀가 오늘날 그녀의 동료 치료사들처럼 열정적이었을 것이라고 확신한다.

롤핑 도수 테크닉은 조직 내로 깊이 들어가 근막을 직접적으로 겨냥한다.

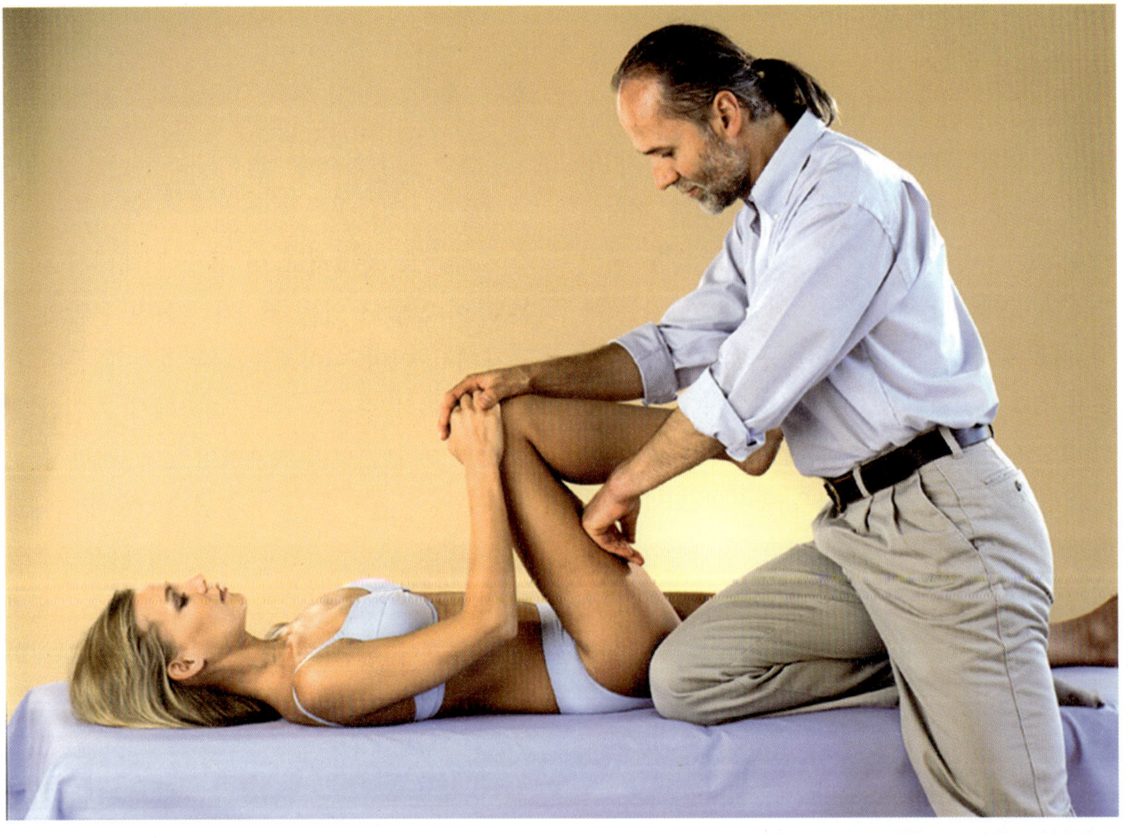

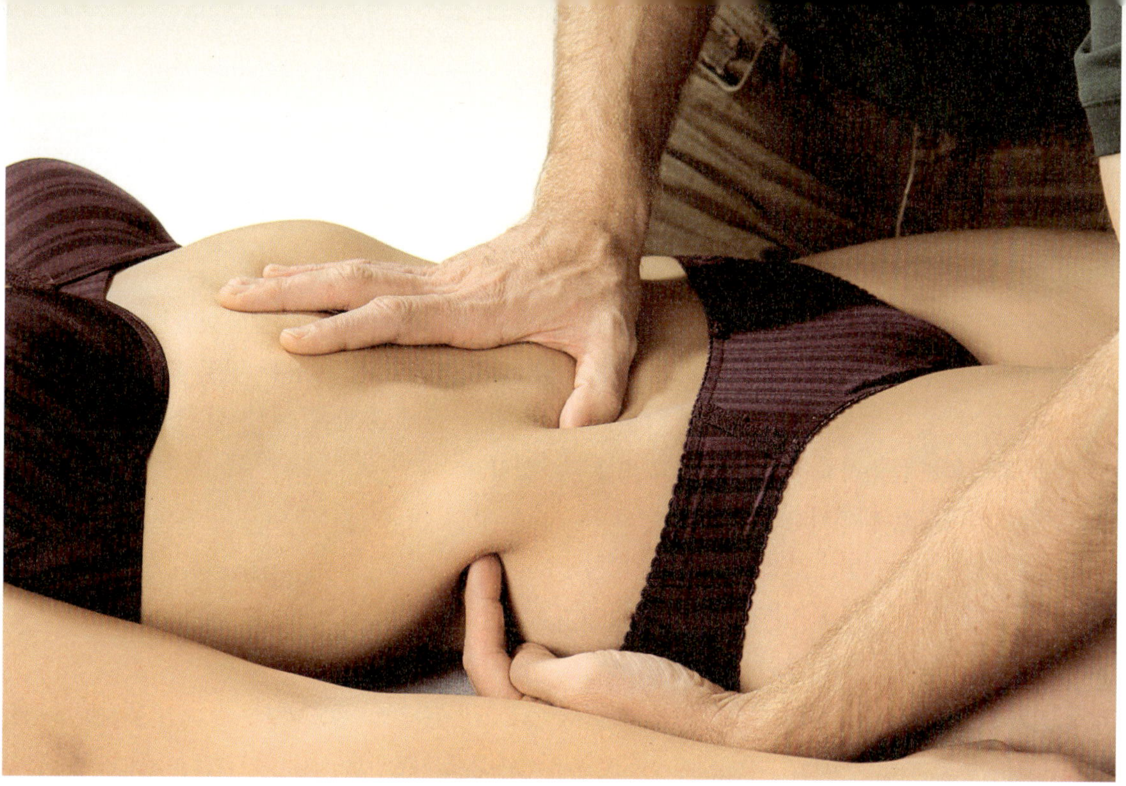

정골요법사들은 그들의 근막적 지식을 통해 자신들의 치료방법을 지지한다.

여하튼, 그녀가 발견한 것들과 그녀의 도수 테크닉은 효과적인 것으로 증명됐다. 여러가지 가운데서, 이것은 목 통증이 있는 환자들을 대상으로 롤프 세션을 열 번 제공한 연구에서 증명되었다.

롤핑 테크닉은 느리고 부드러운 마사지로 허리, 어깨 그리고 목과 같은 부위의 근막층에 느리고 부드러운 마사지 스트로크(strokes)와 아주 견고한 도수치료를 적용한다. 이러한 테크닉을 적용하고 골반을 이완시키면서, 긴 근막 체인을 동반하는 특별 테크닉을 이용하여, 운동과 스트레칭을 통해 어깨와 팔이 치료되는 효과를 볼 수 있다.

정골요법 OSTEOPATHY

정골요법은 사실상 모든 병을 위한 치료를 포함하는 도수치료 방법이다. 여러분은 제1장에서 이 주제(47쪽 참고)와 창시자 앤드류 태일러 스틸에 대해 읽었을 것이다. 그의 죽음 후, 정골요법은 20세기 동안 다른 방향으로 더 개발되었다.

오늘날 정골요법사들은 근막 지식으로 그들의 치료방법을 더 강화했다. 그들의 치료는 치료사의 손으로 특정 그립(grip)을 이용한 마사지 테크닉을 이용하여 이루어진다. 그러나 정골치료법은 여전히 논란이 많다. 정골요법 협회에서 진행된 연구에 따르면, 치료들은 고혈압, 편두통 그리고 만성병과 같은 많은 통증 증상에 분명 효과가 있다고 한다.

비록 꽤 많은 문헌자료에도 불구하고 이론적 배경과 생리적인 매커니즘 그 어느 것도 확실히 인정되지 않았지만, 몇몇 건강보험 회사는 정골요법을 인정해주고 있다. 이런 상황에도 정골요법은 아주 인기가 많다. 보건당국에게 점점 인정을 받아가는 추세이며, 더 큰 임상실험으로 연구되고 있다.

정골요법은 모든 기관들과 몸의 부분들은 살아있고 활동적인 액체 시스템의 일부분이어서 움직인다, 라는 개념에 기반한다. 그리고 당연히 몸 전체를 아우르는 유체교환이 근막 네트워크에 존재하며, 큰 근육과 기관의 움직임은 그들을 감싸고 있는 근막의 부드러움이 결정적인 요소가 된다.

신진대사를 자극하고 신경 반사나 반응들이 유발되는 근막의 도수자극 때문에 정골요법은 업적을 이룰 수 있던 것일 수도 있다. 정골요법의 일부 효과는 근막의 역할을 설명해주어 과학적으로 증명하는 게 가능할 수 있다—그러나, 이 증거는 아직 포괄적이지 못하다.

정골요법은 비록 테크닉이 일관되지 않더라도 많은 문제에 해답을 내놓는다. 하지만 유용한 효과는 많은 부분 근막 참여에 의존한다. 이탈리아 물리치료 연구가이자 정골요법사인(우리 근막 의회에 참석했던) 파올로 토지(Paolo Tozzi)를 포함한 몇몇 과학자들은 정골요법의 근막 효과에 대한 현 조사에 집중하고 있다.

필라테스 PILATES

필라테스로 알려진 신체 움직임 프로그램은 전문 복서이자 서커스 예술가인 조셉 휴버트 필라테스(Joseph Hubert Pilates)에 의해 개발되었다. 그가 견고한 운동 배경을 가질 수 있었던 건 우연이 아니었다. 그는 1883년 독일 뮌헨글라바트에서 태어나 1912년 영국으로 이주했다. 후에 미국에서 그의 트레이닝은 군인과 경찰들을 위한 필라테스로 발달되었다. 제1차 세계전쟁 동안 전쟁 수감자였던 그는 그의 동료 수감자들을 운동을 통해 날씬하게 만들었다. 감사하게도 전쟁포로들은 1918년에서 1920년 사이 독감 발병이 벌어질 동안 그 누구보다 더 생존확률이 높았다. 조셉 필라테스는 그 후 그의 프로그램을 의학 체조와 댄서들을 위한 재활 트레이닝으로 개발시켰다. 그는 제2장에서 살짝 언급되었던 루돌프 폰 라반(73쪽 참고)과 함께 미국에서 일했다.

오늘 날, 필라테스는 아주 인기가 많다. 댄스와 재밌는 요소들이 있고 스트레칭과 근력강화운동을 둘 다 할 수 있기 때문이다. 특히, 필라테스는 협응력을 높인다. 필라테스 움직임 자체가 서커스 아크로바틱에 어느 정도 기반되어 있기 때문에 별로 놀랄 일은 아니다. 이 운동은 몸의 중심—배, 엉덩이, 골반 근육—필라테스 언어로는 파워하우스(powerhouse)라 불리는 곳을 집중적으로 강화한다. 허리통증 치료를 위해서 이 강화운동의 장점은 증명되었다. 뿐만 아니라, 필라테스 방식은 스트레스와 움직임의 조절 문제는 물론 많은 다른 통증 신드롬을 다루는 데에서도 성공적이다.

조셉 필라테스는 트레이닝 방식의 효과를 "springs"과 "slings"으로 설명했다. 비의학전문가로서, 그는 근막이라는 이름을 쓰지 않고 근막에 대해 거의 명확히 명시하고 있다. 그는 아마 신체 움직임과 신체학에 대한 기민한 감각을 지녀서, 근육 결합조직과 거대 근막 체인의 연관성에 대한 직관 또한 지녔었을 것이다.

필라테스 운동은 몸의 중심을 강화시킨다.

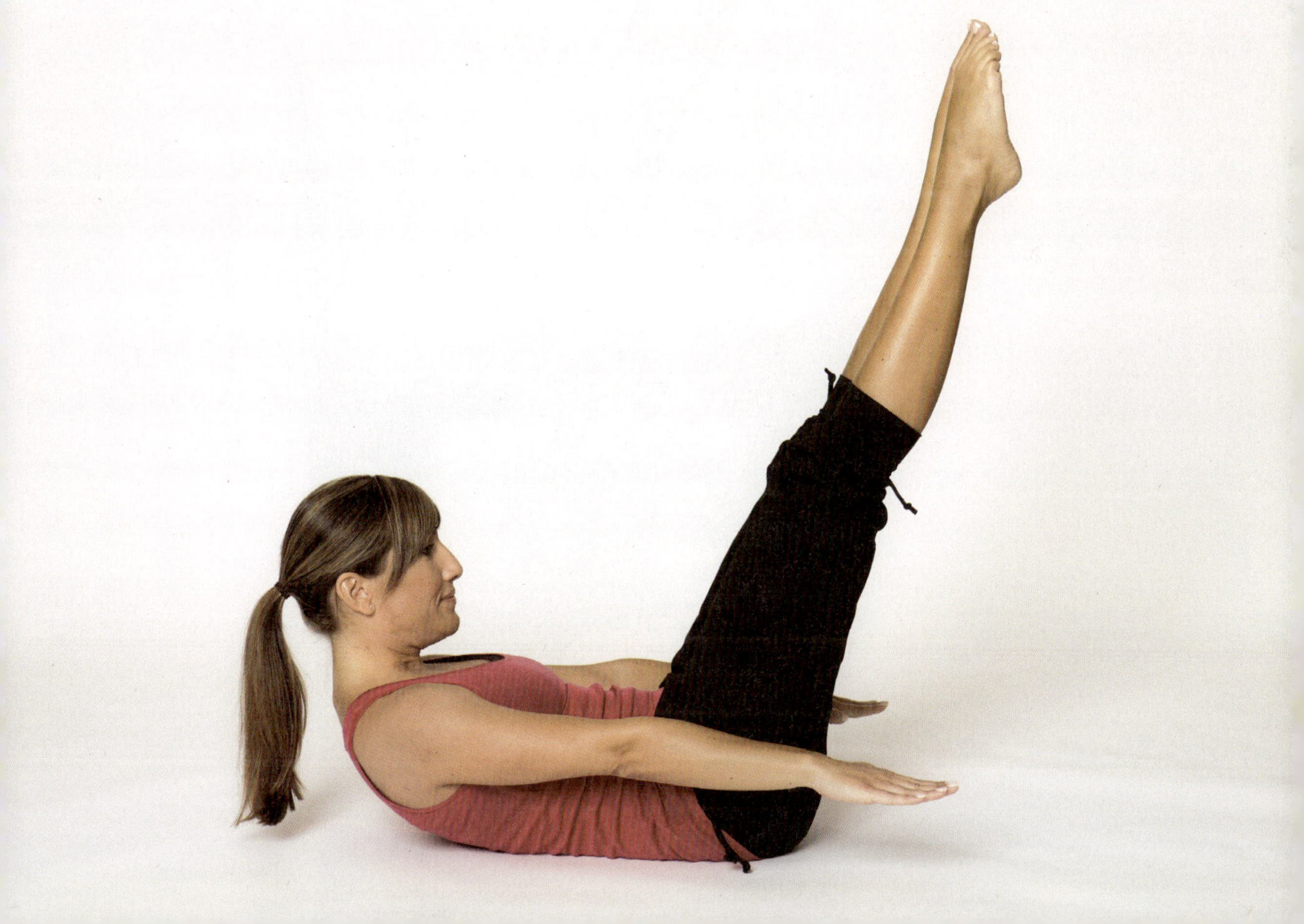

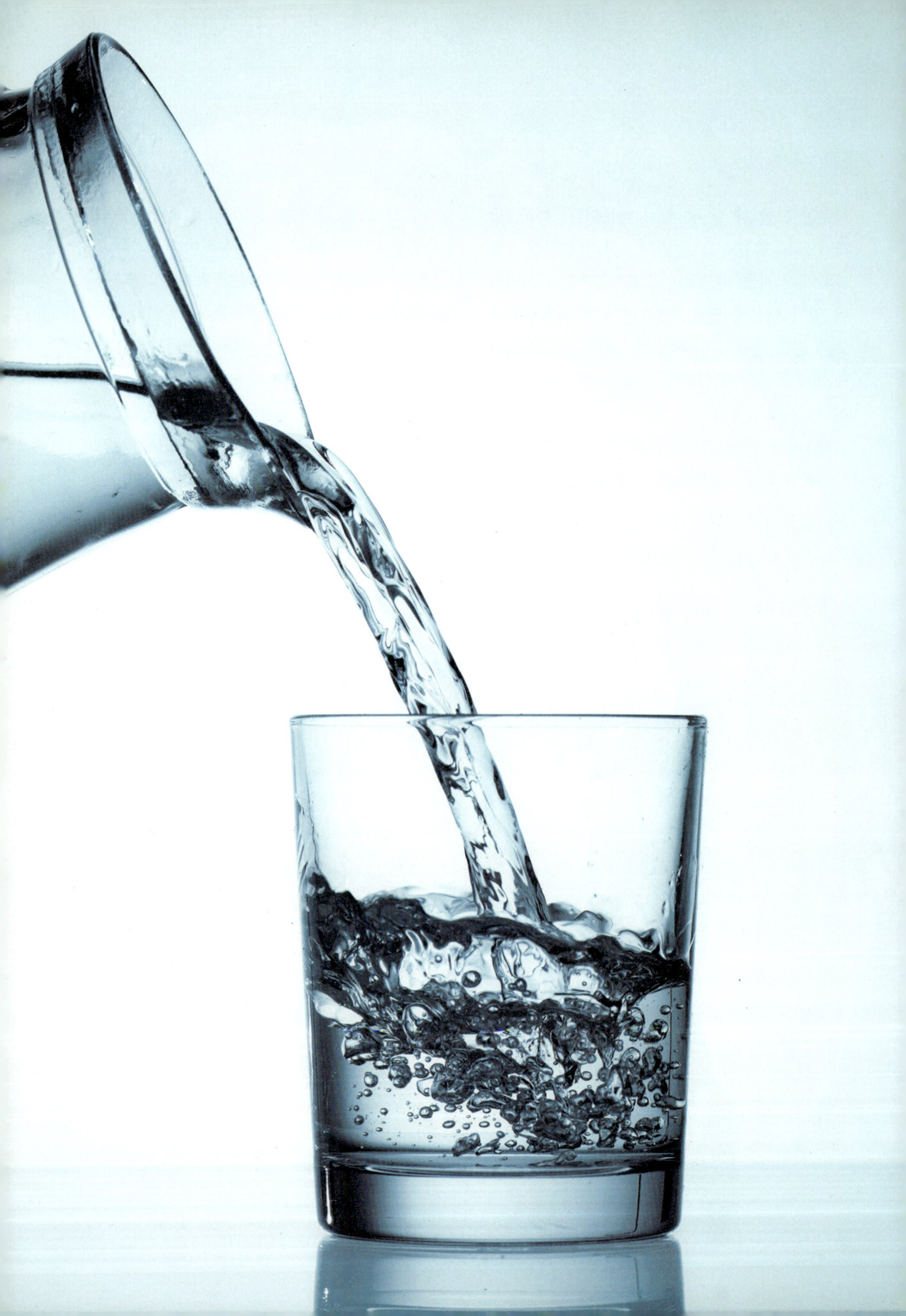

제 5 장

좋은 근막: 식이요법과 건강한 생활

Fit Fascia: Diet and Healthy Lifestyle

이 짧은 챕터는 식이요법과 생활에 관한 것이다. 음식에 대해 자주 묻는 질문은 다음과 같다: 무엇을 먹어야 하는가? 영양분이 어떻게 근막에 영향을 미치는가? 어떤 미네랄, 미량원소 또는 어떤 비타민이 중요한가?

보통 건강 식이요법과 생활은 분명 당신의 근막을 튼튼하게 하고 건강을 회복하게 한다. 영양소가 풍부한 음식과 충분한 수면에 따라 우리 몸의 건강을 유지할 수 있다는 사실은 따로 설명할 필요가 없을만큼 자명하다. 가장 좋은 조언은 이미 잘 알려져 있고, 굳이 더할 필요도 없다. 그러나 건강한 근막을 정말 유지하고 싶다면 특별히 신경쓰면서 최대한 적합하게 만들 수 있는 몇 가지 요소들이 있다.

여기에 나온 팁들은 잘 알려진 음식과 건강 조언에 기반되어 있을 뿐, 종합적인 영양소 권장에 기반되어 있지 않다—오직 근막에게 특별히 중요한 정보만 강조되어 있다. 끝에는 몇 가지 개인적인 팁들이 나올 것이다.

건강한 몸무게 유지하기

MAINTAIN A HEALTHY WEIGHT

너무 살찌는 것은 피하자. 몸무게가 너무 많이 나가는 건 뼈, 관절, 인대, 힘줄 그리고 근막의 하부조직이 더 많은 압력을 받는다는 뜻이다. 게다가 현저히 낮아진 활동성으로 더 괴로워질 것이다. 비만은 특히 더 많은 지방이 저장되는 근막의 일부분인 지방조직에 영향을 끼친다. 게다가 지방 세포는 좋지 않은 호르몬은 물론, 우리의 신진대사와 근막에 좋지 않은 것으로 판명된 염증 물질들을 분비한다. 또한 미용적으로도 비만은 배, 다리, 엉덩이, 팔뚝에 셀룰라이트를 더 선명하게 보이게 할 것이다.

담배 피우지 말기
DON'T SMOKE

담배는 우리 몸 전체를 해롭게 하는 사실로 알려져 있다. 만약 근막의 상태를 개선시키고 싶다면, 담배를 아예 피우지 말아야 한다. 담배는 엄청난 세포 상해를 입히며, 체내의 자유 에너지 변환은 물론 혈액 내의 산소를 급격히 떨어트린다. 게다가 니코틴을 흡입하는 건 혈관을 오염시키고 옥죄며 스트레스를 유발한다. 마지막에는 근막이 더 적은 영양소를 받게 된다. 흡연자들은 허리통증, 연골손상, 골관절염 그리고 추간판 탈출증과 같은 섬유조직에 영양 공급이 원활하지 않아 생기는 병들을 앓게 될 가능성이 더 높은 것으로 판명됐다.

수분을 유지해라
KEEP HYDRATED

우리 몸은 약 70%의 수분을 담고 있으며 충분한 수분 공급이 필요하다—기본적인 조언은

비만은 뼈뿐만 아니라 근막에도 더한 압력을 가한다.

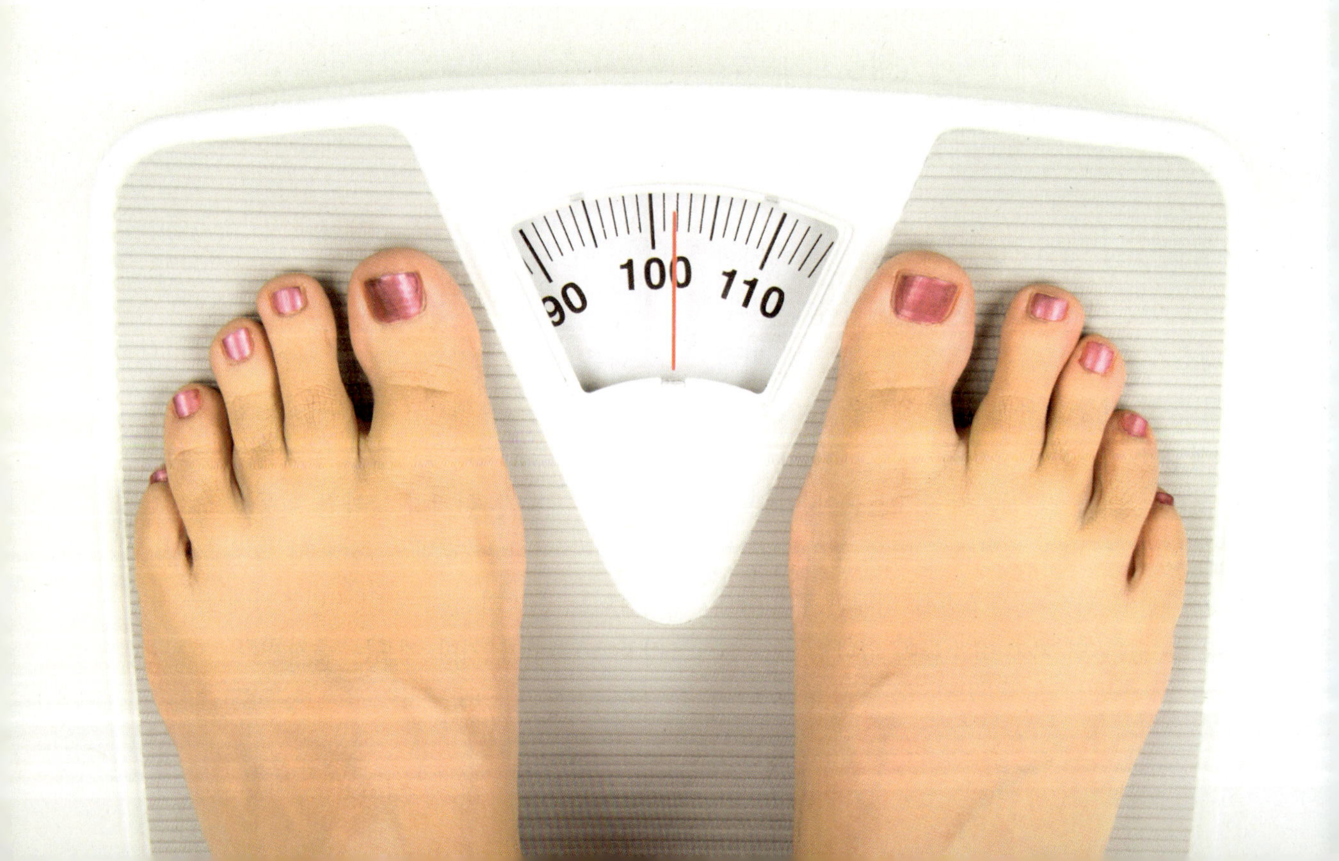

하루에 1리터에서 1.5리터의 물을 마셔야 한다. 우리의 시스템은 깨끗한 담수가 필요하다. 이 뜻은 주스, 레모네이드, 콜라, 우유로 만들어진 음료, 커피 등등은 포함되지 않는다는 말이다. 이 음료들은 전부 기호식품이며, 담수를 원하는 체내 조직의 갈증을 해소하지 못한다. 탄산없이 수돗물을 마시는 것에 익숙해져야 한다—이러니 저러니 해도 이 물이 더 구하기는 쉽다. 스포츠 경기를 하다보면 더 많은 물 또는 대체 음료를 마시려고 한다; 그러나 그것들을 너무 한꺼번에 마시려고 하지 말자. 많은 양의 액체를 한번에 마시는 것 또한 몸에 좋지 않다.

단백질은 중요하다
PROTEIN IS IMPORTANT

단백질 섬유는 근막의 가장 중요한 기본 원료를 형성한다. 섬유질을 제조하기 위해 우리 몸은 단백질이 필요하다. 필수 아미노산은 우리 몸이 직접 만들 수 없기 때문에 자연적인 음식으로 반드시 공급되어야 한다. 그러므로 결합조직세포와 섬유질의 생산을 위해선, 단백질의 적당한 섭취가 필요하다. 동물성 단백질은 식물성 단백질 보다 더 포괄적인 영양소를 공급하는 경향이 있다—그렇기에 질 좋은 고기, 달걀, 유제품과 생선을 먹는 것이 몸에 필

우리의 모든 신진대사는 물을 필요로 한다—결합조직에게 특히 중요하다

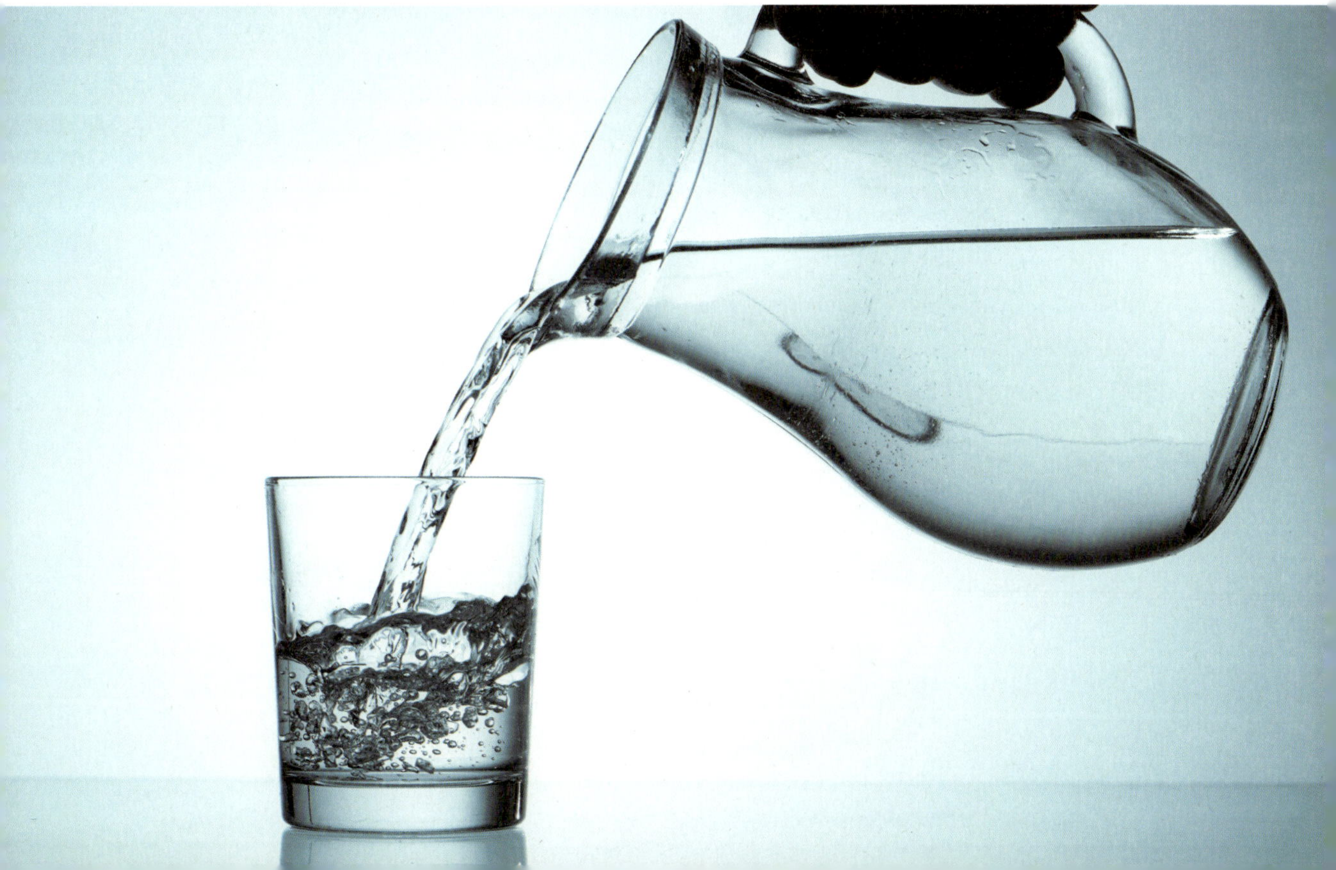

요한 영양소를 공급할 수 있는 쉬운 방법이다. 채식주의자라면, 렌틸(편두), 콩 또는 다른 콩과 식물에 대해 아는 것이 특히 중요하며, 어느 유제품이 충분한 단백질을 지니고 있는 지 아는 것 또한 중요하다. 좋은 요리책과 친숙해지고 단백질 원에 대한 과학적인 영양소에 대해 상담을 받는 것이 현명하다.

콜라겐을 위한 비타민 C

결합조직 내의 콜라겐의 통합은 비타민 C에 달려 있다—세포는 섬유질들을 한꺼번에 모아 놓기 위해 일종의 "풀(glue)"이 필요하다. 체내의 비타민C 부족은 콜라겐 제조가 방해되어 결국 조직 결핍 증상으로 이어진다. 잇몸 충혈, 느린 상처 회복, 두개피의 박리, 그리고 굳은 살, 괴혈병 같은 다른 질병들을 이 문제에 대한 예로 들 수 있다. 비타민 C는 결합조직을 위해 아주 중요하다. 비타민 C가 심각하게 결핍되는 경우는 드물지만, 그래도 주의할 필요가 있다.

과일이 비타민 C를 공급하는 데 가장 좋은 원천이 아니라는 것을 알고 있었는가? 사과, 레몬, 오렌지에 든 비타민은 신선한 채소들보다 양이 적다. 확인하고 싶다면 비타민

고기와 유제품은 중요한 단백질을 공급하고, 채식주의자들은 렌틸, 콩 그리고 다른 콩과식물에 대해 알 필요가 있다.

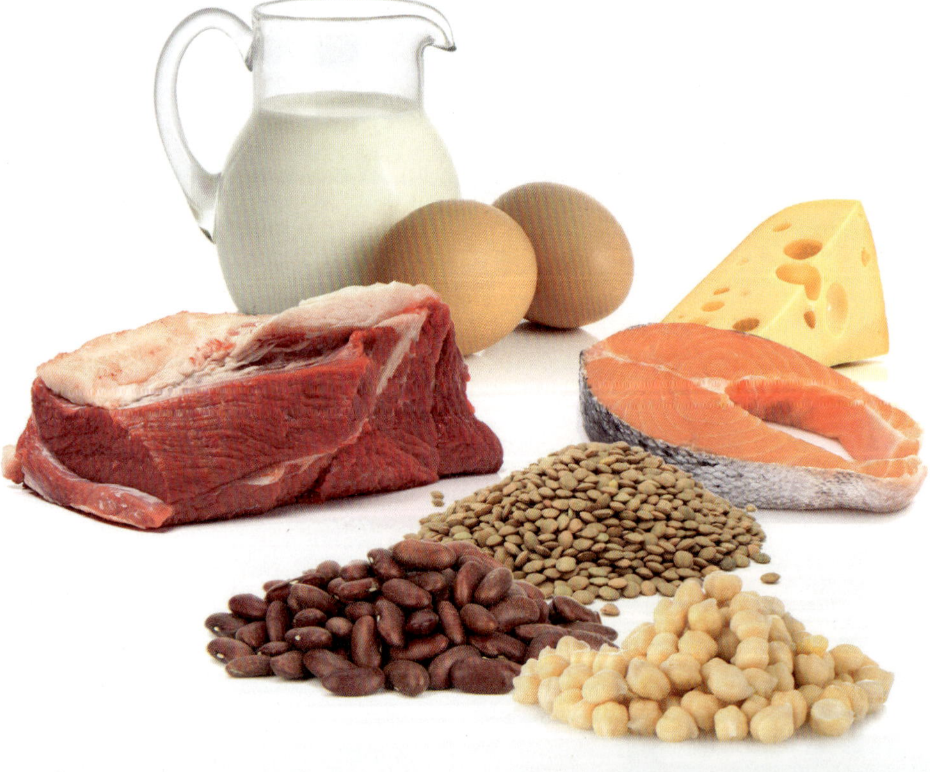

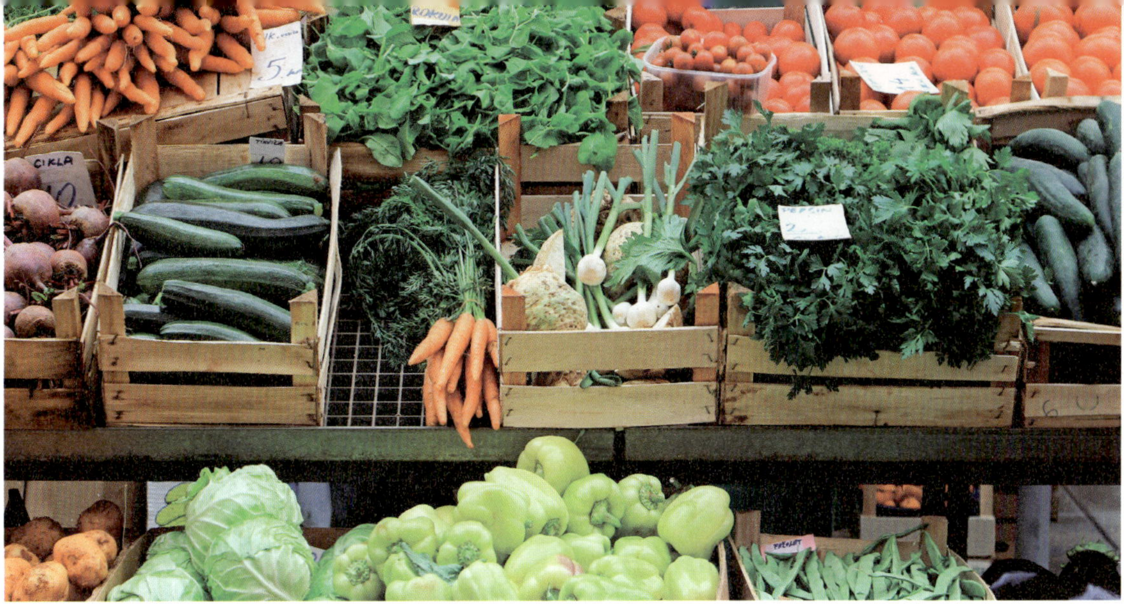

양배추와 후추는 비타민C의 좋은 원천이 된다.

도표를 봐라. 다양한 양배추—브로콜리, 브루셀(방울다다기양배추), 케일—들은 감귤류 과일보다 비타민 C를 더 많이 보유하고 있다. 시금치, 회향, 파슬리, 고추 특히 피망들 또한 비타민 C가 아주 풍부하다. 딸기와 토종 산딸기류들 또한 여름에 섭취 가능한 비타민 C의 원천이다. 주스나 가루 형태로 된 열대 과일—키위, 구아바, 파파야 그리고(정제된) 아세로라 열매—또한 비타민 C가 아주 풍부하다. 그러나 다양한 신선한 야채들을 먹는 것이 가장 중요한 비타민을 얻기 위한 가장 경제적인 방법이다.

건강을 위한 아연, 마그네슘 그리고 칼륨

ZINC, MAGNESIUM, AND POTASSIUM FOR FITNESS

아연(zinc)은 단백질, 지방 그리고 세포 신진대사에 연관된 필수 미량 원소이며 면역체계를 강화하고 인슐린 분비에 영향을 끼친다. 갑상샘 호르몬과 테스토스테론 생산을 포함한 많은 호르몬 기능에 필수적이다. 테스토스테론은 남자와 여자 모두에게 있어서 단단한 결합조직(solid connective tissues)를 보장한다. 아연은 또한 상처를 회복하는 역할을 하며, 콜라겐의 합성에서 필수적인 요소일 뿐만 아니라 결합조직세포막에도 존재한다. 아연의 부족은 감소된 상처 회복능력과 약해진 결합조직 그리고 일반적인 감염에 대한 민감성으로 문제를 드러낸다. 소고기, 돼지고기, 계란, 우유, 치즈, 콩류, 너트류, 해산물 그리고 내장은 아연의 좋은

간, 굴, 새우는 물론 너트류와 고기류는 높은 함량의 아연을 지닌다.

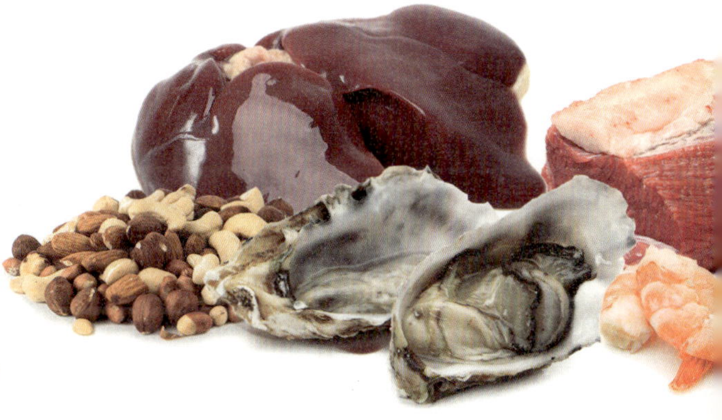

원천이다. 아연은 야채보다 고기와 동물성 재료로 더 효과적으로 얻을 수 있다.

마그네슘과 칼륨(포타슘)은 또한 세포 신진대사와 성장, 콜라겐 합성 그리고 수분 레벨에 영향을 끼친다. 마그네슘과 칼륨 섭취는 충분히 신경써줘야 한다. 마그네슘은 미네랄 워터, 많은 너트류 그리고 특히 해바라기씨가 좋은 원천이다. 버섯, 바나나, 콩, 치즈, 시금치 그리고 감자는 칼륨 함량이 높다.

충분한 수면을 취해라
GET ENOUGH SLEEP!

우리가 잠잘 때, 우리의 신체 조직, 특히 결합조직과 추간판은 이때 재생 시간을 갖는다. 추간판이 액체를 다시 흡수하고, 신선한 영양분을 빨아들일 수 있도록 충분히 길게 휴식을

수면부족은 또한 결합조직에 스트레스를 유발한다.

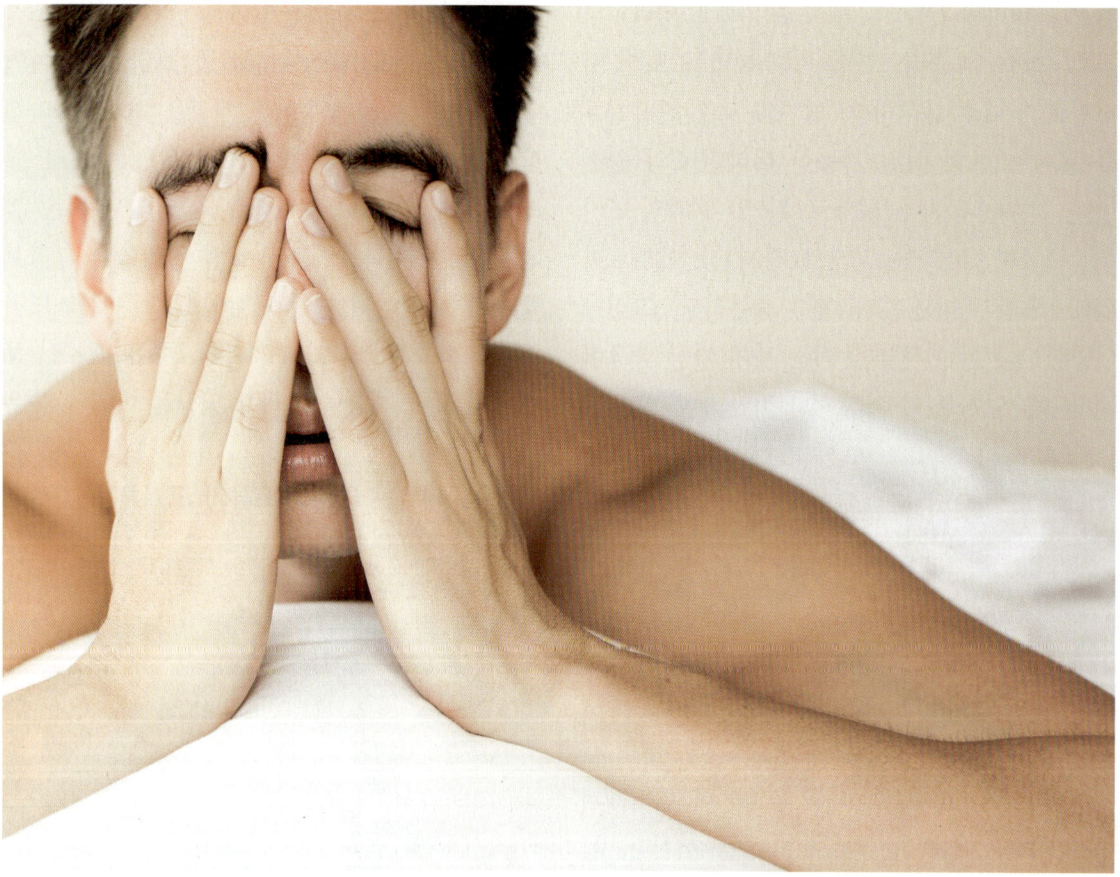

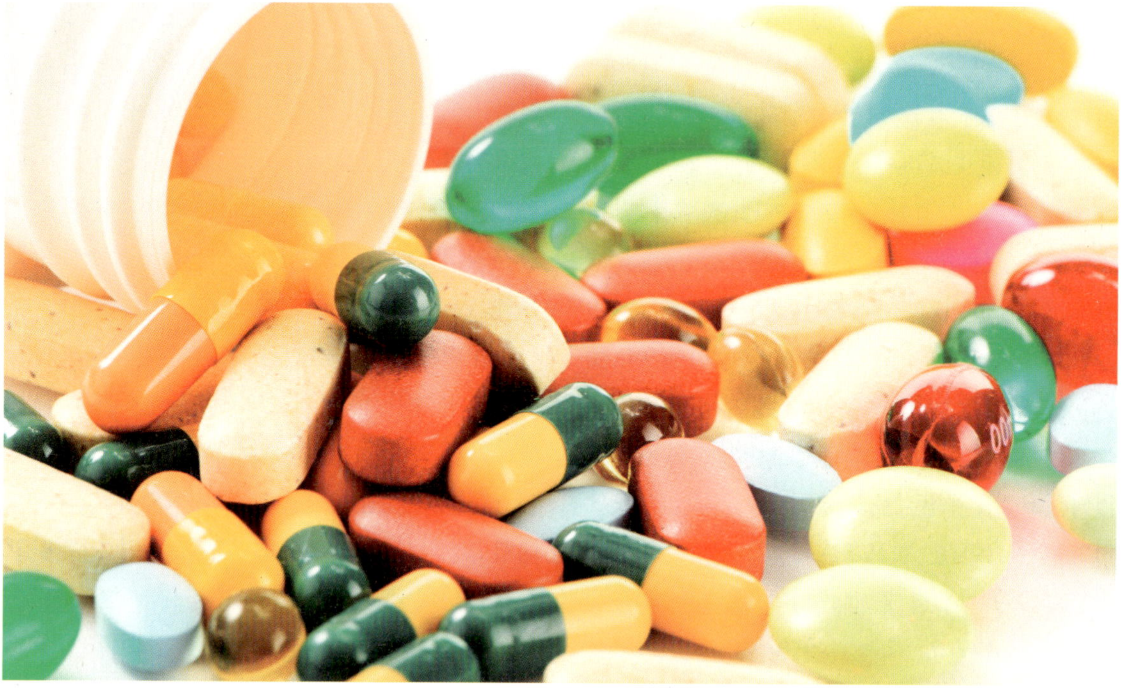

여러가지 색의 약은 비타민을 먹기 쉽도록 보이게 한다.

갖는다. 추가적으로, 오직 깊은 수면에서만 인간 성장 호르몬(HGH)이 분비되고 이것은 결합조직세포 내의 콜라겐 합성을 자극한다. 알맞고 편안한 수면은 그러므로 중요하다. 여기 몇 가지 팁이 있다:

- 규칙적인 시간에 잠을 청해라—평소 자는 시간을 넘기지 않도록 하라
- 충분한 수면을 취하라—대부분의 사람들은 7–9시간이 필요하다
- 낮 시간, 특히 점심시간 동안 휴식을 취해라. 생리학적으로, 몸은 정오에 휴식을 취하고 나른해지도록 맞춰져 있다. 이 생체리듬에 몸을 맡길수록 여러분의 몸은 덜 스트레스 받게 될 것이다.

아무 식품 보충제나 몸에 좋을까? DO ANY FOOD SUPPLEMENTS MAKE SENSE?

실리카(이산화규소), 실리콘(규소), 비타민 C, 징크(아연), 미네랄(무기질), 미량 원소 그리고 비타민 B군 모두 결합조직을 위해 권장되

는 요소들이다. 이 비타민과 무기질들을 섭취하기 위해 시간을 들여 올바른 음식을 만드는 대신 간단하게 약을 먹어도 된다. 그러나, 비타민이나 미량 원소들은 실제 음식의 형태로 몸에 들어가야 더 효과가 있다는 건 언쟁할 필요도 없는 사실이다. 왜냐하면 다른 건강한 요소들도 함께 들어가기 때문이다. 자연 비타민은 일반 비타민이나 미량 원소 알약에 비해 더 많은 식물원소(plant substance)를 함유하며 섬유질은 특히 과일이나 채소에 많이 함유되어 있다. 고기, 계란, 우유도 마찬가지로 중요한 지방을 공급한다.

아연은 특별히 예외가 된다. 이것은 잠재 결핍증을 일으킬 수 있는 몇가지 미량 원소들 중 하나이다. 그러므로 아연제를 가끔씩 짧은 치료로 먹는 것은 해롭지 않다. 그렇지만 약사나 의사에게 조언을 구하는 것이 현명한 일이다.

총 8개의 종류로 구성된 비타민 B군은 전염병, 스트레스, 다양한 다이어트 후 언제든지 보충해야 하는 비타민에 속해있다. 그들은 체내에 저장되어 있는데, 그 저장량은 특정 시간에 소진될 수 있다. 그 저장량을 최대치로 올리기 위해, 비타민 B군 정제를 복용하는 것을 추천한다. 하지만 다시 한 번 말하지만 의사나 약사에게 조언을 먼저 구하는 것이 현명하다.

실리카(이산화규소)는 실리콘(규소)을 포함한 여러 물질로 혼합되어 있다. 전통적으로 대체 의학치료에서는 이것이 결합조직, 머리카락, 손톱, 발톱에 가장 유용한 것으로 알려져 있다. 실제로 규소는 결합조직의 구성원이다. 보조제로서 섭취가 될 때, 규소가 근막을 축적할 수 있게 하는 지에 대한 여부는 아직 밝혀지지 않았다. 언젠가부터 이산화규소 제품은 몇몇 조언가들에 의해 제외되었었는데, 이산화규소가 모래를 함유하고 더러운 것은 물론 신장손상까지 연관있을 수 있다는 이유였다. 함부르크 소비자 협의회는 연방 및 주 당국과 이산화규소 제품을 관찰한 후 비판적인 판결을 내렸고, 의사들은 그것들을 사용하면 안된다고 적극적으로 조언하고 있다.

나의 개인적인 건강 조언
MY PERSONAL HEALTH ADVICE

이따금 한약재 추출물, 비타민, 미네랄을 소량으로(하지만 오직 일년에 몇 주 정도만) 섭취한다. 내가 종종 사용하는 물질들은 징크(아연)와 비타민 C 그리고 구르구민(curcumin)과 녹차 가루이다. 구르구민은 인도의 향신료 강황의 주원료이며 아유르베다 의술에서 민간요법 재료로 쓰인다. 노란색 향신료는 소염작용이 있다는 것을 증명했다. 또한 구르구민은 특정 종양의 성장에 영향을 준다고 한다. 녹차가루나 녹차에서도 비슷한 효과가 있다고 밝혀졌다: 유효성분은 체내의 유리기(free radicals)의 수를 줄임으로써 많은 방법으로 소염효과는 물론 염증을 예방할 수 있다고 한다.

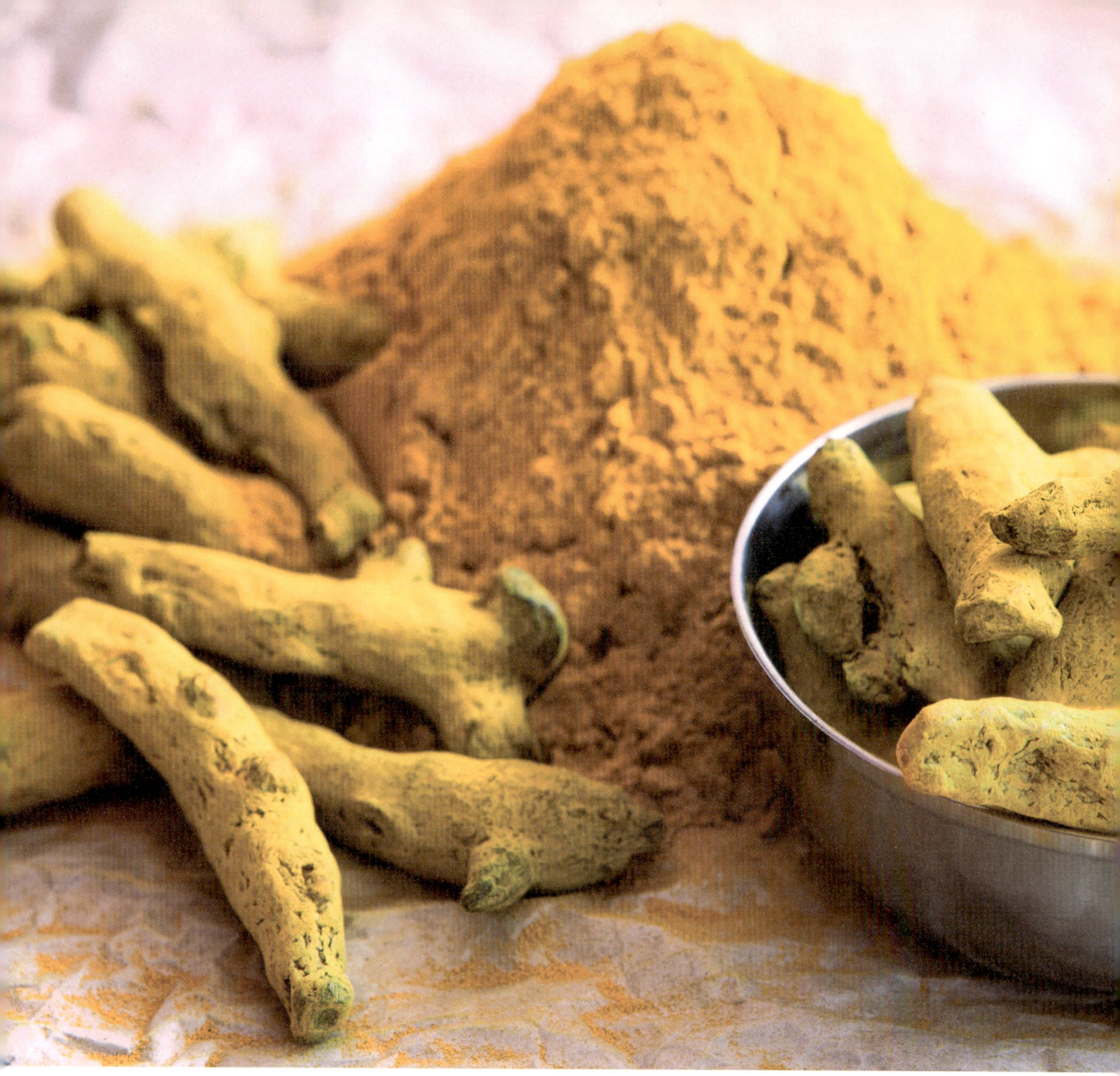

강황은 항염증 물질을 함유하고 있다.

스포츠 의사이자 독일 축구국가대표팀의 감독관인 한스-빌헬름 뮬러-볼파르트(Hans-Wilhelm Müller-Wohlfahrt)는 내가 언젠가 사용해보고픈 흥미로운 혼합재료를 개발해왔다. 그것은 다양한 비타민과 미량원소는 물론 중요 아미노산을 포함하고 있으나, 내가 알기로는 활발히 임상연구가 진행되고 있진 않다. 난 정상적인 혼합 식이요법의 방법으로서 필수 영양소들을 흡수하는 걸 선호하지만, 예외적인 경우—예를 들어, 스트레스, 질병·또는 스포츠 경기—에는 보조제가 유용할 수 있다.

에필로그

미래는 근막에게 달렸다!

The future belongs to the fascia!

여러분이 놀라운 근막의 세계와 근막이 맡은 신체 건강의 역할에 대해 더 깊이 알아볼 수 있도록 내가 잘 인도했는가? 그렇기를 바란다. 나이나 건강에 상관없이 모두들 근막 집중 트레이닝을 하여 더 창의로운 움직임을 만들면 일상생활에 유용할 것이라 난 확신한다.

만약 혼자하는 것보다 다른 사람들과 함께 연습하는 걸 원한다면, 내가 공동창업한 피트니스 근막 협회(Fitness Fascial Association)에 연락하길 바란다. 독일에는 국내에 걸쳐 600명이 넘는 근막 트레이너들이 그들의 스튜디오에서 일하고 있다. 독일 도처에 그들의 스튜디오에 이 트레이닝을 적용하고 싶은 사람들을 위한 교육 프로그램을 진행하고 있으며 트레이너 자격증을 위한 교육 프로그램 또한 마련되어 있다.

만약 근막 트레이닝을 더 배우기 위해 감독하에 연습하기를 선호한다면, 여러분이 사는 근처에 있는 근막 트레이너가 있는 스튜디오를 알아보면 된다. 자유로워지는 기분과 더 우아하고 부드러운 움직임을 얻겠다는 목표를 향해 즐겁게 걸어가는 것이 중요하다.

일반 그룹 트레이닝은 경험있는 근막 트레이너에게 일대일 코칭을 함께 받으면 아주 유용할 수 있다. 특히 초보자와 노인들에게 유용하다.

마지막으로, 나는 미래를 내다보고 싶다. 제2장에서 어른들을 위한 놀이터에 대해서 얘기했듯, 나는 근막의 생김새 외에도 공중 보건적 입장으로도 근막을 바라봐야 한다고 믿는다. 어른들, 특히 나이 든 연령대는 좀 더 활발해져야 하고 근막친근화적이고 즐겁게 움직일 수 있어야 한다. 이러한 접근은 많은 사람들에게 신나고 즐거운 방법으로 동기부여를 할 수 있다. 어쩌면 어른들을 위한 놀이터를 위한 트랜드는 미래에 공중 보건 프로그램에 적용하게 되는 동기가 될 수 있고, 커뮤니티들은 모든 세대들을 위한 근막 놀이터를 제공할 것이다.

이건 유토피아적 환상이 아니라, 우리가 즐겁게 몸을 관리할 수 있는 길을 더 많은 시민들에게 보여줄 수 있는 진짜 기회가 될 것이다. 이것은 관절증, 허리통증, 관절병(arthritis)과 비만과 같이 매년 수십억의 예산이 드는 건강문제들을 타파할 수 있게 도울 것이다.

오늘날, 근막 트레이닝과 스포츠와 의학에서 근막에 대한 객관적인 시선은 분명 필수 적으로 변하고 있다—그리고 이건 이제 시작일 뿐이다. 울름 대학의 나를 포함한 근막 연구 그룹은 근막 운동 시리즈의 효과를 과학적으로 연구할 것을 계획하고 앞으로 몇 년 동안 실행할 예정이다. 이 그룹은 국내외의 대학에서 온 스포츠 과학자들과 함께 진행할 것이며, 우리는 이 연구의 결과를 배울 것을 무척 고대하고 있다. 이 연구는 분명히 우리의 연구와 방식들을 개선하는 데 도움이 될 것이다. 이것은 많은 스포츠와 여러 트레이닝 영역에서 성과를 낼 수도 있지만 특히 의학 영역, 더 정확히는 재활과 예방에 도움이 될 것이다.

그러나 근막 트레이닝의 미래에 대한 다른 측면이 있다. 최근 몇 년 간, 신체 치료사이자 근막 피트니스 트레이너 디보 기타 뮬러(Divo Gitta Muller)는 뮌헨에 있는 그녀의 스튜디오에서 여자들을 위한 특별 근막 움직임 프로그램을 제공하고 있다. 근육 경직과 근육 단축을 다루는 것은 물론 너무 느슨한 조직 부위를 탄탄하게 하는 것에 중점을 두고 있다. 지속적인 운동을 하면서 현저하고 투명한 회춘 효과만 외형적으로 나타난 게 아니다: 그녀는 그들에게 또한 활기를 되찾고 일상생활에서도 기분 좋은 효과를 누렸다고 밝혔다. 이건 나에게 있어서도 특히 기쁜 일이었는데, 나는 디보 기타 뮬러와 결혼생활을 10년 째 이어오고 있기 때문이다. 그러므로 나는 디보 당신이 나에게 많은 영감을 주고, 사랑스럽고 감동적인 지지, 그리고 나와 수년간의 유익한 협력을 이뤄준 것에 대해 감사한다.

나는 또한 울름 대학교의 나의 팀, 근막 연구 그룹(the Fascia Research Group)과 콜로라도 주 볼더의 국제 롤프 협회에 있는 나의 오랜 선생 동료들, 그리고 근막 연구 그룹의 열성적인 팀 그룹에게 감사를 표한다.

나는 또한 이 책의 아이디어를 내주고 몇 번의 시도 끝에 내가 이 원고를 마무리할 수 있게 설득한 출판사 Riva Verlag에게 특별한 감사와 함께 이 책을 바치고 싶다.

마지막으로, 나는 나의 공통 집필자, 과학 저널리스트 요한나 배이어(Johanna Bayer)에게 더 큰 표창을 건네고 싶다. 그녀는 텔레비전 보도를 통해 근막에 대한 최근 연구의 매력을 어필하는데 성공해왔다. 그녀는 또한 청중이 받아들이기 쉽게 가독성과 과학적 정확도 사이의 올바른 균형을 맞추는 어려운 일을 전문적이고 훌륭하게 해냈다.

주소 · 링크 · 정보

■ 참고문헌

Müller-Wohlfahrt, Dr. Hans-Wilhelm: Mensch, beweg dich! So stärken Sie Ihr Bindegewebe, dtv, München 2004

Myers, Thomas: Anatomy Trains: Myofascial Meridians for manual and Movement Therapists, 3rd edn. Churchill Livingston Elsevier: Edinburgh 2014

Pischinger, Alfred, et al.: The Extracellular Matrix and Ground Regulation, North Atlantic Books, Berkeley 2007

Schifter, Roland, and Elke Harms: Connective Tissue Massage. Thieme Publishers, Stuttgart 2014

Schleip, Robert, and Baker, Amanda: Fascia in Sport and Movement. Handspring Publishing, Edinburgh 2015

Schleip, Robert u. a.(Eds.): Fascia-the Tensional Network of the Human Body. Churchill Livingstone, Edinburgh 2012

■ 관련링크와 사이트주소

Fascial fitness network, with general information, list of certified trainers, and information about training: **fascial-fitness.de/en/**

Fascial movement program all about harmonious movements, developed by the fascia and body therapist Divo Gitta Müller, Munich [in German]: **bodybliss.de**

Rolf Institute of Structural Integration, with lists of therapists: **rolf.org.**

Fascia Research Group page of the University of Ulm: **fasciaresearch.de**

Foam roller for fascia exercised from sports stores, for example: **perform-better.de/en/home**

■ 어른들을 위한 놀이터를 만들거나 운영하는 회사

USA: aaastateofplay.com

Australia/New Zealand: playgroundcentre.com

Germany: playfit.de/outdoor-fitness.html

Austria: gartenderbewegung.at

저자 소개

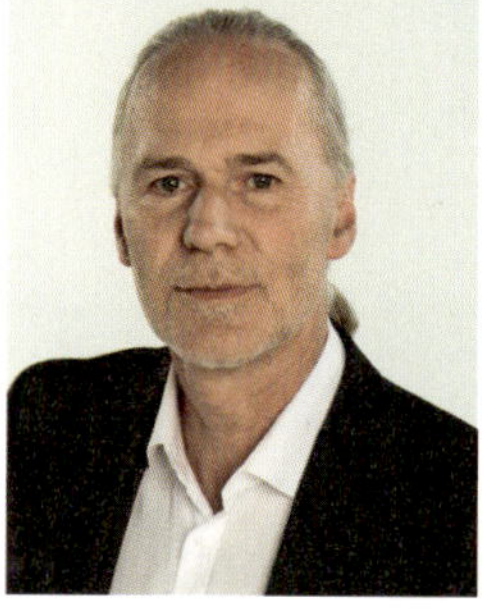

■ 로버트 슐라입 Robert Schleip

근막 연구 영역에서 전문 선구자 중 한명으로 국제적으로 평가된다. 그는 인간생물학에서 박사 학위를 가지고 있으며, 공인받은 롤퍼(Rolfer)이며 심리치료사이다. 울름 대학의 과학자로서, 그는 근막 연구 그룹을 이끌고 있으며 개인적으로는 롤핑 임상가로서 활동하고 있다. 교육으로는 물리치료, 정골요법, 그리고 운동과학에 대해 강연을 한다. 그는 전 세계적으로 결합조직을 위한 연구를 하는 과학자와 치료사들과 협력하고 있다.

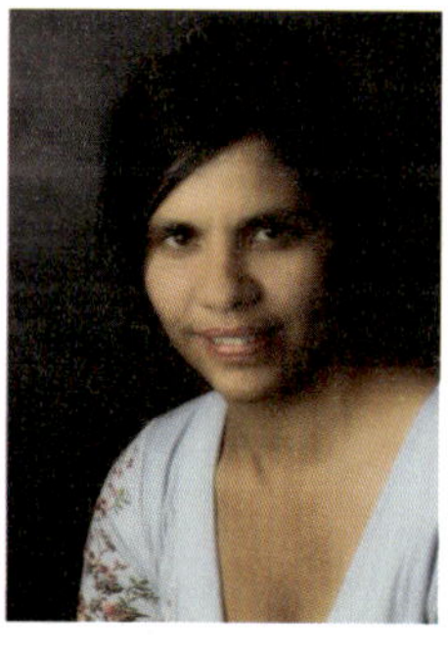

■ 요한나 배이어 Johanna Bayer

ARD, WDR, Arte의 텔레비전 방송을 위한 과학 저널리스트이자 작가이다. 그녀는 주기적으로 근육과 움직임, 영양, 뇌 연구, 인류학에 관련된 의학 주제에 대해 논평한다. 그녀는 자주 근막과 트레이닝, 일상생활과 통증에 관한 근막의 영향에 대해 TV 프로그램과 신문사설에 참여한다.

사진제공

Page 7, 8, 94, 96 – 100, 108, 110 – 113, 117, 118 top, 119, 120 top, 121, 123, 124 right, 125, 127, 129, 131 – 137, 139 – 141, 142 bottom, 143 – 154, 155 bottom, 156 – 160, 163, 165, 167 – 169, 171 – 175, 177 – 179, 181 – 183, 186 – 189: ©Vukašin Latinović
Page 6, 8: courtesy of www.eden-reha.de
Page 12: ©fascialnet.com
Page 13, 19 and 215 top: Robert Schleip
Page 14: ©imago/Ulmer
Page 15: courtesy of Endovivo Productions and Dr. J. Guimberteau
Page 17: ©shutterstock/ayakovlevcom
Page 20, 28: ©fascialnet.com
Page 22: ©fotolia/Christian Jung
Page 23: ©ScienceFoto.de – Dr. André Kempe
Page 24, 77 left and right: ©Dr. Christian Schmelzer, Dr. Andrea Heinz, Institut für Angewandte Dermatopharmazie, Martin-Luther-Universität Halle-Wittenberg e.V., Halle(Saale)
Page 25, 59, 65 right, 66, 104 – 107, 120 bottom, 161: Kristin Hoffmann
Page 27: ©shutterstock/topseller
Page 32: ©fotolia/Cara-Foto
Page 34 right: ©fascialnet.com
Page 34 left bottom: modifierd image by Nishimura, T. et al. 1994(*Acta Anat.* 151: 250 – 257) courtesy of Karger Publishers
Page 35: ©fotolia/adimas
Page 38, 41, 43, 44, 47: Laura Osswald
Page 42, 198: ©European Rolfing Association e.V.
Page 49: shutterstock/snapgalleria
Page 50: ©shutterstock/Andrey_Popov
Page 52, 72 left top: Tittel, K.2012(*Beschreibende und funktionelle Anatomie*, 15th edn, Kiener Verlag, Munich: 273
Page 53: picture-alliance/united archives
Page 54: ©shutterstock/Lucky Business
Page 55: ©shutterstock/Vadim Georgiev
Page 56: ©shutterstock/8th.creator
Page 57: Kristin Hoffmann, using an image from shutterstock/stihii
Page 58: Kristin Hoffmann, after an Illustration from Rode, C. 2010("Interaction Between passive and contractile muscle elements: Re-evaluation and New Mechanisms, Ph.D. thesis," Jena, Germany). See: http://wiki. ifs-tud.de/_media/biomechanik/projekte/interaktion_zwischen_passiven_und_kontraktilen_muskelelementen_neubewertung_und_neue_mechanismen_von_dr._christian rode.pdf, based on an Illustration from Hill, A.V.: 1938("The heat of shortening and the dynamic constants of muscle." *Proc Royal Soc London: Series* B: 126, 136 – 195).
Page 60 top left: ©fotolia/JohanSwanepoel
Page 60 top right: ©shutterstock/dlodewijks
Page 60 bottom: ©shutterstock/Christopher Meder
Page 61: shutterstock/Stephen Coburn
Page 63: ©shutterstock/SJ Allen
Page 64: ©fotolia/takasu

Page 65 left: image by Seebeer "Mast mit Salinge"(mast with spreader), licensed in the Public domain über Wikimedia Commons
Page 68, 69, 70, 73, 122, 124 left, 138, 142 top, 155 top, 185: from Myers, T.W.2008(Anatomy Trains. Myofascial Meridians for Manual and Movement Therapists, Elsevier Ltd, Oxford)
Page 72 top right: Tittel, K.2012(*Beschreibende und funktionelle Anatomie*, 15th edn. Kiener Verlag, Munich: 324)
Page 72 bottom: Leni Riefenstahl ©Archiv Leni LRP
Page 73: ©Hermann Baumann, Berlin, from: Medau, H.1940(Deutsche Gymnastik. Lehrweise Medau, Union Deutsche Verlagsgesellschaft Stuttgart)
Page 74: courtesy of Robert Schleip, modifiziert nach: Reeves, N.D. et al. 2006("Myotendinous plasticity to ageing and resistance exercise in humans." Exp Physiol 91(3): 483-498).
Page 74: courtesy of Springer Science + Business Media from Järvinen, T.A. et al.2002("Organization and distribution of intramuscular connective tissue in normal and immobilized skeletal muscles." *J Muscle Res Cell Moti*: fig.6)
Page 76: ©fascial-fitness.com
Page 78 left: ©shutterstock/Maridav
Page 78 right: ©shutterstock/eastern light photography
Page 79: ©gettyimages/Mark Wieland
Page 82: ©shutterstock/Sukharevskyy Dmytro(nevodka)
Page 83: courtesy of Robert Schleip, modified by kawakami, Y. et al.2002("Vivo muscle fibre behaviour during countermovement exercise in humans reveals a significant role for tendon elasticity." *J Physiol* 540(2):635-646)
Page 87: ©shutterstock/Samo Trebizan
Page 88: ©shutterstock/Scott Tomer
Page 90: ©playfit GmbH
Page 95: ©fotolia/Andrey Pils
Page 103 left: ©Barto
Page 103 right: ©shutterstock/Jose Gil
Page 118 bottom: fotolia/bilderzwerg
Page 184: ©shutterstock/Radu Razvan, bearbeitet von Maria Wittek
Page 190, 196: ©shutterstock/Petar Djordjevic
Page 192: ©shutterstock/EveStock
Page 194: ©shutterstock/Couperfield
Page 197: ©shutterstock/Nanette Grebe
Page 199: ©www.bv-osteopathie.de, Bundesverband Osteopathie, e.V., BVO
Page 201: riva Verlag
Page 202, 205: ©shutterstock/luchschen
Page 204: ©shutterstock/Gts
Page 206: Collage unter Verwendung von Bildern von shutterstock
Page 207 top: ©shutterstock/Baloncici
Page 207 bottom: Collage unter Verwendung von Bildern von shutterstock
Page 208: ©shutterstock/KieferPix
Page 209: ©shutterstock/monticello
Page 211: ©shutterstock/Andrii Orlov
Page 215 bottom: Johanna Bayer

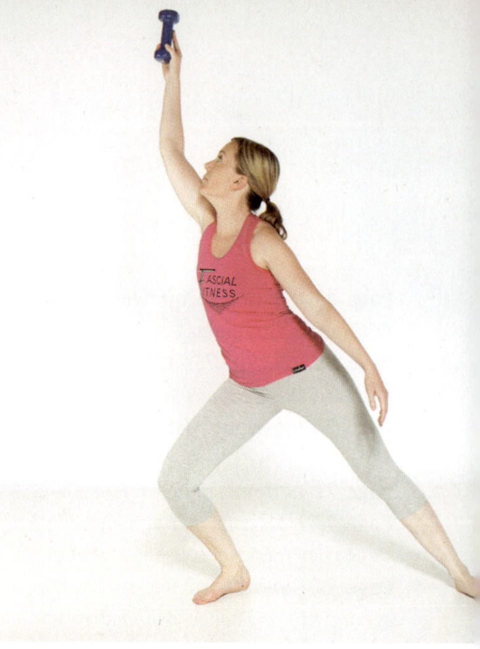

운동요약

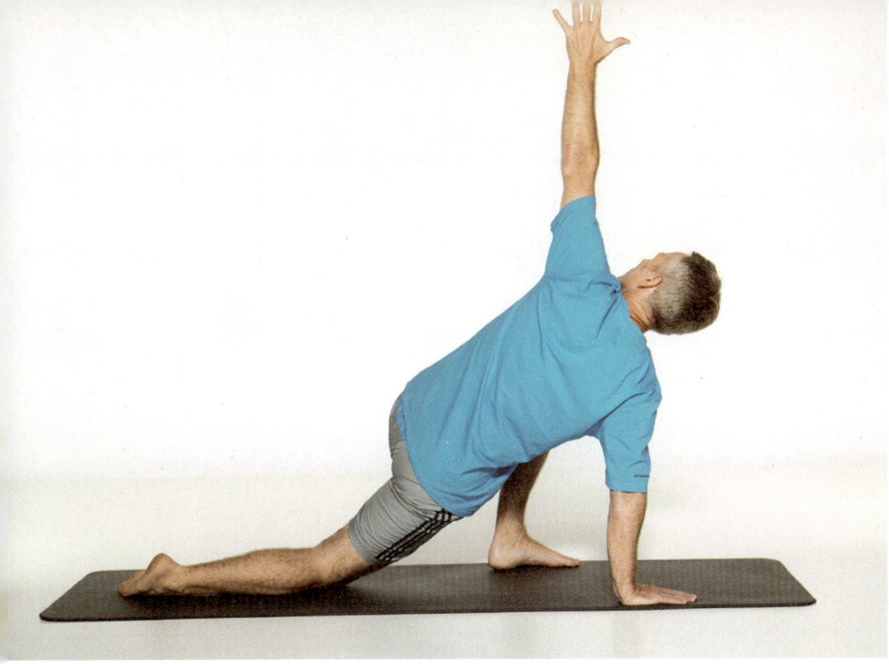

찾아보기

ㅊ

ㅋ

ㅌ

ㅍ

ㅎ

기타